桂林中药资源典

◎ 缪剑华　张占江　黄浩　余丽莹　白隆华

GUILIN MEDICINAL RESOURCES

PHARMACOPOEIA

SPM 南方出版传媒

广东科技出版社 | 全国优秀出版社

·广 州·

图书在版编目（CIP）数据

桂林中药资源典 / 缪剑华等主编 .—广州：广东科技出版社，2021.3
ISBN 978-7-5359-7512-6

Ⅰ . ①桂… Ⅱ . ①缪… Ⅲ . ①中药资源－介绍－桂林 Ⅳ . ① R281.467.3

中国版本图书馆 CIP 数据核字（2021）第 007414 号

桂林中药资源典

Guilin Medicinal Resources Pharmacopoeia

出 版 人：朱文清
责任编辑：尉义明
封面设计：柳国雄
责任校对：陈　静
责任印制：彭海波
出版发行：广东科技出版社
　　　　　（广州市环市东路水荫路 11 号　邮政编码：510075）
销售热线：020-37592148 / 37607413
http：//www.gdstp.com.cn
E-mail：gdkjcbszhb@nfcb.com.cn
经　　销：广东新华发行集团股份有限公司
印　　刷：广州一龙印刷有限公司
　　　　　（广州市增城区荔新九路 43 号 1 幢自编 101 房　邮政编码：511340）
规　　格：889mm×1 194mm　1/16　印张 23.5　字数 570 千
版　　次：2021 年 3 月第 1 版
　　　　　2021 年 3 月第 1 次印刷
定　　价：280.00 元

《桂林中药资源典》

指导委员会

主　任：兰　燕　姚　春

副主任：王　芳　蒋平华

成　员（按姓氏拼音排序）：

陈文彬　何　兵　黄　钦　黄小雪　黄枝君
经友新　李玉清　刘丰华　卢　嵩　麦　浩
潘　霜　庞　清　石小松　谭玉成　唐芳顺
唐玲凤　吴永合　杨玉霜　郑　平　周　彦
朱鹃屏

编写委员会

主　编：缪剑华　张占江　黄　浩　余丽莹　白隆华

副主编：胡耶芳　梁士楚　唐绍清　王晓春　程学仁

编　委（按姓氏拼音排序）：

胡　营　霍　娟　蒋丙勇　李　翠　李　茜
李林轩　梁文志　刘颖颖　谭桂玉　王　硕
韦　莹　韦树根　杨晓蓓　詹喜丰　赵树龙
周小雷

摄　影：谭桂玉　张　坤　胡　营　吕惠珍　黄　浩
彭治章　柴胜丰　陈伟才　莫长明　隗红燕
杨尊伟　吴　双　彭玉德　许为斌　韦筱媚
闫志刚

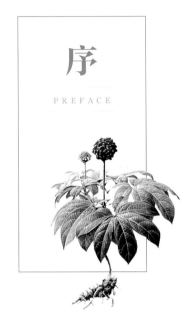

桂林山水甲天下，桂林文化誉九州。一城文化满城绿的桂林，既是我国南药的重要产区之一，也是中医药文化的重要传承之地。桂林属亚热带季风气候，雨量充沛、光照充足，四季宜人，地理条件优越，生态环境优良，孕育了丰富的中草药资源，形成得天独厚的药用植物资源宝库，为中医药发展提供了良好基础。南朝梁代陶弘景著《本草经集注》记载滑石产地"出湘州始安郡诸处"，而始安郡即桂林古称。我国第一部药典，唐代《新修本草》记载了野葛、滑石产于桂林。宋代宣和四年（1122 年），吕渭将《广南摄生论》所载的"养气汤方"刻于南溪山刘仙岩。清代宣统三年（1911 年）刻于叠彩山风洞北口的《崇华医学会碑记》，是我国目前最早的中医学会碑记，铭刻了广西中医人保护和传承祖国传统医学的凌云壮志。

近年来，桂林市委、市政府高度重视中医药工作，将桂林市中医药发展融入桂林国际旅游胜地建设升级发展和国家可持续发展议程创新示范区建设持续推进中，与旅游胜地建设同规划、同推进、同实施，努力将桂林打造成为一流的中医诊疗高地、一流的中医康养基地、一流的中医药强市，强化重大项目带动、科技人才支撑、政策资金保障，推进桂林中医药事业高质量发展，促进"康养＋旅游"深度融合，"漓水青山·养生桂林"成为山水名城桂林市崭新名片。

为更好地开发利用桂林这个药用植物园宝库，促进桂林市中草药质量提升和产业高质量发展，落实桂林市中医药传承创新发展实施方案，桂林市委、市政府立意组织编撰《桂林中药资源典》，经桂林、南宁两地中医药工作者的共同努力，即将付梓并与读者见面。此书在广西第四次中草药资源普查和《广西中药资源大典》编撰基础上，由桂林市委、市政府与广西壮族自治区药用植物园、广西壮族自治区中国科学院广西植物研究所进一步合作完成。共收录桂林常用、道地中药材 311 种，详细说明每种药材名称、来源植物、别名、形态特征、分布、性能主治、采收加工等，并附有来源植物的彩色图片。为探明桂林中药资源的种类、分布，建设中药材种子种苗繁育基地，促进中药材产业发展，服务桂林市中医药事业发展提供帮助。

"知是行之始、行是知之成"，愿桂林市中医药工作者和爱好者通过此书受益，望桂林市中医药事业以此书为契，传承创新，行稳致远。

2020 年 12 月

前 言
FOREWORD

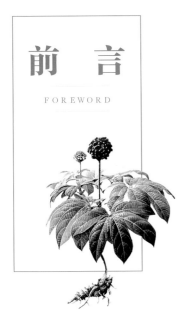

　　桂林市地处广西壮族自治区东北部，是世界著名的风景游览城市和中国历史文化名城，是广西东北部地区及桂湘交界地区的政治、经济、文化、科技中心。桂林市辖秀峰区、叠彩区、象山区、七星区、雁山区、临桂区6个区，阳朔县、灵川县、全州县、兴安县、永福县、灌阳县、龙胜各族自治县、资源县、平乐县、恭城瑶族自治县10个县（自治县）及荔浦市。区县下辖13个街道办事处，88个镇、46个乡（其中15个民族乡），240个（社区）居民委员会、1654个村民委员会。全市户籍总人口约540万人。

　　桂林市属亚热带季风气候。境内气候温和，雨量充沛，无霜期长，光照充足，热量丰富，夏长冬短，四季分明且雨热基本同季，气候条件十分优越，唐代诗人杜甫以"五岭皆炎热，宜人独桂林"赞誉桂林的气候。优越的气候条件，孕育了丰富的植物资源。

　　桂林市是一个多民族聚集地区，境内居住着汉族、壮族、苗族、瑶族、侗族、回族、京族、彝族、水族、满族等29个民族，积累和传承了深厚的民族医药文化，特别是瑶医药、侗医药、苗医药具有浓厚的民族特色，比如瑶族的"黄桶药浴"，经典瑶药"五虎""九牛""十八钻""七十二风"等，侗医六性六味理论，苗医两病两纲理论，苗医治病有三大原则、十六大法、四十九套方术等。

　　本书编者大多为从事药用植物资源调查、保护和繁育工作的相关人员，具有较好的药用植物研究基础。前期调研和第四次全国中药资源普查广西桂林市普查工作的完成及整理成果，为本书提供了丰富的基础数据资料。本书含总论和各论两个部分，各论部分共收集桂林道地、常见的中药材311种，其中植物药材306种、动物药材4种、矿物药材1种。

　　编纂工作得到了桂林市科技重大专项（20180102-4）、广西中药资源普查项目、桂林市卫生健康委员会、广东一方制药有限公司的资助。资源普查工作以广西壮族自治区中国科学院广西植物研究所为技术支撑单位，由各县区卫生健康局、林业局、农业农村局、中医院等相关单位参与，同时，还得到了广西花坪国家级自然保护区、广西猫儿山国家级自然保护区、千家洞国家级自然保护区、银竹老山资源冷杉国家级自然保护区，以及中国科学院植物研究所、中国科学院华南植物园、中国科学院昆明植物研究所、上海辰山植物园等单位的大力支持。在此，谨对以上单位和相关人员致以衷心的感谢！

　　由于编者水平有限，书中错漏之处在所难免，敬请读者批评指正。

编　者

2020年12月

凡　　例

一、《桂林中药资源典》是第四次全国中药资源普查广西桂林市普查成果著作。

二、总论内容为桂林市自然地理概况、生物及矿物资源概况、药用资源发展简史、药用资源、药用资源市场流通与生产利用、药用资源保护与管理等。

三、各论中的植物药以植物来源按植物分类系统排列。其中蕨类植物按秦仁昌（1978 年）的系统编排，裸子植物按郑万钧（1978 年）的系统编排，被子植物按哈钦松系统（1926 年、1934 年）的系统编排；同一科的物种按属、种学名的字母顺序排列。

四、各论中中药材条目内容包括药材名、来源、别名、形态特征、分布、性能主治、采收加工等，依次著述，并附有药材来源植物的彩色照片。

1．药材名为药用部位的名称，优先选择《中华人民共和国药典》（2020 版 一部）收载药物的药材名称，如无收载则依次参考《中华本草》《广西中药志》等著作及地方药志收录的药材名称。

2．来源为该药材的原植物学名，附拉丁学名，并注明药用部位，学名首选《中华人民共和国药典》（2020 版 一部）收载的学名，其次参考《中华本草》《中国植物志》中文版和英文版（FOC）。

3．形态特征描述来源植物的主要特征。

4．分布记录该药材的原植物生态分布，县域分布记录到县区一级。

5．性能主治描述该药材的性味、作用及主治功能，参考《中华人民共和国药典》（2020 版 一部）、《中华本草》《广西中药志》等著作。

6．采收加工主要描述该药材的采收时间、季节，以及初加工的方法。

7．来源植物的彩色照片包含植株、花、果实、种子和药用部位等。

目 录
CONTENTS

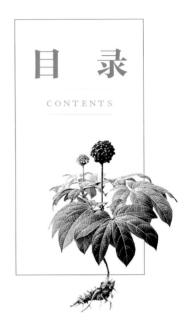

总 论

各 论

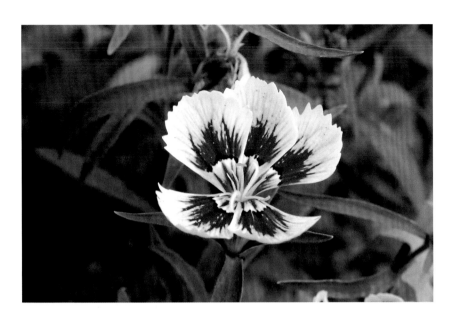

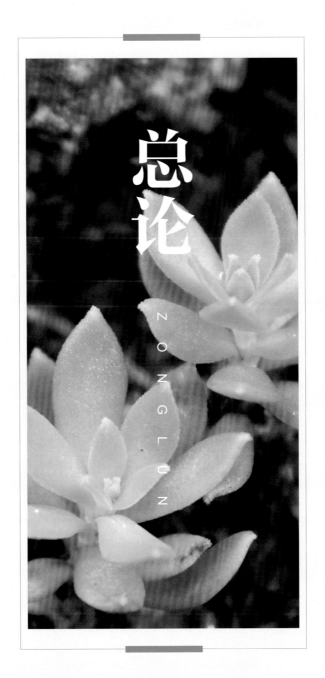

总论

ZONG LUN

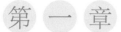

第 一 章
自 然 地 理 概 况

一、地理位置

桂林市位于南岭山系西南部，地处湘桂走廊南端，广西东北部，地理坐标为东经 109°36'50" ～ 111°29'30"，北纬 24°15'23" ～ 26°23'30"，境域南北长 236 千米，东西宽 189 千米，土地总面积约 278 万公顷，占广西总面积的 11.74%。桂林市北部、东北部与湖南省的 8 个县（市）交界，东南部与贺州市毗邻，南部与来宾市、梧州市相接，西部、西南部与柳州市接壤，区位条件优越。

二、地质地形

桂林市地形为西部、北部及东南部高，中部较低。以中山或低中山地形为主，山峰海拔多在 1 000 米左右，越城岭主峰猫儿山海拔 2 141.5 米，为华南第一峰；越城岭主峰真宝顶海拔 2 132.4 米，为广西第二高峰。平乐县海拔低至 97 米。山峰与盆地间的相对高差为 600 ～ 1 600 米，坡度 20° ～ 45°。市区东西两侧为低山丘陵地形，海拔 300 ～ 600 米，相对高差 200 ～ 300 米；南北两端为低缓的丘陵。岗垄丘地形，海拔 160 ～ 200 米，相对高差 10 ～ 20 米，中部为典型的岩溶地貌，峰奇水美，呈现为岩溶峰林及地势开阔平坦的孤峰平原和河谷阶地，地面海拔 150 ～ 160 米，峰顶海拔 200 ～ 300 米。越城岭、海洋山和都庞岭构成了珠江和长江水系的分水岭。在分水岭南北两侧，沿湘江和漓江河谷，形成西南—东北走向的兴安—全州河谷平原和西北—东南走向的岩溶山地—河谷平原区，因此从全州县、兴安县到灵川县，桂林市区一线有"湘桂走廊"之称，是广西的东北门户。整个桂林市范围内，丘陵山地面积占总面积比例达 79%，其中，中山占总面积的 51%，低山占 12%，丘陵占 16%，而平原占 19.5%，水面仅为1.5%。

桂林市地质结构复杂，既有喀斯特地貌，又有丹霞地貌。桂林地质发展的历程经历 8 亿多年，包括上元古界、下古生界、上古生界、中生界、新生界的 13 个系 50 个地层单位，其中以泥盆系、石炭系分布最为广泛，典型发育，层序清晰，化石丰富，沉积类型多样，表面为碳酸盐岩台地相，最终形成世界闻名的桂林山水岩溶地貌。组成桂林地层的岩石有岩浆岩和变质岩两大类。其中，岩浆岩较广泛，主要分布于龙胜各族自治县、资源县、全州县、灌阳县、兴安县、平乐县等地，火山岩和基性侵入岩仅分布于龙胜各族自治县部分乡镇，花岗岩分布面积最广，在龙胜各族自治县、资源县、兴安县、全州县、灌阳县等多个地区均有分布，脉岩主要分布于越城岭、海洋山、都庞岭等区域。桂林境内有变质岩，主要为区域变质岩，分布于永福县、兴安县、全州县以北一线。

三、气候

桂林市处于低纬度地区，属于亚热带季风气候。全年气候温和，雨量充沛，光照充足，空气湿润。桂林四季分明，季节性强，春季（3—5月）温度升至12℃以上，降水增多，空气湿度大，光照偏少；夏季（6—8月）阳光明媚，雨水较多，平均气温在27.5℃；秋季（9—11月）降水偏少，经常出现干旱现象，平均气温在20.9℃；冬季（12月至翌年2月）雨雪稀少，平均气温为9.7℃，偶见低于0℃的气温，时有霜冻现象发生。

气温：桂林市多年平均气温约为19℃，气温由北向南呈递增趋势，最北部资源县年平均气温约为16.8℃，中部兴安县等地年平均气温约为18.2℃，南部地区年平均气温约为20℃。7月、8月最热，平均气温约28.5℃；1月、2月最冷，平均气温约8.3℃，偶尔降到0℃以下。

光照：桂林市多年平均日照时数约为1 487小时，1—4月多阴雨，光照少，月日照时数不足80小时；7—10月多晴天，光照充足，月日照时数在150小时以上。

降水：桂林市降水丰富，年平均降水量在1 900毫米以上。降水量的年际变化与季风活动强弱密切相关，如2002年受环流影响，桂林市降水量达到2 807.9毫米，而2011年全年降水量仅为1 254.3毫米。降水的月际分布和空间分布差异较大。从月际变化来看，3—8月为雨季，月降水量在100毫米以上；4—7月，月降水量在200毫米以上；而5—6月为降水高峰期，月降水量在300毫米以上，降水集中，暴雨多发，局部地区容易引发洪涝等灾害。在8月中下旬至翌年3月上旬，降水量显著降低，干旱现象时有发生。从降水空间分布来看，东部地区的降水量高于西部，山区的降水量高于河谷和平原。

空气湿度：桂林市空气湿润，年平均空气湿度约为75%，4—7月受雨季影响，空气湿度大于80%，秋、冬季最为干燥，空气湿度低于70%；在春季南风天、雨天及大雾天气时，空气湿度可达100%。

桂林市优越的气候条件，为各种药用植物生长提供了适宜的环境条件。

四、土壤类型

桂林市地处南岭山系的西南部，属红壤土带，以红壤土为主，面积108.99万公顷，其中耕型红壤土4.01万公顷，土壤pH 4.5～6.5。依其成土的母质可分为红壤土、石灰土、紫色土、冲击土、水稻土等5种土类，14个亚类，36个土属，89个品种。河流冲积而成的母质沙壤土和水稻土，土层深厚，耕种性良好，是水稻和蔬菜高产区。中色石灰土和黑色石灰土，宜旱地作物和林业生产。

桂林市主要耕作土壤为水稻土，水稻土是经过人类长期灌溉、施肥、水耕、水耙、种植水稻发育而形成的特殊土壤。桂林市水稻土面积约22万公顷，占耕地面积的77.9%。水稻土分为31个土属，其中生产力较高的为潴育水稻土，土壤熟化程度高，土层较厚，主要分布在平原、河谷、缓丘的垌田，排灌方便。潴育水稻土面积约12.3万公顷。另有石灰性水稻土、淹育性水稻土、潜育性水稻土等多种水稻土亚类，包括多个土种。

五、水文

桂林市处于西江支流的桂江流域，集水面积约193万公顷。桂江上游的漓江和湘江有运河（灵渠）沟通。桂林市河流水系发达，在流域上跨长江与珠江两大流域，分属于长江流域资水、湘江水系和珠江流域西江水系。

长江流域资水、湘江水系包括资江、湘江两大河流，流域总面积约占全市总面积的30%，其中，湘江境内河流长190千米，流域面积70.49万公顷；资江境内河流长83千米，流域面积13万公顷。珠江流域西江水系包括桂江、洛清江、浔江三大河流，约占全市总面积的70%。其中，桂江平乐县城以上段又称漓江，境内河流长约 288 千米（漓江长 214 千米），流域总面积 136.69 万公顷；洛清江境内河段长 103 千米，流域面积 28 万公顷；浔江境内河段长 139 千米，流域面积 38.68 万公顷。古人在兴安县修建著名的灵渠，将两大水系沟通。

桂林市境内五大河流按年平均径流量从高至低排名，分别为：浔江年平均径流量为 1 860 亿米^3，桂江年平均径流量为 175 亿米^3，洛清江年平均径流量为 79.8 亿米^3，湘江年平均径流量为 61.3 亿米^3，资江年平均径流量为 20.34 亿米^3。

受气候和降水影响，桂林市内河流汛期集中在 3—8 月，汛期径流量占全年总径流量的 80% 以上。

六、植被情况

桂林市植被类型属常绿阔叶林范畴，森林资源丰富，森林覆盖率达 70%，各县森林覆盖率 55.3% ～ 78.8%。植物资源种类众多，有维管束植物 249 科，1 103 属，区域内已知高等植物 2 000 多种，其中国家 I 级重点保护野生植物有银杉、红豆杉、南方红豆杉、资源冷杉、银杏、钟萼木、香果树 7 种。

桂林市地带性植被为常绿阔叶林，由于人类活动等原因，原始常绿阔叶林面积不断减少，逐渐被天然次生林和人工林演替。植被分布随海拔高低呈现明显垂直地带性差异，总体分布情况表现为：海拔 1 200 米以上的中山地带以常绿与落叶、阔叶混交林为主；海拔 400 ～ 1 200 米的中山和低山地带以常绿阔叶林、次生常绿阔叶林为主和次生落叶阔叶林为主，另外包括人工种植的针叶林和果木林；在海拔 400 米以下的丘陵地带，大多被开垦为耕地，以农作物和人工林植被为主。

常绿阔叶林乔木植物以栲树、细枝栲、红润楠、华东润楠、长叶木姜子等为主；小乔木和灌木植物以乌药、山胡椒、木姜子、冬青等为主；藤本植物以华南猕猴桃、南五味子、毛金银花等为主；草本植物以山姜、苔草、华里白等为主。

常绿与落叶、阔叶混交林树种丰富，包括铁椎栲、光叶石栎、多脉青冈、青冈栎、青栲、长柄水青冈、亮叶水青冈、黄连木等，同时有红豆杉、南方红豆杉、银杉等名贵树种生长。

次生常绿阔叶林中会留有部分不成材的老龄常绿阔叶乔木散生，同时混生一些落叶阔叶树种，以青榨槭、光皮桦、石灰花楸、缺萼枫香树等为主。

次生落叶阔叶林以光皮桦林、枫香林、拟赤杨林为优势种群，同时伴生青榨槭、白叶安息香、鹅耳枥等树种。林中小乔木与灌木层以贵州杜鹃、广西杜鹃、厚皮香、长柄楠为主。

人工林植被以人工林和耕地为主，人工林主要树种为杉木、马尾松、毛竹等，同时混有枫香、白栎、麻栎、乌桕等，灌木植物以桃金娘占优势，草本植物以铁芒萁为多。

第 二 章
生 物 及 矿 物 资 源 概 况

一、植物资源

桂林市森林面积 121.56 万公顷，森林储蓄量 3 774.42 万米 ^{3}，建有森林旅游景区 50 多个，主要分布在龙胜各族自治县、资源县，花坪、猫儿山、千家洞、海洋山自然保护区和 10 多个国有林场中。自然植被以马尾松为主，市区以桂花树为主。林业主产杉木和毛竹，每年可提供木材 40 余万米 ^{3}、毛竹 1 600 多万根。

桂林市气候温暖，雨量充沛，野生药用植物资源种类丰富。许多品种为国家保护的珍稀种类；零散分布于海拔 500 ～ 1 000 米天然林区。野生药用植物资源有山苍子、红豆杉、南方红豆杉、穗花杉、灵香草、天麻、金银花、罗汉果、红根草、竹节参、绞股蓝、黄精、虎杖、钩藤、金毛狗、血藤、七叶一枝花、何首乌、通城虎、天冬、不出林、草珊瑚、黄花蒿、毛冬青、扶芳藤、山栀子、金樱子、黄花杜鹃、决明、黄花倒水莲、积雪草、茵陈蒿等。其中，属国家珍稀濒危和重点保护野生植物有桫椤、福建柏、穗花杉、金毛狗、红豆杉、南方红豆杉和樟树等。

按中药材资源量估算，藏量 1 000 吨以上的有贯众、狗脊、艾草、淡竹叶、白茅根、鱼腥草、九龙藤、枫荷桂、樟、枫香等 10 余种；藏量 500 ～ 1 000 吨的有山苍子、五指牛奶、黄精、苦楝（皮）、金银花、不出林、白花前胡、玉竹、商陆、梅叶冬青、石韦、荆芥、大血藤、铜钻、三白草、决明、五加、大蓟、小蓟、阔叶十大功劳、首乌、钩藤、天冬等 20 余种；藏量 10 ～ 500 吨的有旋覆花、牛蒡、半夏、半枝莲、丹参、威灵仙、牛膝、大戟、牵牛、天南星、搜山虎、红根草、钩藤、藁本、杏叶沙参、巴豆、土细辛等 20 余种；藏量 10 吨以下的有竹节参、罗汉果、缺萼黄连、天麻、独脚金、马尾千金草、卷柏、铁皮石斛、细茎石斛、徐长卿等 10 余种。

二、动物资源

桂林市境内野生动物繁多，陆栖脊椎野生动物约 500 种，其中两栖类 30 多种，爬行类 50 多种，鸟类 250 多种，兽类 70 多种。其中珍稀品种有云豹、金猫、猕猴、大灵猫、小灵猫、斑林狸、林麝、毛冠鹿、苏门羚、白颈长尾雉、勺鸡、金雕、蟒蛇、大鲵、鳗鲡、黄腹角雉、穿山甲、果子狸等。属国家重点保护的珍稀濒危动物 60 多种，包括黄腹角雉、白颈长尾雉、金雕、蟒蛇、豹、云豹、林麝等国家 I 级重点保护野生动物。

三、矿物资源

  桂林市矿产资源较为丰富，迄今为止，已发现可利用矿产有铅、锌、锡、钨、铝、铌、钽、锰、滑石、重晶石、花岗岩、大理岩等，其中查明有一定资源储量并开发利用的矿产近 40 种。在查明资源储量的矿产中有 17 种位居广西矿产资源前列。其中，滑石矿质量居世界前列，探明资源储量居全国前列；铅、锌、铌、钽、花岗岩、石灰岩、大理岩、重晶石等资源前景较好；滑石、大理岩、花岗岩、石灰岩、萤石及鸡血石等具有较大开发潜力。

第 三 章
药 用 资 源 发 展 简 史

一、古代

　　桂林地属岭南，在中国古代这里一直被认为是"蛮荒之地"，历史上未见专门记载桂林本草的典籍，有关桂林道地药材的记载多零星散布于岭南本草的各种典籍及各县志中。因此，谈论桂林中药资源，离不开岭南本草典籍。岭南中医学最早可以追溯到殷商时期，迄今已有 3 000 多年的历史。自从位于桂林兴安县境内的灵渠（古称秦凿渠、零渠、陡河、兴安运河、湘桂运河）开通以来，灵渠流向由东向西，将兴安县东面的海洋河（湘江源头，流向由南向北）和西面的大溶江（漓江源头，流向由北向南）相连。岭南逐步受到了中原文化的影响，秦始皇派数十万汉人移居岭南。西晋至南北朝时期，中原官民为躲避战乱南下，不少医家也来到岭南行医采药，中原地区的中医药大规模传入岭南，翻开了岭南本草发展的新篇章，岭南这块地理、生态独特的土壤孕育了源远流长的中医药文化。

　　从古到今，岭南中医的行医人数都是全国最多的。岭南医籍，自晋代葛洪以降，层叠累积。至明清，卷帙渐增，名家辈出，逐渐形成了岭南医学源于中原，又有别于中原的流派特征。据郭蔼春的《中国分省医籍考》记载，现存广东省（含今海南省）医籍 191 种，广西医籍 61 种。最具代表性的本草典籍有晋代嵇含的《南方草木状》，记载了生长在岭南的植物，计上卷草类 29 种，中卷木类 28 种，下卷果类 17 种和竹类 6 种，共 80 种，书中并有生物防治的记载，是我国现存最早的植物志。五代时期李珣的《海药本草》共六卷，收录了唐代及五代初期的外来药物 128 种，其中约 66 种药材可在岭南地区找到，比如海红豆、郎君子、海蚕沙等。明清时期，是中国医学史上的重要时期之一，在这一时期有许多意义重大的医学创造与发明，撰写编纂了大量的医籍，产生了一些新的医学流派，岭南本草也不例外，产生了大量的本草经典典籍，如丘浚的《本草格式》、梁宪的《笔补神农食物本草》、王纶的《本草集要》、翟登云的《集简本草》、郭治的《药性别》、何梦瑶的《本草语》、何克谏的《生草药性备要》等。

二、近代

　　鸦片战争后，随着社会制度的变更，西方科技和文化的输入，中西文化大碰撞，本草的发展出现了新旧并存的趋势，其生存和发展遇到了严重的危机。清政府推行尊经法古，学风烦琐，本草发展偏离实践方向，缺少创造性。民国早期排斥、限制中医药发展，片面奉承西医西药，甚至提出废除中医药，并实行了一系列消灭中医药的政策和方法，此时为中医药历史发展的最艰难时期。这段时期比较经典的本草典籍有赵寅谷的《本草求原》、胡真的《山草药指南》、萧步丹的《岭南采药录》等。《岭南采药录》记载了部分桂林产药材，如：榕树，南海、桂林多植之。叶如木麻，实如冬青，树干拳曲，是不可以为器也。其本棱理而深，是不可以为材也。烧之无焰，是不可以为薪也。以其不材，故能久而无伤。

此外，各个地方的县志也记载了桂林产药材的一些情况。如清光绪七年（1881）姚启瑞的《永宁周志》（今永福县）药石篇，有记载"罗汉果"的名字。清光绪十年（1884）全文炳的《平乐县志》卷一"土产""药类"记载有 69 种药材。清宣统二年（1910）《广西桂林府属出产商品调查表》第一次出现罗汉果产量的数据，表中统计：永宁州产罗汉果 40 石。民国二十一年（1932）《广西民政视察报告累编》记载：百寿县产罗汉果 20 余万斤。据《广西各县出境大宗货物概况》一书记载：民国二十三年（1934）百寿县全年输出罗汉果 1 000 担，货值 15 000 毫元。民国二十五年至三十七年（1936—1948）百寿县保安乡的保安、龙隐、上维一带种植罗汉果有 50 多户，年产果量 5 万多个。民国二十九年（1940）蒋庚蕃的《平乐县志》卷七"产业"412 页"药之属"记载有桂林平乐县 79 种药材。据旧县志记载，桂林灌阳县药材品种众多，主要有天冬、何首乌等 1 200 多种。早在明洪武十七年（1384），灌阳县就设立了医学（中医机构），清代设立了惠民药局，民国二十四年（1935）设立了县医务所，管理民间中药店药物供应，民国三十年（1941）撤销医务所，建立县卫生院。

三、现代

中华人民共和国成立后，由于党和国家对中医药事业的重视和关心，中医药学得到了迅速发展，全国中医药各行政管理机构不断完善，各中药院校、专业不断建立，桂林中药事业也得到了迅猛发展。1986 年出版的《中华本草》是一部承前启后、继往开来的当代本草。1978 年由卫生部生物制品检定所和云南省药品检验所牵头，使用民族药较多的 16 个省、区药检机构参加，对民族药进行调查研究，编写了《中国民族药志》。广西药品检查所 1980 年所编《广西民族药简编》收载了壮族、瑶族、苗族、侗族、毛南族、仫佬族、京族等 7 个民族的 1 021 种药材，303 条民族药方。这些本草典籍涉及了大量桂林道地药材，为桂林中药资源的健康发展提供了重要依据。

据统计，桂林域内天然药物资源约 3 500 种，其中属于《中华人民共和国药典》的共 311 种。桂林辖区内永福县中药材的种植以罗汉果、佛手和草珊瑚等为主，其中罗汉果 1996 年面积达 16 364 亩（亩为废弃单位，1 亩 =1/15 公顷 ≈ 666.67 米²），产果 5 302 万个。荔浦市是全国草药品种最多的原生中草药市场，品种 1 000 余种，主要经营大瑶山原生中草药，集中了广西 98% 的中草药材品种，年成交金额千万余元，栽培品种主要有生姜、千斤拔和铁皮石斛等。灌阳县出版了《灌阳县药物志》一书，记载药物 108 种，栽培品种有七叶一枝花、黑老虎和千斤拔等 30 多个品种。资源县地处山区，素有"天然药库"之称，中草药材品种多、质量好，药用植物达 200 余种，其中大宗的药材有金银花、杜仲、黄柏等 20 余种，是广西"三木"药材基地县。兴安县银杏栽培历史悠久，据 20 世纪 90 年代统计，仅高尚镇全镇百年以上树龄的银杏树就有 40 000 多棵。恭城瑶族自治县药材收购站交易的药材种类多，数量大，且以植物药材为主，是桂北地区重要的药材集散地。阳朔县栽培品种有山药、葛根和生姜等。灵川县栽培品种有银杏、鱼腥草和灵芝。龙胜各族自治县栽培品种有姜黄、郁金和罗汉果等 40 多个品种。全州县栽培品种有天花粉、罗汉果、金银花和槐花。临桂区栽培品种有葛根、灵香草和栝楼等共 158 种，其中罗汉果人工栽培已有 200 多年历史。平乐县栽培品种有五指毛桃、山楂和鸡骨草等。目前桂林市正在积极建设中药材规范化种植基地，努力实现中药材种植规模化、生态化，推动桂林中药资源的可持续发展。

第 四 章
药 用 资 源

一、野生药用资源

桂林市药用资源丰富。桂林域内天然药物资源约 3 500 种，其中植物药居多。

（一）野生药用植物

1. 分布特点

（1）种类丰富，主要由 200 多科组成。其中分布最多的是蝶形花科 155 种，其次菊科 146 种，蔷薇科 136 种。

（2）多分布于低海拔地区。绝大多数种类生于海拔 1 000 米以下，以海拔 500～1 000 米地段生长的种类最多，海拔 500 米以下生长的种类次之，海拔 2 000 米以上种类最少。

（3）有较多的珍贵种类。根据《中国珍稀濒危保护植物名录》，桂林有多种珍稀濒危保护植物，如桫椤、福建柏、穗花杉等；《国家重点保护野生植物名录》收录的有 4 种，分别为金毛狗、红豆杉、南方红豆杉和樟树。

（4）多数种类集中在天然林区。如红豆杉、南方红豆杉、三尖杉、短萼黄连、天麻、罗汉果、灵香草、马尾千金草、半枫荷、八角莲、七叶一枝花、黄精等。

（5）石灰岩石山药用植物种类较少，有一些特有道地药用植物。如搜山虎、牛耳朵、菜豆树等。

（6）以全草类、茎类和根类药材为主。野生药用植物若按药用部位分，其中属全草类药材的种数最多，如淡竹叶、淫羊藿、卷柏等。其次为茎类和根类药材，前者如大血藤、买麻藤、通脱木等，后者如大蓟、小蓟、乌头等。再次为枝叶类和皮类药材，前者代表如艾草、薄荷等，后者如川楝、苦楝。果类药材如山苍子、金樱子等。花类和种子类药材种类最少，如野菊花与金银花等。

2. 种类组成

根据第四次中药资源普查不完全统计，桂林市中药资源约有 3 500 种，桂林市的药用植物资源主要由 200 多科组成，资源种类组成丰富。

其中，被子植物蝶形花科 155 种，菊科 146 种，蔷薇科 136 种，茜草科 124 种，唇形科 91 种，兰科 80 种，大戟科 74 种，百合科 62 种，荨麻科 62 种，莎草科 62 种，樟科有 61 种，玄参科 57 种，山茶科 54 种，马鞭草科 52 种，禾本科 49 种，毛茛科 56 种，蓼科 49 种，葫芦科 47 种，芸香科 46 种，葡萄科 42 种，禾亚科 42 种，忍冬科 41 种，桑科 41 种，茄科 37 种，伞形科 36 种，苦苣苔科 33 种，紫金牛科 33 种，卫矛科 31 种，天南星科 30 种，木犀科 30 种，五加科 30 种，杜鹃花科 29 种，夹竹桃科 29 种，萝摩科 29 种，冬青科 27 种，菝葜科 25 种，鼠李科 25 种，爵床科 24 种，十字花科 23 种，锦葵科 23 种，苏木科 22 种，报春花科 22 种，防己科 22 种，野牡丹科 19 种，绣球花科 18 种等。

裸子植物与蕨类植物约 260 种。其中，水龙骨科 40 种，鳞毛蕨科 39 种，铁角蕨科 26 种，金星蕨科 18 种，蹄盖蕨科 17 种，凤尾蕨科 16 种，松科 15 种，卷柏科 14 种。

菌类 43 种，25 科，如肉座菌科、猴头菌科、红菇科、多孔菌科、木耳科、口蘑科、银耳科等。

3. 资源分析

蝶形花科 155 种，桂林全境都有分布，主要有崖豆藤属、猪屎豆属、黄檀属、山蚂蝗属、木蓝属、胡枝子属、鸡血藤属、槐属、豇豆属等 48 个属，没有特别优势的属，种类最多的是崖豆藤属，有 11 种。蝶形花科常用的中药材较多有密花鸡血藤、猪屎豆、降香、千斤拔、野葛、槐花、苦参、赤豆、排钱树等。

菊科 146 种，桂林全境都有分布，主要有兔儿风属、蒿属、紫菀属、鬼针草属、艾纳香属、蓟属、鱼眼草属、一点红属、飞蓬属、泽兰属、菊三七属、斑鸠菊属等 49 个属，其中占比例较大的属是蒿属、紫菀属、艾纳香属等，菊科常见的药用植物众多，主要有黄花蒿、艾草、茵陈蒿、五月艾、婆婆针、鬼针草、馥芳艾纳香、艾纳香、野菊、地胆草、一点红、田基黄、千里光、蒲公英、苍耳等。

蔷薇科 136 种，桂林全境都有分布，主要有樱属、山楂属、蛇莓属、枇杷属、桂樱属、石楠属、蔷薇属、悬钩子属等 24 个属，其中悬钩子属的种类最多，有 32 种，占该科药用植物的 23.5%。主要代表药用植物有龙牙草、小果蔷薇、金樱子、粉团蔷薇、枇杷、野山楂、中华石楠、华南悬钩子等。

茜草科 124 种，桂林全境都有分布，主要有水团花属、栀子属、耳草属、巴戟天属、蛇根草属、茜草属、鸡仔木属、乌口树属、钩藤属等 29 个属，没有特别优势的属，耳草属的种类最多，约有 10 种，主要代表药用植物有风箱树、山栀子、白花蛇舌草、巴戟天、鸡矢藤、毛钩藤、钩藤等。

唇形科 91 种，主要有筋骨草属、风轮菜属、香薷属、小野芝麻属、活血丹属、香茶菜属、益母草属、石荠苎属、鼠尾草属、黄芩属及香科科属等，唇形科最多的药用植物是鼠尾草属，有 14 种，常见的中药材有广防风、风轮菜、灯笼草、活血丹、香茶菜、紫苏、半枝莲等。

樟科 61 种，桂林全境都有分布，主要是乔木，其中樟属 8 种，山胡椒属 12 种，木姜子属 10 种，润楠属和新木姜子属各 7 种，楠属 3 种，琼楠属和厚壳桂属各 2 种，檫木属和黄肉楠属各 1 种。阴香、山鸡椒及山胡椒等是比较常用的中药材，已有开发与应用。

毛茛科 56 种，桂林全境都有分布，主要为铁线莲属，占了 22 种，毛茛属 7 种，唐松草属 3 种，乌头属、人字果属和银莲花属各 2 种，翠雀属和天葵属各 1 种。比较常用的药材有乌头、山木通、威灵仙、铁线莲、猫爪草等，已经进行了开发与应用。

木兰科 21 种，主要分布于全州县、龙胜各族自治县、兴安县、资源县、灵川县、灌阳县等地，主要有厚朴、鹅掌楸、荷花木兰、桂南木莲、白兰、平伐含笑、阔瓣含笑、金叶含笑、天女花、玉兰等，其中含笑属植物最多，占了 11 种。比较知名并已得到开发利用的药材是厚朴，在资源县与灌阳县一带有人工种植。

五味子科 10 种，南五味子属和五味子属各 5 种，南五味子属有黑老虎、异形南五味子、日本南五味子、南五味子、冷饭藤，五味子属有绿叶五味子、五味子、翼梗五味子、东南五味子、华中五味子，其中黑老虎已经进行了开发与应用，主要是作为新型水果进行开发，是近几年比较热门的药材。

番荔枝科 8 种，其中鹰爪花属 1 种，为香港鹰爪花，假鹰爪属 1 种，为假鹰爪，瓜馥木属 4 种，为白叶瓜馥木、香港瓜馥木、瓜馥木、凹叶瓜馥木，还有野独活属野独活和紫玉盘属光叶紫玉盘，主要分布于阳朔县、荔浦市及灌阳县等。

（二）野生药用动物

桂林市有丰富的传统药用动物资源，常见的药用动物资源有眼镜蛇、银环蛇、蜈蚣、蛤蚧、蟾蜍、穿山甲、麝、麂、豺狼、麖羊、竹鼠、广地龙、九香虫、梅花鹿、豪猪、大鲵、赤虹等，然而随着生态环境的破坏及人为活动的干扰，许多品种已难觅其踪影，如穿山甲、麝、麂、豺狼、麖羊、豪猪、大鲵等动物已濒临灭绝，随着《中华人民共和国野生动物保护法》重新修订，国家对珍贵、濒危的野生动物实行重点保护，将野生动物资源在此罗列仅为告知广大民众保护野生动物，不再杀戮野生动物。

（三）药用矿物

广西滑石矿探明储量为 3 187 万吨，主要分布在龙胜各族自治县、上林县、环江县。桂林龙胜滑石矿是世界著名的优质滑石矿，属于碳酸岩型软滑石，成矿母岩为白云石大理岩，经岩浆期后热液蚀变形成。矿体厚大似层状，透镜状，间隔式分布。矿石以灰白色、淡绿色、灰绿色块状、片状软滑石为主，有的含少量斜绿泥石、方斜石、石英、黄铁矿。龙胜古坪上朗滑石矿是《广西壮族自治区矿产资源总体规划（2016—2020 年)》划定的重点矿区，也是节约与综合利用示范基地。该矿区位于桂林市龙胜各族自治县，保有滑石矿资源储量 1 285 万吨。未来，将主要提高滑石矿的利用率和提纯技术，使产品技术质量指标完全达到高档终端产品的质量标准要求。建成滑石矿节约与综合利用示范基地，对全区同类型滑石矿资源节约与综合利用起示范作用。

二、栽培、养殖药用资源

（一）种类与规模

桂林市拥有药用资源约 3 500 种，国家重点经营的 20 种中药材，有黄芪、金银花、绞股蓝等 16 种，桂林本地特有的中药材资源有 125 种，其中国家重点保护野生植物共有 98 种。桂林连续几年来大力推动本地中药材种植产业，使其成为农民脱贫致富的一个新亮点。据统计，至 2015 年，桂林中药材种植面积达 81.03 万亩，且逐年增加。

桂林各县市栽培、养殖药用资源情况根据当地条件，略有不同。其中：

灌阳县药材品种众多，主要有天冬、何首乌等 1 200 多种。栽培品种主要有厚朴（7 700 余亩）、黄花倒水莲（2 000 余亩）、灵芝（700 余亩）、茱萸（200 余亩）、覆盆子（400 余亩）、吴茱萸（300 余亩）、黄柏（300 余亩）、紫苏（200 余亩）、金银花（200 余亩）、七叶一枝花（100 余亩）、白及（100 余亩）、姜黄（100 余亩）、冷饭团（100 余亩）、金钱草（100 余亩）。

荔浦市域内的中药资源以野生资源为主，栽培药材品种不多。荔浦市对中草药产业发展的重视程度不断加强后，陆续引种了一些药材，包括铁皮石斛、千斤拔、山栀子、吴茱萸等。栽培品种主要有生姜（5 000 亩）、千斤拔（200 ~ 300 亩）、山栀子（500 ~ 700 亩）、铁皮石斛（林下种植约 50 亩，大棚种植累计约 150 余亩）等。

灵川县域内除了银杏种植历史较悠久以外，其余品种栽培历史不长。已形成一定栽培面积及栽培历史的药材品种为鱼腥草、灵芝。栽培品种主要有鱼腥草（2 000 亩）、灵芝（750 亩）、葛根（230 亩）、吴茱萸（210 亩）、天冬（200 亩）、铁皮石斛（130 亩）、牛大力（50 亩）、布福娜（18 亩）等。

龙胜各族自治县注重瑶药、侗药、苗药本地药材品种的开发种植。全县境内种植的主要品种有：姜黄、郁金、罗汉果、野菊、凹叶厚朴、杜仲、忍冬、钩藤、土茯苓、黄柏、百合、千斤拔、五倍子、金银花、佛手、何首乌、草珊瑚、铁皮石斛、六月雪、黄花倒水莲、桂皮、天冬、灵芝、黄精、金葵、栝楼、青钱柳、艾草、药菊、罗汉果、板蓝根、桑蚕树、山药、酸浆、钻骨风、八月瓜、鱼腥草、天麻、木瓜、白及、茯苓、冬枇杷、魔芋等。栽培品种主要有凹叶厚朴（60 000 亩）、罗汉果（30 000 亩）、百合（9 000 亩）、八角（3 000 亩）、黄柏（2 250 亩）、杜仲（2 250 亩）、黄姜（2 000 亩）、草珊瑚（1 580 亩）、山药（525 亩）、葛根（500 亩）、铁皮石斛（200 亩）、灵芝（200 亩）。药用动物资源有眼镜蛇、银环蛇、蜈蚣、蛤蚧、蟾蜍、穿山甲、麝、麋、豺狼、麂羊、竹鼠、广地龙、九香虫、梅花鹿、豪猪、大鲵、赤虹等。

全州县栽培品种除了罗汉果和金银花种植历史较悠久以外，其余品种栽培历史不长。已形成一定栽培面积及栽培历史的药材品种为槐花、罗汉果、金银花和天花粉。栽培品种主要有槐花（178 000 亩）、生姜（22 500 亩）、厚朴（24 000 多亩）、罗汉果（3 900 亩）、天花粉（2 000 亩）、杜仲（1 500 亩）、金银花（1 300 亩）、葛根（1 200 亩）、千斤拔（500 亩）、山栀子（300 亩）、玉竹（200 亩）、黄柏（150 亩）。养殖药用动物品种有蛤蚧。

永福县中药材的种植主要以罗汉果、佛手、草珊瑚、灵芝、十大功劳、钩藤、百合、牛大力等产品为主。其他分散种植的中药材有铁皮石斛、吴茱萸、甜茶、金线莲、何首乌、三叶青藤、金银花、艾草等。据调查统计，永福县中药材种植面积已达 3.48 万亩。栽培品种主要为罗汉果（3.26 万亩）、草珊瑚（620 亩）、十大功劳（500 亩）、钩藤（240 亩）、艾草（220 亩）、灵芝（200 亩）、佛手（180 亩）、百合（140 亩）、吴朱萸（80 亩）、牛大力（10 亩）。

资源县因特殊的气候条件，20 世纪 60 年代种植中药材主要以"三木"杜仲、黄柏、厚朴为主，近年来，除"三木"药材外还种植金银花、天麻、茯苓、百合、玉竹、生姜、罗汉果、白及、七叶一枝花、铁皮石斛、吴茱萸和灵芝等。栽培品种主要有金银花（5.5 万亩）、百合（3 800 余亩）、生姜（2 500 亩）、白及（2 500 亩）、铁皮石斛（2 000 亩）、玉竹（1 800 亩）、罗汉果（1 500 亩）、七叶一枝花（1 500 亩）、吴茱萸（800 亩）。没有规模化养殖药用动物品种。

恭城瑶族自治县境内种植的药材品种有草珊瑚、黑老虎、黄花倒水莲、天冬、山豆根、灵芝、黄精、金葵、栝楼、金钱草、桔梗、艾草、药菊、金银花、罗汉果、板蓝根、桑蚕树、山药、酸浆、钻骨风、八月瓜、山楂、厚朴、钩藤、黄柏、一点红、牛大力、三七、鱼腥草、吴茱萸、天麻、木瓜、药牡丹、射干、白及、茯苓、生姜、冬枇杷、赤苍藤、魔芋等。栽培品种主要有生姜（5 000 亩）、山药（3 000 亩）、山楂（3 000 亩）、草珊瑚（2 000 亩）、黄花倒水莲（2 000 亩）、葛根（2 000 亩）、罗汉果（1 000 亩）、黑老虎（1 000 亩）、艾草（800 亩）、灵芝（500 亩）、黄柏（300 亩）、厚朴（300 亩）、桔梗（150 亩）、铁皮石斛（150 亩）、走马胎（100 亩）、牛大力（50 亩）。药用动物资源有蕲蛇、金环蛇、银环蛇、蜈蚣、蛤蚧、蟾蜍、穿山甲、麝、竹鼠、广地龙、九香虫、梅花鹿、豪猪等。

临桂区现有栽培药材 158 种。其中药用根茎类有白芷、党参等 38 种；全草全株类有白屈菜、白菜等 28 种；枝叶类有茴香、穿心莲等 31 种；花类有菊花、美人蕉等 13 种；果实及种子类有香橼、橄榄等 41 种；皮类或其他有肉桂、厚朴等 7 种。栽培品种主要有罗汉果（31 000 亩）、葛根（9 900 亩）、山药（1 800 亩）、灵香草（1 300 亩）。

平乐县具有非常适宜发展中草药种植的自然条件和瑶医的人文文化。全县境内主要中药材品种有金银花、陈皮、山药、首乌、佛手、桑白皮、桑叶、益母草、石斛、茵陈、青蒿、金银花、鱼腥草、桔梗、仙人掌、苍术、川芎、五加皮、黄柏、蒲公英、天南星、大叶桉、两面针、厚朴、葛根、生姜等。栽培品种主要有山药（35 700 亩）、生姜（6 000 亩）、葛根（5 000 亩）、山楂（3 000 亩）。药用动物资源有龟、鳖、山瑞、蛤蚧、穿山甲、万蛇、山万蛇、银环蛇、金环蛇、青竹蛇、水律蛇、广蛇（三线蛇）、索蛇、眼镜蛇、过树龙、泣泥蛇、草花蛇、五步蛇、马鬃蛇、大南蛇、狗婆蛇、壁虎、蜜蜂、蜈蚣、土鳖虫、蝎子、斑蝥、蝉。

兴安县的银杏种植有悠久栽培历史，佑安村至永安村一带是理想的罗汉果栽培地，当地罗汉果的栽培保持在 50 万株左右。栽培品种主要有厚朴（6 000 亩）、罗汉果（2 130 亩）、牛大力（1 000 亩）、黄柏（25 亩）等。

阳朔县 2017 年全县完成中药材复种面积 2 020 亩，药材品种主要为山药、葛根、生姜、槐花、山栀子和铁皮石斛，栽培品种主要有山药（900 亩）、生姜（525 亩）和葛根（375 亩）。

（二）开发利用

桂林境内的中药材中，有解表药、清热药、泻下药、祛风湿药、化湿药、利水渗湿药、理气药、驱虫药、温里药、止血药、活血化瘀药、化痰止咳平喘药、开窍药、安神药、平肝息风药、补虚药、收涩药、拔毒化腐药等。传统使用的药物有：发散风寒用生姜、紫苏、苍耳、葱、花椒、香薷等，发散风热用薄荷、桑、菊花、北柴胡、浮萍等，清热泻火用芦苇、山栀子、夏枯草、鸭跖草等，清热凉血用玄参、牡丹皮、紫草等，清热解毒用忍冬、连翘、蒲公英、紫花地丁、半边莲、土茯苓、射干、马齿苋、脱皮马勃等。

目前，桂林中医药产业已初具规模，产值超亿元以上的有三金、集琦及南药公司。在国家新药和国家中药保护品种中，桂林市就有几十种，包括西瓜霜、三金片、青蒿素等一大批知名产品。如天和药业、中族药业、万丰制药、禅方药业等龙头企业都有了自己的自主知识产权品牌。据了解，桂林吉福思生物技术有限公司生产的罗汉果甜苷水果型甜味剂，获得了美国食品及药物管理局的 GRAS（公认安全）认证，并创造了一体化的罗汉果甜苷供应链。全州县以金槐为公司发展重点的广西禅方药业公司则开发了"芦丁粉""芦丁片""金槐冲剂"等系列产品。

（三）发展趋势

桂林市的中药资源品种较多，但蕴藏量有限，与传统农业相比，中药材种养殖水平相对落后，中药材规范化种植亟待推广。通过研究药用植物的生物学和生态学特性，积极引种栽培、育种驯化，发展道地药材、建设药材基地的方式保护野生药用资源，是保护中药资源的有力措施。

中药材种殖对促进桂林市的经济发展具有很大的潜力。桂林市中药材种植业在基地选址、土壤和水环境检测、种植地整理、种苗繁育、播种、移栽、灌溉、施肥、病虫害防控、中耕除草、收获、产地粗加工等方面的水平不断提高。溶江镇、高尚镇、白石乡、华江瑶族乡等地地理环境非常适合罗汉果生长，目前已利用田地大规模种植，克服了过去只在山地种植的局限性。在种植模式上，药农、药企借鉴大农业中的种植模式，不断开发新的组合模式。随着标准化基地越来越多，结合当地的种养习惯和消费市场，一些新的中药材种养结合模式不断创新。其中，溶江镇金石当地药农在毛竹经济林下种植了草珊瑚，长势好，品质高，但这种种植模式是否可以推广，需要进一步的研究。在种植技术上，随着精准农业的发展，新技术在中药材的种植上也不断应用。近年来，水肥一体化、病虫害绿色防控技术、土壤修复技术和中药农业机械化等，都在中药材种植上快速推广应用。在质量方面，中药材种植开始回归自然、近野生和仿野生的生态种植模式的药材基地日渐增多，不仅生产出高质量的中药材，也提高了种植效益。七叶一枝花模拟野生生境的栽培方式已经在桂林一些县域施行，为野生灵芝等其他名贵药材的栽培开了先例，这种栽培方式不仅可以推动经济发展，帮助农民脱贫致富，而且可以减少毁林开荒，保护林业资源。此外，产地初加工技术升级将有效保障中药材质量，降低原料药材运输、贮藏成本，延伸中药产业链，增加附加值，推进桂林中药产业经济发展。

三、珍稀濒危及特有药用资源

（一）珍稀濒危物种

根据第四次全国中药资源普查初步结果，桂林市的珍稀濒危药用植物有金毛狗、半枫荷、喜树、乐昌含笑、瘿椒树、金钱松、马蹄参、银杏、青天葵、观光木、长枝油杉、桫椤、黑桫椤、大叶黑桫椤、宽叶粗榧、蛇足石杉、福建柏、篦子三尖杉、白豆杉、银杉、伯乐树、竹节参、穗花杉、南方红豆杉、木花远志、独脚柑、八角莲、短萼黄连、巴戟天、虾脊兰、瘤唇卷瓣兰、多花兰、寒兰、硬叶兰、墨兰、串珠石斛、细茎石斛、斑叶兰、高斑叶兰、橙黄玉凤花、叉唇角盘兰、镰翅羊耳蒜、阔蕊兰、石仙桃、独蒜兰、毛唇独蒜兰、绶草等。

（二）特有物种

根据第四次全国中药资源普查初步结果，桂林市的特有物种有瑶山山黑豆、大旗瓣凤仙花、兴安梅花草、半枫荷、广西蒲儿根、圆耳紫菀、膜叶卷柏、龙胜金盏苣苔、铁皮石斛、金钱松、八角莲、短序十大功劳、银杏、马兜铃、报春苣苔、凤仙、恭城马兜铃、恭城报春苣苔、桂林小花苣苔、羽裂小花苣苔、恭城凤仙、龙胜梅花草、三脉叶荚蒾、龙胜梅花草、大旗瓣凤仙花、香姜、肉质伏石蕨、龙胜香茶菜、小叶十大功劳、矮山姜、庐山瓦韦等。

四、道地药材及常用药材

（一）道地药材

道地药材是指经过中医临床长期应用优选出来的，产在特定地域，与其他地区所产同种中药材相比，品质和疗效更好，且质量稳定，具有较高知名度的药材。道地药材具有优质性、稳定性、区域性、较高的知名度、一定的规模等属性。道地药材源自特定产区、具有独特药效，需要在特定地域内生产，才能保证其优良的品质。

1. 区域特点

桂林市位于南岭山系西南部，地处湘桂走廊南端，属亚热带季风气候。气候温和，雨量充沛，无霜期长，光照充足，四季分明，干湿明显。年平均气温为 19℃，年平均降水量 1 900 毫米以上，年平均相对湿度为 75%，年平均日照时数为 1 487 小时，具有非常适宜中药材生长的自然条件。

2. 主要品种

桂林市优势道地品种主要有罗汉果、杜仲、厚朴、黄柏、白果、槐花、钩藤、鸡血藤、佛手、千斤拔、山银花、青蒿、草珊瑚、葛根等。

3. 核心产区

罗汉果的核心产区在永福县、临桂区和龙胜各族自治县，资源县、灵川县、全州县、兴安县等地也有部分种植，种植面积达 14 万亩，交易量达 11.94 亿个。厚朴的核心产区在资源县、全州县和龙胜各族自治县，灌阳县、兴安县、恭城瑶族自治县、平乐县等地也有部分种植，种植面积达 27 万亩。黄柏的核心产区在资源县和龙胜各族自治县，灌阳县、兴安县、恭城瑶族自治县、平乐县等地也有部分种植，种植面积达 2.3 万亩；资源县 2 万亩，龙胜各族自治县 2 250 亩，灌阳县 300 余亩，平乐县、兴安县 425 亩。杜仲的核心产区在资源县和龙胜各族自治县，全州县、灌阳县也有部分种植，种植面积达到 8.3 万亩。槐花的核心产区在全州县，兴安县也有部分种植，种植面积 17.8 万亩，交易量达 5 200 吨。白果（为银杏的成熟种子）核心产区在兴安县、灵川县两地。据 20 世纪 90 年代统计，桂林境内有百年以上树龄的银杏树有 57 000 多株，由于近年遭到非法采挖和变卖运往外地，造成现存不到 17 000 棵。

（二）常用药材

桂林市自然条件优越，非常适宜植物生长，该地区常收购的药材有：葛根、山药、生姜、广佛手、广金钱草、重楼、青蒿、栝楼、铁皮石斛、灵香草、玉竹、千斤拔、吴茱萸、甜茶、绞股蓝、青钱柳、艾草、山银花、白及、百部、黄花倒水莲、红豆杉、五指毛桃、大钻、草珊瑚、海金沙、金樱根、益母草和牛大力等。

五、民族药物

桂林是个多民族聚居的地区，民族药物十分丰富。据统计，有瑶药 555 种、侗药 298 种、苗药 213 种。

（一）种类分布

由于生活环境和民族的应用不同，桂林各民族药分布也有所不同。瑶药主要分布如表 1 所示。

表 1　瑶药在桂林市的分布

序号	类别	瑶药名称	分布区域
1	虎药	上山虎	桂林全境
		下山虎	桂林全境
		毛老虎	恭城瑶族自治县、临桂区、全州县
		猛老虎	桂林全境
2	牛药	白九牛	恭城瑶族自治县、全州县、龙胜各族自治县
		黑九牛	桂林全境
		青九牛	桂林全境
		红九牛	桂林全境
		绿九牛	阳朔县
		蓝九牛	恭城瑶族自治县、资源县、全州县、灵川县
3	钻药	九龙钻	桂林全境
		大红钻	全州县
		大钻	兴安县、恭城瑶族自治县
		小红钻	桂林全境
		小钻	全州县、恭城瑶族自治县
		双钩钻	灵川县、兴安县、恭城瑶族自治县
		地钻	恭城瑶族自治县、灌阳县
		铁钻	龙胜各族自治县
		铜钻	荔浦市、恭城瑶族自治县
		黄钻	资源县、兴安县、临桂区、阳朔县、龙胜各族自治县
		葫芦钻	荔浦市、兴安县
		槟榔钻	恭城瑶族自治县
4	风药	七爪风	灵川县、临桂区、荔浦市、阳朔县
		九节风	桂林全境
		九季风	桂林全境
		入骨风	桂林全境
		八角风	桂林全境
		五指风	桂林全境
		牛耳风	桂林全境
		牛膝风	桂林全境
		白面风	桂林全境
		石上风	桂林全境
		竹叶风	桂林全境
		鸡肠风	桂林全境
		爬墙风	桂林全境
		走血风	桂林全境
		鸡爪风	桂林全境
		金骨风	桂林全境
		穿骨风	桂林全境
		追骨风	桂林全境
		破骨风	桂林全境
		粘手风	桂林全境
		黑节风	桂林全境
		三角风	阳朔县、全州县、资源县、龙胜各族自治县
		大接骨风	恭城瑶族自治县
		五爪风	恭城瑶族自治县
		五层风	恭城瑶族自治县、全州县

（续表）

序号	类别	瑶药名称	分布区域
4	风药	四季风	恭城瑶族自治县
		龙骨风	临桂区、龙胜各族自治县
		羊角风	桂林全境
		血风	恭城瑶族自治县
		过山风	龙胜各族自治县
		过节风	灌阳县、全州县、恭城瑶族自治县
		过墙风	恭城瑶族自治县
		阴阳风	恭城瑶族自治县、全州
		冷骨风	资源县、龙胜各族自治县、临桂区、恭城瑶族自治县
		来角风	阳朔县、临桂区、兴安县
		走马风	兴安县、龙胜各族自治县
		金线风	全州县、恭城瑶族自治县
		金钱风	恭城瑶族自治县
		保暖风	灌阳县、龙胜各族自治县
		急惊风	阳朔县、全州县
		穿心风	荔浦市、阳朔县、恭城瑶族自治县
		浸骨风	全州县
		钻地风	临桂区、龙胜各族自治县
		鸭仔风	恭城瑶族自治县
		假死风	临桂区、资源县、兴安县
		黄骨风	全州县、恭城瑶族自治县
		暖骨风	桂林全境
		慢惊风	恭城瑶族自治县
		鹞鹰风	恭城瑶族自治县

壮药和其他民族用药在桂林市的分布如表 2 所示。

表 2　壮药和其他民族用药在桂林市的分布一览

序号	地名	分布的民族药名称
1	临桂区	水田七、闽浙马尾杉、石松、灯笼草、深绿卷柏、伏地卷柏、卷柏、瓶蕨、阴生桫椤、桫椤、稀子蕨、乌蕨、刺齿凤尾蕨、少羽凤尾蕨、井栏边草、栗柄凤尾蕨、蜈蚣草、西南凤尾蕨、多鳞粉背蕨、中华隐囊蕨、细柄书带蕨、戟叶圣蕨、长生铁角蕨、狭基巢蕨、狗脊蕨、镰羽贯众、贯众、中国骨碎补、线蕨、断线蕨、矩圆线蕨、瑶山线蕨、伏石蕨、抱石莲、粤瓦韦、瓦韦、羽裂星蕨、江南星蕨、盾蕨、金鸡脚、柔软石韦、柳叶剑蕨、槐叶苹、福建柏、竹柏、穗花杉、小叶买麻藤、鹅掌楸、凹叶厚朴、仁昌木莲、金叶含笑、观光木、黑老虎、瓜馥木、阴香、狭叶山胡椒、黑壳楠、香粉叶、清香木姜子、薄叶润楠、绒毛润楠、新木姜子、紫楠、檫木、乌头、纯齿铁线莲、小木通、丝铁线莲、山木通、铁线莲、扬子铁线莲、毛果扬子铁线莲、小蓑衣藤、单叶铁线莲、还亮草、蕨叶人字果、猫爪草、天葵、盾叶唐松草、萍蓬草、三枝九叶草、短序十大功劳、细叶十大功劳、五指那藤、马兜铃、五岭细辛、石南藤、草珊瑚、小花黄堇、地锦苗、荠菜、弯曲碎米荠、无瓣蔊菜、蔊菜、紫花堇菜、江西堇菜、紫花地丁、柔毛堇菜、小花远志、尾叶远志、黄花倒水莲、狭叶香港远志、瓜子金、曲江远志、长毛籽远志、凹叶景天、佛甲草、大落新妇、大叶金腰、鸡眼草、光萼茅膏菜、田繁缕、蝇子草、金荞麦、细刺毛蓼、水蓼、蚕茧蓼、愉悦蓼、腋花蓼、羊蹄、莲子草、皱果苋、丰满凤仙花、南紫薇、线叶丁香、穗状狐尾藻、雪花构、小果山龙眼、网脉山龙眼、狭叶海桐、海金子、柄果海桐、短柄山桂花、湘桂栝楼、心叶毛蕊茶、四角柃、银木荷、木荷、京梨猕猴桃、奶果猕猴桃、毛花猕猴桃、绵毛猕猴桃、华南猕猴桃、阔叶猕猴桃、短毛熊巴掌、金丝桃、苘麻、赛葵、梵天花、红背山麻杆、重阳木、早春土大戟、野桐、腺鼠刺、常山、广西绣球、腊莲绣球、野山楂、台湾林檎、湖北海棠、中华石楠、毛叶石楠、山莓、华南悬钩子、茅莓、地榆、华南云实、含羞草、假地蓝、小叶三点金草、球穗千斤拔、宜昌木蓝、三叶木蓝、胡枝子

（续表）

序号	地名	分布的民族药名称
2	全州县	水田七、白及、藤石松、深绿卷柏、江南卷柏、笔管草、薄叶阴地蕨、井栏边草、银粉背蕨、中华隐囊蕨、野雉尾、细柄书带蕨、单叶双盖蕨、长生铁角蕨、铁角蕨、狗脊蕨、镰羽贯众、贯众、半圆盖阴石蕨、龙头节肢蕨、披针骨牌蕨、抱石莲、江南星蕨、水龙骨、石韦、庐山石苇、石蕨、槲蕨、华南五针松、三尖杉、南方红豆杉、凹叶厚朴、仁昌木莲、木莲、金叶含笑、假地枫皮、大八角、匙叶八角、黑老虎、异形南五味子、南五味子、华中五味子、绿叶五味子、瓜馥木、黑风藤、毛桂、山胡椒、黑壳楠、香粉叶、山橿、清香木姜子、毛叶木姜子、薄叶润楠、新木姜子、大叶新木姜子、紫楠、乌头、狭盔高乌头、打破碗花花、裂叶星果草、铁破锣、纯齿铁线莲、威灵仙、厚叶铁线莲、小蓑衣藤、单叶铁线莲、毛蕊铁线莲、短萼黄连、蕨叶人字果、天葵、尖叶唐松草、南岭小檗、豪猪刺、八角莲、湖南淫羊藿、三枝九叶草、老鼠刺、白木通、黄蜡果、西南野木瓜、五指那藤、尾叶那藤、大血藤、粉叶轮环藤、四川轮环藤、金线吊乌龟、马兜铃、管花马兜铃、小叶马蹄香、五岭细辛、三白草、宽叶金粟兰、多糖金聚兰、及己、博落回、莒、黄花倒水莲、狭叶香港远志、瓜子金、曲江远志、紫花八宝、大苞景天、大落新妇、黄水枝、漆姑草、萹蓄、荭蓼、草血竭、酸模、羊蹄、土牛膝、牛膝、青葙、野亚麻、老鹳草、鼠掌老鹳草、红花酢浆草、山酢浆草、露珠草、南方露珠草、雪花构、小果山龙眼、光叶海桐、狭叶海桐、小果海桐、柄果海桐、柽柳、广东西番莲、翼蛇莲、王瓜、湘桂栝楼、长萼栝楼、全缘栝楼、中华栝楼、多卷须栝楼、秋海棠、中华秋海棠、米碎花、银木荷、木荷、厚皮香、尖萼厚皮香、京梨猕猴桃、中华猕猴桃、美味猕猴桃、绵毛猕猴桃、华南猕猴桃、阔叶猕猴桃、心叶野海棠、肥肉草、地稔、金锦香、假朝天罐、短毛熊巴掌、褚头红、使君子、挺茎遍地金、衡山金丝桃、地耳草、猴欢喜、马松子、黄蜀葵、苘麻、贵州芙蓉、铁苋菜、重阳木、野桐、粗糠柴、山乌桕、白木乌桕、交让木、腺鼠刺、四川渡疏、常山、大枝绣球、圆锥绣球、腊莲绣球、黄龙尾、野山楂、柔毛路边青、中华石楠、小叶石楠、石楠、石斑木、南灰毛泡、高粱泡、石灰花揪、华空木、云实、田皂角、肉色土圞儿、响铃豆、中南鱼藤、饿蚂蝗、山豆根、宜昌木蓝
3	永福县	水田七、白及、瓶尔小草、长柄车前蕨、长生铁角蕨、狭绿叶线蕨、竹柏、小叶买麻藤、凹叶厚朴、观光木、瓜馥木、华南桂、阴香、米槠、香桂、黑壳楠、鸭公树、金线吊乌龟、血散薯、管花马兜铃、尾花细辛、金耳环、裸蒴、黄花倒水莲、华南远志、马齿苋、南紫薇、网脉山龙眼、狭叶海桐、海金子、缝线海桐、四子海桐、糙点栝楼、木荷、厚皮香、异色猕猴桃、奶果猕猴桃、毛花猕猴桃、绵毛猕猴桃、挺茎遍地金、木竹子、中华杜英、赛葵、星毛冠盖藤、中华石楠、浅裂锈毛莓、球穗千斤拔
4	恭城瑶族自治县	水田七、石松、阴地蕨、乌蕨、银粉背蕨、扇叶铁线蕨、狗脊蕨、刺头复叶耳蕨、圆盖阴石蕨、抱石莲、江南星蕨、华南五针松、福建柏、海南粗榧、粗榧、南方红豆杉、夜香木兰、凹叶厚朴、南五味子、香港瓜馥木、黄樟、鸭公树、紫楠、打破碗花花、秋牡丹、猫爪草、大血藤、粉叶轮环藤、金线吊乌龟、管花马兜铃、山慈菇、五岭细辛、草珊瑚、血水草、七星莲、三角叶堇菜、黄花倒水莲、华南远志、齿果草、大落新妇、扯根菜、虎耳草、荷莲豆、牛繁缕、金线草、金荞麦、头花蓼、披针叶蓼、牛膝、长柱瑞香、小果山龙眼、广东西番莲、球果赤爬、两广栝楼、多卷须栝楼、四角柃、银木荷、华南猕猴桃、阔叶猕猴桃、多花野牡丹、地稔、金锦香、三蕊草、风车子、地耳草、甜麻、中华杜英、黄蜀葵、赛葵、桤叶黄花稔、梵天花、算盘子、白背叶、叶下珠、黄龙尾、台湾林檎、中华石楠、肉色土圞儿、响铃豆、假地蓝、异果山绿豆、小叶三点金草、波叶山蚂蝗、鸡头薯、大叶千斤拔、千斤拔、球穗千斤拔
5	灌阳县	水田七、石松、阴地蕨、狭叶瓶尔小草、蕨萁、渐尖毛蕨、铁角蕨、断线蕨、石韦、槲蕨、福建柏、宽叶粗榧、红豆杉、鹅掌楸、木莲、金叶含笑、假地枫皮、大八角、瓜馥木、山鸡椒、清香木姜子、打破碗花花、禺毛茛、南岭小檗、豪猪刺、湖南淫羊藿、无刺十大功劳、山慈菇、草珊瑚、七星莲、长萼堇菜、黄花倒水莲、齿果草、大落新妇、大叶金腰、光萼茅膏菜、瞿麦、土人参、大箭叶蓼、酢浆草、山酢浆草、南方露珠草、小二仙草、结香、紫背天葵、红楣、细枝柃、毛花猕猴桃、华南猕猴桃、阔叶猕猴桃、心叶野海棠、地稔、金锦香、锦香草、挺茎遍地金、地耳草、苘麻、赛葵、飞扬草、白背叶、黄珠子草、乌桕、交让木、常山、黄龙尾、柔毛路边青、台湾林檎、山莓、短叶决明、假地蓝、尖叶山蚂蝗、鸡头薯、千斤拔

（续表）

序号	地名	分布的民族药名称
6	资源县	白及、华南马尾杉、石松、江南卷柏、卷柏、阴地蕨、乌蕨、蕨菜、栗柄凤尾蕨、细柄书带蕨、长生铁角蕨、狗脊蕨、小三叶耳蕨、披针骨牌蕨、水龙骨、石韦、石蕨、槲蕨、华南五针松、福建柏、三尖杉、宽叶粗榧、筐子三尖杉、粗榧、红豆杉、南方红豆杉、鹅掌楸、厚朴、凹叶厚朴、仁昌木莲、假地枫皮、瓜馥木、香粉叶、山橿、新木姜子、鸭公树、檫木、乌头、裂叶星果草、铁破锣、小木通、扬子铁线莲、单叶铁线莲、毛蕊铁线莲、曲柄铁线莲、短萼黄连、毛茛、扬子毛茛、天葵、尖叶唐松草、萍蓬草、南岭小檗、豪猪刺、湖南淫羊藿、二枝九叶草、白木通、五风藤、西南野木瓜、大血藤、风龙、青牛胆、管花马兜铃、小叶马蹄香、五岭细辛、多糖金粟兰、血水草、台湾黄堇、小花黄堇、弯曲碎米荠、碎米荠、七星莲、长萼堇菜、江西堇菜、瓜子金、大落新妇、光萼茅膏菜、瞿麦、雀舌草、粟米草、金荞麦、虎杖、水蓼、羽叶蓼、莲子草、鼠掌老鹳草、南方露珠草、雪花构、翼蛇莲、周裂叶秋海棠、银木荷、京梨猕猴桃、中华猕猴桃、美味猕猴桃、毛花猕猴桃、绵毛猕猴桃、华南猕猴桃、阔叶猕猴桃、褚头红、黄珠子草、交让木、腺鼠刺、草绣球、伞形绣球、圆锥绣球、中华石楠、小叶石楠、白叶莓、高粱泡、棠叶悬钩子、短叶决明、含羞草决明、决明、响铃豆、香港黄檀、小叶三点金草
7	龙胜各族自治县	金木耳、黄金银耳、耳砂耳、白乳菇、金丝条马尾杉、闽浙马尾杉、扁枝石松、藤石松、石松、薄叶阴地蕨、尖头瓶尔小草、心叶瓶尔小草、瓶蕨、桫椤、边缘鳞盖蕨、岩凤尾蕨、全缘凤尾蕨、西南凤尾蕨、银粉背蕨、毛轴碎米蕨、凤丫蕨、书带蕨、假蹄盖蕨、华中介蕨、载叶圣蕨、延羽卵果蕨、披针新月蕨、长生铁角蕨、铁角蕨、镰羽贯众、贯众、变异鳞毛蕨、马祖耳蕨、线蕨、矩圆线蕨、抱石莲、骨牌蕨、小瓦韦、瓦韦、攀援星蕨、江南星蕨、盾蕨、金鸡脚、槲蕨、华南五针松、福建柏、竹柏、筐子三尖杉、穗花杉、南方红豆杉、鹅掌楸、厚朴、凹叶厚朴、仁昌木莲、木莲、金叶含笑、观光木、红花八角、假地枫皮、短梗八角、南五味子、瓜馥木、华南桂、香桂、山胡椒、香粉叶、山橿、清香木姜子、绒毛润楠、新木姜子、鸭公树、紫楠、檫木、裂叶星果草、纯齿铁线莲、丝铁线莲、单叶铁线莲、曲柄铁线莲、短萼黄连、铁线蕨叶人字果、蕨叶人字果、天葵、南岭小檗、豪猪刺、八角莲、三枝九叶草、黄蜡果、五指那藤、尾叶那藤、大血藤、四川轮环藤、秤钩风、风龙、江南地不容、金耳环、五岭细辛、石南藤、宽叶金粟兰、多糖金粟兰、草珊瑚、台湾黄堇、弯曲碎米荠、七星莲、江西堇菜、紫花地丁、黄花倒水莲、狭叶香港远志、瓜子金、凹叶景天、大落新妇、大叶金腰、白耳菜、龙胜梅花草、黄水枝、牛繁缕、雀舌草、金荞麦、羽叶蓼、羊蹄、尼泊尔酸模、凹头苋、皱果苋、青葙、山酢浆草、紫薇、圆叶节节菜、长籽柳菜叶、雪花构、网脉山龙眼、狭叶海桐、海金子、山桐子、柞柳、广东西番莲、绞股蓝、翼蛇莲、球果赤爬、南赤爬、趾叶栝楼、钮子瓜、紫背天葵、中华秋海棠、柔毛秋海棠、红楣、心叶毛蕊茶、白毛茶、细枝柃、四角柃、银木荷、木荷、厚皮香、京梨猕猴桃、奶果猕猴桃、中华猕猴桃、毛花猕猴桃、绵毛猕猴桃、华南猕猴桃、阔叶猕猴桃、合柱金莲木、多花野牡丹、赶山鞭、木竹子、中华杜英、美丽芙蓉、红背山麻杆、酸五月茶、小叶黑面神、巴豆、算盘子、白背叶、野桐、绒毛野桐、交让木、腺鼠刺、毛鼠刺、草绣球、冠盖绣球、西南绣球、星毛冠盖藤、柔毛路边青、台湾林檎、中华石楠、软条七蔷薇、寒莓、大乌泡、茅莓、石灰花揪、华空木、粉叶羊蹄甲、华南云实、尖叶山蚂蝗、庭藤、胡枝子
8	阳朔县	灯笼草、华南鳞盖蕨、团叶鳞始蕨、乌蕨、刺齿凤尾蕨、剑叶凤尾蕨、全缘凤尾蕨、井栏边草、栗柄凤尾蕨、蜈蚣草、银粉背蕨、毛轴碎米蕨、中华隐囊蕨、野雉尾、铁线蕨、扇叶铁线蕨、假鞭叶铁线蕨、假蹄盖蕨、单叶双盖蕨、肿足蕨、金星蕨、延羽卵果蕨、线裂铁角蕨、倒挂铁角蕨、北京铁角蕨、长生铁角蕨、大羽铁角蕨、岭南铁角蕨、石上铁角蕨、铁角蕨、狭翅铁角蕨、狭基巢蕨、狗脊蕨、刺头复叶耳蕨、镰羽贯众、贯众、阔鳞鳞毛蕨、肾蕨、圆盖阴石蕨、线蕨、断线蕨、矩圆线蕨、倒卵叶伏石蕨、抱石莲、瓦韦、盾蕨、友水龙骨、相似石韦、柔软石韦、庐山石苇、石蕨、中华剑蕨、柳叶剑蕨、竹柏、穗花杉、小叶买麻藤、观光木、大八角、南五味子、瓜馥木、黄樟、鸭公树、大叶新木姜子、石山楠、紫楠、扬子铁线莲、小蓑衣藤、锈毛铁线莲、莓叶铁线莲、猫爪草、盾叶唐松草、老鼠刺、无刺十大功劳、樟叶木防己、粉绿藤、青牛胆、祁阳细辛、石南藤、无瓣蔊菜、小花远志、华南远志、长毛籽远志、紫花八宝、萹蓄、荭蓼、腋花蓼、蓝蓼、紫薇、小果山龙眼、蝴蝶藤、盒子草、红花栝楼、马胶儿、团扇叶秋海棠、心叶毛蕊茶、细枝柃、木荷、厚皮香、京梨猕猴桃、阔叶猕猴桃、柏拉木、使君子、甜麻、苘麻、赛葵、牛耳枫、腺鼠刺、常山、台湾林檎、石楠、豆梨模叶变种、金樱子、华南悬钩子、石灰花揪、山蜡梅、亮叶猴耳环、锦鸡儿、大叶山绿豆、大叶千斤拔、球穗千斤拔、远志木蓝、三叶木蓝、胡枝子

（续表）

序号	地名	分布的民族药名称
9	灵川县	铺地卷柏、兖州卷柏、薄叶阴地蕨、金星蕨、延羽卵果蕨、红色新月蕨、披针新月蕨、长生铁角蕨、中国骨碎补、狭绿叶线蕨、粤瓦韦、华南五针松、竹柏、三尖杉、凹叶厚朴、仁昌木莲、瓜馥木、黑风藤、华南桂、小叶乌药、山胡椒、香粉叶、山鸡椒、清香木姜子、薄叶润楠、紫楠、乌头、打破碗花花、纯齿铁线莲、小木通、单叶铁线莲、毛蕊铁线莲、蕨叶人字果、猫爪草、白木通、黄蜡果、西南野木瓜、五指那藤、风龙、血散薯、青牛胆、马兜铃、管花马兜铃、尾花细辛、小叶马蹄香、金耳环、山慈菇、石南藤、三白草、草珊瑚、血水草、紫花地丁、三角叶堇菜、黄花倒水莲、瓜子金、曲江远志、大叶金腰、锦地罗、荷莲豆、土人参、金荞麦、头花蓼、羽叶蓼、柳叶牛膝、南紫薇、长籽柳菜叶、雪花构、小果山龙眼、少花海桐、短柄山桂花、绞股蓝、南赤爬、全缘栝楼、钮子瓜、裂叶秋海棠、黄瑞木、红楣、细枝柃、银木荷、尖萼厚皮香、异色猕猴桃、京梨猕猴桃、毛花猕猴桃、华南猕猴桃、阔叶猕猴桃、地稔、中华杜英、赛葵、酸五月茶、早春土大戟、白背叶、牛耳枫、交让木、常山、罗蒙常山、腊莲绣球、腺叶桂樱、石楠、小柱悬钩子、山莓、深裂锈毛莓、石灰花揪、响铃豆、线叶猪屎豆、尖叶山蚂蝗、波叶山蚂蝗、庭藤
10	荔浦市	白木耳、野雉尾、狭绿叶线蕨、竹柏、粗榧、仁昌木莲、瓜馥木、紫楠、血散薯、黄花倒水莲、周裂叶秋海棠、裂叶秋海棠、阔叶猕猴桃、美丽猕猴桃、金锦香、短毛熊巴掌、地耳草、酸五月茶、小叶黑面神、台湾林檎、寒莓、小叶三点金草
11	兴安县	蛇足石杉、华南马尾杉、灯笼草、薄叶卷柏、江南卷柏、华南紫萁、蕨菜、全缘凤尾蕨、井栏边草、毛轴碎米蕨、扇叶铁线蕨、凤丫蕨、北京铁角蕨、长生铁角蕨、狗脊蕨、刺头复叶耳蕨、镰羽贯众、线蕨、断线蕨、狭绿叶线蕨、水龙骨、柔软石韦、石蕨、竹柏、宽叶粗榧、小叶买麻藤、鹅掌楸、厚朴、凹叶厚朴、金叶含笑、假地枫皮、黑老虎、瓜馥木、香粉叶、绒毛润楠、新木姜子、锈叶新木姜子、大叶新木姜子、紫楠、檫木、裂叶星果草、厚叶铁线莲、单叶铁线莲、绣球藤、还亮草、蕨叶人字果、猫爪草、天葵、豪猪刺、庐山小檗、细叶十大功劳、西南野木瓜、七叶莲、大血藤、秤钩风、粉绿藤、金线吊乌龟、马兜铃、管花马兜铃、尾花细辛、小叶马蹄香、金耳环、五岭细辛、多糖金聚兰、血水草、弯曲碎米荠、无瓣蔊菜、七星莲、紫花堇菜、江西堇菜、柔毛堇菜、三角叶堇菜、小花远志、黄花倒水莲、瓜子金、曲江远志、大落新妇、鸡眼草、光萼茅膏菜、王不留行、金荞麦、水蓼、蚕茧蓼、鼠掌老鹳草、小果山龙眼、海金子、短柄山桂花、球果赤爬、趾叶栝楼、团扇叶秋海棠、白毛茶、微毛柃、银木荷、木荷、厚皮香、异色猕猴桃、京梨猕猴桃、奶果猕猴桃、中华猕猴桃、毛花猕猴桃、绵毛猕猴桃、华南猕猴桃、阔叶猕猴桃、心叶野海棠、风车子、地耳草、金丝桃、梵天花、红背山麻杆、巴豆、山乌桕、交让木、腊莲绣球、卵形柔毛绣球、台湾林檎、湖北海棠、中华绣线梅、中华石楠、石楠、全缘火棘、腺毛莓、山莓、大乌泡、浅裂锈毛莓、石灰花揪、粉叶羊蹄甲、肥皂荚、小叶三点金草、尖叶山蚂蝗
12	平乐县	华南马尾杉、锡金灯笼草、尖头瓶尔小草、瓶尔小草、扇叶铁线蕨、狗脊蕨、小叶买麻藤、毛桂、鸭公树、石山楠、檫木、老鼠刺、及己、黄花倒水莲、华南远志、大叶火焰草、凹叶景天、田繁缕、荷莲豆、粟米草、金线草、头花蓼、火炭母、水蓼、掌叶蓼、莲子草、青葙、华丽凤仙花、紫薇、水龙、丁香蓼、穗状狐尾藻、短柄山桂花、马铜铃、球果赤爬、长尾毛蕊茶、微毛柃、长毛柃、尖萼厚皮香、美丽猕猴桃、轮叶蒲桃、柏拉木、金锦香、假朝天罐、褚头红、风车子、甜麻、猴欢喜、马松子、赛葵、地桃花、常山、星毛冠盖藤、龙芽草、野山楂、线叶猪屎豆、小叶三点金草、大叶千斤拔、球穗千斤拔
13	桂林全境	仙茅、条裂铁线蕨、水蕨、黑脚威灵仙、金鱼藻、芡实、木防己、珠芽地锦苗、柔弯曲碎米荠、北美独行菜、东南景天、何首乌、丛枝蓼、刺蓼、土荆芥、干屈菜、异叶节节菜、毛瑞香、了哥王、卵果海桐、柞木、罗汉果、岗柃、黄海棠、田麻、扁担杆、山芝麻、绿背山麻杆、大叶土蜜树、石山巴豆、通奶草、大戟、叶底珠、杠香藤、济新乌桕、圆叶乌桕、广州地构叶、牛皮桐、小果蔷薇、粗叶悬钩子、灰白毛莓、长叶地榆、绣球绣线菊、麻叶绣线菊、中华绣线菊、龙须藤、小叶云实、皂荚、老虎刺、藤金合欢、山槐、杭子梢、野百合、小槐花、马棘、长萼鸡眼草

（二）民族应用

1. 瑶药应用

瑶族是一个古老的山地民族和国际性民族，在长期的生产生活实践及与自然灾害、疾病作斗争的过程中，积累了丰富的防病治病及康复保健方面的有效经验，创造了具有本民族特色的传统医药文化。瑶医用药品种的多样性和复杂性与瑶族居住的生态环境、自然资源种属的多样性及瑶族族系的复杂性密切相关，加上瑶族医药没有本民族文字的记载，只是靠族系亲属口传心记，指药传录，指症传经，世代相传，自成体系。瑶医根据天、地、人"三元和谐"，万物消长的"盈亏平衡"等理论以及"祛因为要""风亏打盈"等治疗原则和临床实践经验用药。在1 300多种普通瑶药药用资源中，常用瑶药占104种，有"五虎""九牛""十八钻""七十二风"之称，故瑶族仅以100余种药用植物，构成了整个民族的医疗体系用药核心。瑶药不仅是瑶族人民的健康之源，还是业内专家公认功效独特的传统医药，深为世人关注，业内推崇。瑶医认为"虎类药"性迅猛而速效，为攻剂，具有一定毒性，多为"打药"；"牛类药"性强劲而持久，为补剂；"钻类药"性强劲渗透，通达经络，透利关节，多为"打药"；"风类药"性多样，用途极广。"风药""打药""风打相兼药"临床配伍得当均有独到疗效。瑶医药以其独特的理论体系和丰富的药源，千百年来为我国瑶族的繁衍生息和文化传承作出了不可磨灭贡献。瑶族住高山区，大桶药浴，淋漓痛快，祛风去病，实属民间一绝。

2. 壮药应用

壮药属于发展中的民族药，尚未形成完整的体系，基本上处于民族药和民间药交融的状态。壮族居住区地处岭南亚热带地区，动植物资源十分丰富。由于壮族人早有食蛇、鼠、山禽等野生动物的习俗，因此动物药应用较为普遍，民间历来有"扶正补虚、必配用血肉之品"的用药经验。壮药的另一特点是善于解毒，而且解毒的范围较广，包括解蛇毒、虫毒、食物中毒、药物中毒、金石发动毒、箭毒、蛊毒等。广西著名的蛇药就是壮药的一大贡献。具有地方民族特色的壮药主要有广西马兜铃、千斤拔、龙船花、闭鞘姜、阳桃、两面针、鸡蛋花、刺芋、金锦香、南蛇簕、薯莨、马鬃蛇、褐家鼠、蟒蛇等。

（三）传统知识

1. 灌阳县

明洪武十七年（1384），县设医学（中医机构）。清代设惠民药局。民国二十四年（1935）设县医务所，管理民间中药店药物供应。民国三十年（1941）撤销医务所，建立县卫生院。据统计，当年还有私人中药店（房）79家，其中圩镇37家、农村42家，药源由全州药房供应。中华人民共和国成立前夕，县内最大药店是程龙甫中药房。

中华人民共和国成立初期，保留27家民国时期的中药店，继续从事个体行医。1954年10月27—30日召开全县第一届中医代表大会，出席代表100人。1955年将个体中医组织起来成立中医联合诊所6家，分所3家，公私合营药店2家，共有中医师44人。1958年，卫生主管部门将71名集体、个体中医人员纳入各人民公社卫生院和生产大队卫生室从事医疗工作。1959年中西医合并，部分中医人员分配到县、社卫生院（所）和县医药公司。1959年4月20日，召开全县第二届中医代表大会，出席代表173人，其中中医代表59人，草医代表61人，其他代表53人。大会贯彻了有关中医政策，发展中医队伍，实行中草医结合。大会评出先进单位4个、先进个人56名。大会期间发掘了大量的民间医药遗产，代表献出验方秘方68本、药方4 700条、药膏7种、药散62种、药酒13种，生药标本300余种、野生植物标本71种、草药标本60种。经整理辑成《灌阳县药物志》一书，载药108种；《灌阳县验方秘方集》一集，载方1 754条。1959年统计中草医487人，其中在圩镇的26人、在农村的461人。其中专业行医的55人，占11.29%，兼搞其他行业的432人，占88.71%。按民族分类：汉族458人，占94.05%；瑶族29

人，占 5.95%。从行医资历看：行医 10 年以下的 166 人，占 34.29%；10 ~ 19 年的 133 人，占 27.31%；20 ~ 29 年的 109 人，占 22.38%；30 年以上的 79 人，占 16.22%。1962 年，全县有中医联合诊所 12 家，医务人员 42 人。1974 年将其合并到公社卫生院，1990 年全县保留中医联合诊所 1 家、医务人员 5 人，中医门诊部 1 个、医务人员 6 人、行政管理人员 2 人，另有分散的个体行医 54 人。2000 年发展到 12 所医院，16 个医疗卫生机构，287 个农村医疗点，609 名医务人员，247 张病床。各村有经过专门培训并考试合格的个体医生、接生员、计划生育服务员。设立了医药公司、卫生防疫站、妇幼保健站、计划生育服务站等机构，基本形成了覆盖全县的医疗保健网络。2017 年全县有医疗卫生机构 333 个，其中，医院 5 个，基层医疗卫生机构 327 个（其中乡镇卫生院 9 个）。医院床位 978 张，基层医疗卫生机构床位 361（407）张；医院卫技人员 1 232 人，其中，执业（助理）医师 258 人；基层医疗卫生机构卫技人员 635 人，其中，执业（助理）医师 99 人。

中西医结合是指医疗技术的结合，是治疗疾病的一种手段。中华人民共和国成立后，中西医各自在临床诊治方面实行中西医结合，互相取长补短。1954 年召开全县第一届中西医代表大会，成立县卫生协会。1959 年召开全县第二届中西医代表大会，实行中西医合并，促进了中西医医务人员的团结。并总结推广西医学习中医的经验，一边学习，一边一病一方入口临床治疗，达到了随症加减和辨证施治。1958—1980 年，县医院选送 30 名医务人员到大中专院校学习中医基础知识。回县医院后推广中西医结合治病，对烧伤、阑尾炎、骨折、胆石症、胆囊炎、毒蛇咬伤、胃肠减压等病，进行中西医结合的探索，收到较好的效果。

理疗也是中西医结合新的医疗方法，如按摩、推拿、针灸、拔火罐等，并结合西医的电疗治理，医治各种风湿、类风湿、劳伤、胃疼等症，能起到较好治病效果。20 世纪 60 年代以来开展过的科研项目有针刺麻醉、中药麻醉、中西医结合治疗急腹症、大面积烧伤、骨折、老慢气、肝炎等，都取得了不同程度的效果。

2. 荔浦市

当地药用传统知识广泛，如：端午节用菖蒲、老艾草煮水洗澡，有祛风祛湿、舒筋活络的作用，猪尾煲千斤拔、杜仲治疗腰痛等。

3. 龙胜各族自治县

全县侗族占总人口的 28%；瑶族占总人口的 18%；苗族占总人口的 14%；壮族占总人口的 20%；汉族总人口的 22%。全县各乡镇长期定点的收购药材店铺 14 家，当地药农会在不同的季节采集不同的药材，拿到收购站出售。每年在药材收购站交易的药材种类多，数量大，且以植物药材为主，是桂北地区重要的药材集散地。药材收购站收购的药材大部分销往外地，有广西玉林市中药材市场，广州、福建、厦门等地制药公司，还有少部分是自用或卖给当地瑶医。

4. 全州县

全县汉族占总人口的 95.28%；瑶族占总人口的 4.35%；壮族占总人口的 0.18%；其他民族 1 322 人，占总人口的 0.19%。当地药农会在不同的季节采集不同的药材，拿到收购站出售。每年在药材收购站交易的药材种类多，数量大，且以植物药材为主。全州县药材收购站收购的药材大部分销往外地，其中以广西玉林中药材市场为主，少部分运往湖南、安徽、广州等地制药公司，还有少部分是自用或卖给当地中医。

5. 永福县

永福县的药材很丰富。瑶族人民长期以来，便于耕作之暇入山采药，认识各种各样的药材不下 2 000 种。由于受历史条件的限制，至今没有任何关于瑶药种类系统详细的记载。据县内资深瑶族民间草医对瑶族地区药物资源的调查统计，一般瑶医用的药物品种约 1 000 多种，常用的 800 种。一些资历深的老瑶医，可识药、用药近 3 000 种。

瑶药药浴，是瑶族独有的保健医疗方法。自古以来，生活在大山深处的瑶族同胞，每天都要洗澡，酷爱清洁并很少得病。他们洗澡不同于其他民族只用清水，而是用药水洗，即药浴。瑶医称之为"黄桶药浴"。瑶家到处可见到用杉木制作的高约 1 米、宽约 0.6 米、长约 0.7 米的大木桶，这就是用药水洗澡的"黄桶"或"大桶"。每到冬天寒冷季节，瑶族人每晚必入黄桶浸泡洗身解乏，流通血脉。永福县的瑶族至今仍有药浴的习俗。这种看似简单的"黄桶药浴"造就了强健、长寿的瑶族人民。瑶族药浴的药材采用当地的草药。一次药浴所用的草药，少的有二三十种，多的到五六十种，甚至上百种。所用之药物因地制宜，功能多种多样，有清热解毒、祛风散寒、舒筋活络、滋补气血等。药浴时根据不同季节、不同疾病选择不同的药物。新生儿及产妇选用温补和消炎作用的药物，如大血藤、五指毛桃、九节风、穿破石等 36 种；这样可预防产妇和新生儿的各种感染，滋补气血，促进产妇子宫恢复。这种产后进行的药浴，瑶族人称为"坐月浴"。许多瑶族妇女，经过产后药浴的调养保健，产后 1 周即可上山和下水参加体力劳动。"月子药浴"至今不仅瑶族仍在广泛使用，而且在瑶族地区周围的其他民族，也在逐步推广。劳动时淋雨受寒，也要进行药浴，选用桃树叶、青蒿、大发散、小发散、千斤拔等药材，起到温中散寒、舒筋活络及恢复体力、预防风湿的作用。老年人更注重药浴，一般用活血温补之类的草药。如大钻、小钻、大血藤、扶芳藤等。这样对促进人体新陈代谢、保持旺盛的生命力大有帮助。对患有风湿骨痛或外伤后遗症者，多选用祛风散寒、活血化瘀、强筋健骨的药材，如山苍子、九节风、大驳骨、小驳骨、松筋藤、毛杜仲等。这些药能起到舒筋活络、恢复肢体功能的作用。如患有肩周炎、坐骨神经及骨质增生等风湿病痛，就选用祛风散寒、除湿、活血镇痛之类药物。如十八症、四方藤、两面针、大钻、小钻及其他各种有刺的植物。

永福县的瑶族至今还有应节药浴的习惯。如农历的五月初五，家家户户都派人上山采集药浴用的草药，药浴用的草药少则 30 种，多的达 100 种。大部分草药是采集植物的枝叶，有的用皮或根茎，有的则采集花和果实。草药采集回来后，将其砍成 10～20 厘米长的小段，放进大锅里，加入数桶清水大火煎熬。晚上，全家人按传统规矩，按年龄大小顺序，各人舀一盆药水到"黄桶"去洗澡。洗澡时除头部外，全身都浸泡在药水里。药液气味芬芳，经浸泡在药水里洗浴几分钟之后，人们顿感筋骨轻松，浑身舒适爽快，精神倍增。瑶族民谣："若要长生不老，天天洗个药水澡"。瑶族药浴全用采自家乡的野生草药，一般都自采自用鲜药，平时则将采回的草药洗净晒干备用。通常无固定的配方，根据药物的性能，各种药物的分量，均凭习惯和经验而定。

6. 平乐县

平乐境内民族有汉族、壮族、瑶族、回族等 13 个民族。

农历五月初五端午节，各民族都有相关由来的传说，大多是与预防病疫、祛邪除祟、讲卫生、求幸福有关。《燕京岁时记》载："每至端阳，自初一日起，取雄黄合酒洒之，用涂小儿额及鼻耳间，以避毒物。"谚语云："端午佳节，菖蒲插壁。"民谣唱道："五月初五过端阳，吃罢粽子帮忙插秧。"壮族、汉族在过节时，除杀鸡、买肉、包粽子或做糯米饭外，认为五月五采的药最好，都开展中草药的采集、交流和病疫防治活动。壮族懂草药的人，当天大量采集各种草药，有的加工备用，有的拿到市场出售。在节日期间，有的拿菖蒲挂在大小门上，还将菖蒲根与雄黄泡酒备用，把菖蒲根串起来给小孩戴以此驱邪，促进身体强壮。

7. 恭城瑶族自治县

用草药熬汤洗"药浴"，是端午节习俗之一。民间传统认为，端午"药浴"不仅可以祛毒还可防病保健。端午节当日，恭城瑶族自治县城乡农贸市场艾叶、青蒿、菖蒲、香茅、龙船花、大枫叶、黄皮叶等中草药热卖。每逢端午节到来，恭城瑶族自治县家家户户都要在门上挂菖蒲、艾草，以祛病消灾。每年端午节前后，恭城瑶族自治县各乡镇的药农就会带着自家采来的中草药到县城出售，久而久之，便形成了现在的端午药市。不少人除了购买菖蒲、艾草外，还会趁着端午药市购买自己想要的各种中草药，恭城端午药市历史悠久。

端午药市是恭城瑶族自治县独特的瑶族医药风俗，当地人觉得端午节的草药，根叶肥壮茂盛，药力大，疗效好。远近的村医、药农及稍懂一方一药的群众纷纷将自采自种的中草药、药用动物、矿物等，肩挑车载到圩镇、县城出售。药市上的药材品种数百以上，赶药市的人来自四面八方。清早就有人挑药上市。早上八九点钟后成市，但是恭城瑶族自治县现在缺乏规范的药材市场，药材都是在临街摆卖，临时成行，来去匆匆，没有有效的形成规模和固定摊点。以恭城瑶族自治县二十四米街最为集中。当然药市还起到了互相交流瑶医用药经验，传授瑶医知识，互相取长补短，达到共同进步的作用。

过去，端午节上山采的草药主要是为了自家用，随着社会的发展，恭城人已把采的草药当成了商品以增加收入，同时也满足社会的需求。现在农历五月初五的恭城端午药市已是热闹非凡，由于药材材质好，招来了大量的本地人和外商来选购药材，本地人购药多是自己用于药浴和治疗，而更多的是药商来此采购药材，满街的药材几乎被销售一空。瑶医瑶药是恭城的文化瑰宝，为更好地挖掘瑶药资源、发挥瑶药价值，用好瑶医民间高手，使他们具备行医资格，恭城瑶医药学会于 2018 年 4 月登记注册成立。恭城端午药市由来已久，年年如期而至，是因为恭城瑶族同胞们大多识药会医。瑶医们是自己诊病，亲自采药加工和配方发药，没有医药分家的现象，行医者必识药，采药者必懂医，行医而不识药则医不灵，采药而不懂医则药无效。千百年来，民间瑶医瑶药因其颇具特色的诊疗方式和独特的疗效，为其蒙上了一层神秘的面纱。

恭城瑶族自治县是瑶族人口最多、最集中的瑶族自治县，其森林覆盖率达 83.23%，中草药生长齐全，据广西壮族自治区中国科学院广西植物研究所最新统计，恭城常用中药、瑶药、动植物药品种 1 445 种。经常使用的品种 200～300 种，在实践中根据药物的性味功能及治病的特点，总结出"五虎""九牛""十八钻""七十二风"独具一格的 104 种"老班药"，这对瑶医临床用药有着十分重要的意义。在瑶族人民与恶劣生存环境作斗争的历史长河中，瑶族医药以其简、便、验、廉之优势，享誉全国。自古以来瑶族人民以"食药同源、崇尚自然"的理念不断传承和发展瑶族医药，"药膳、药浴、药熏"最为典型，为振兴瑶族医药提供了有利的条件。

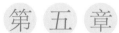

第 五 章
药 用 资 源 市 场 流 通 与 生 产 利 用

一、市场流通

（一）流通方式

桂林市尚未建设有大型的中药材交易流通市场，辖区内流通的中药材以植物药材为主，流通方式主要有如下3种。

（1）县、乡（镇）定点中药材收购站，对中药材进行收购，然后成批销售到区内外中药材市场或中药生产企业。在不同药材采收季节，当地药农会自发采挖不同野生药材到收购站出售，当收购达一定数量，收购站会集中打包销往广西玉林中药材市场，部分也会销售给当地个人或民间草药医生。该方式流通的药材主要以野生为主，品种类型较多，大多数品种的产量较少，质量不均一。

（2）根据市场需求，中药材种植企业（合作社）独立或与农户联合种植中药材，并由企业批量回收或共同销售药材；或是在某些药材集中收获的季节，外地药材收购商直接在各乡镇产地收购，然后再集中销售，这些药材有罗汉果、金银花、百合等。以销往广西玉林中药材市场为主，也有部分销往广州市清平中药材专业市场、安徽亳州中药材交易中心或区内外中药生产相关企业。该方式流通的药材主要以人工栽培为主，品种单一，产量大，质量相对一致。

（3）在特定的季节，在辖区内各县（区）特定地点（集市）进行药材交易。最著名的是有上千年历史的恭城瑶族自治县端午药市，每年端午节前后，人们将野外采挖的不同药材在集市上进行销售。该方式流通的药材主要是野生的生鲜药材，品种多，产量少，质量不一，大部分被家庭、个人、民间草药医生和科研工作者选购。

在上述3个主要流通方式中，每个流通方式并不是独立的，有时候往往产生一定交叉，如收购站和种植企业会相互联合，集中收购当季药材，然后集中进行销售；而在销售过程中，也会根据当时的市场价格高低，选择相应的销售途径（销往当地企业还是中药材批发市场）。在辖区内，本地中成药制药企业、中药饮片企业或药用成分提取企业主要有桂林三金药业股份有限公司、桂林华润天和药业有限公司（原桂林天和药业股份有限公司）、桂林莱茵生物科技股份有限公司等。

（二）流通的药材品种

桂林市辖区内县市、乡镇收购站流通的部分药材品种如表3所示。

表 3 桂林市流通的部分药材品种

序号	药材名	序号	药材名	序号	药材名	序号	药材名
1	矮婆茶	32	飞扬草	63	金银花	94	丝瓜络
2	白花蛇舌草	33	佛手	64	金樱子	95	四方藤
3	百部	34	葛花	65	浸骨风	96	搜山虎
4	百合	35	钩藤	66	九节风	97	桃胶
5	斑鸠箭	36	狗肝菜	67	救必应	98	桃金娘
6	半边莲	37	骨碎补	68	苦参	99	桃仁
7	半枝莲	38	瓜子莲	69	辣蓼	100	田基黄
8	扁骨风	39	观音茶	70	罗汉果	101	土茯苓
9	不出林	40	鬼针草	71	灵芝	102	威灵仙
10	决明	41	海金沙	72	麻骨风	103	五指牛奶
11	吴茱萸	42	红穿破石	73	马鞭草	104	豨莶草
12	柴胡根	43	红灵芝	74	蚂蟥七	105	夏枯草
13	朝天罐	44	厚朴	75	木贼	106	仙鹤草
14	车前草	45	虎杖	76	牛尾结	107	香薷草
15	陈皮	46	花椒	77	女贞子	108	香橼
16	穿破石	47	山药	78	盘龙草	109	小钻
17	穿心草	48	槐花	79	佩兰	110	鸭板草
18	刺五加	49	槐枝	80	枇杷叶	111	野菊花
19	大飞扬	50	黄柏	81	重楼	112	野油菜
20	大红钻	51	黄草石斛	82	千层塔	113	叶下珠
21	大青藤	52	黄花倒水莲	83	千斤拔	114	一点红
22	大血藤	53	黄精	84	千里光	115	益母草
23	大钻	54	黄沙风	85	青皮	116	淫羊藿
24	淡竹叶	55	鸡血藤	86	青天葵	117	柚子皮
25	当归藤	56	箭杆风	87	桑寄生	118	鱼腥草
26	地胆草	57	绞股蓝	88	山豆根	119	皂角刺
27	地榆	58	金刚刺	89	山海螺	120	枳壳
28	独脚柑	59	金刚兜	90	石菖蒲	121	枳实
29	杜仲	60	狗脊	91	石韦	121	朱砂根
30	鹅不食草	61	金线莲	92	柿叶	123	紫苏叶
31	翻白草	62	金樱根	93	首乌		

二、生产利用

桂林市曾经是岭南中医药高地,中医药发展历史悠久。随着社会和科技发展,桂林市不仅在药用资源保护和利用的数量上得到不断加强和增加,而且在药材品质和可持续利用方面,也得到较大的提升和拓展。近年来,桂林大力推动"大健康"产业,积极建设康体养生胜地。2016 年 6 月 28 日,作为中医药健康旅游融合发展的成功典范——崇华中医街正式开街,以"桂北民居"的建筑形式为载体,融合中国传统中医养生文化、民族民俗风情、文化创意、历史怀旧等元素,引入国家级名中医。同时,突出民族医药特色,打造集旅游、休闲、医疗、养生、康复、商务、贸易于一体的具有鲜明桂林地域特色的文化街区,形成浓厚的中医药养生文化氛围,全方位展示中医养生文化的魅力;打造中医文化面向世界的窗口,进一步促进了桂林药用资源的生产利用。

（一）充分利用当地适宜的地理环境，加强药用植物保护并大力发展生态种植

桂林为典型的喀斯特地貌，从南部的永福县、荔浦市到北部的龙胜各族自治县、资源县、全州县，不同地区具有独特的区域小气候，为不同药用植物生长提供了优越的气候条件。各级政府对野生植物保护的立法和管理制度的完善，以及人们保护生态环境意识的逐步提高，植物生长的环境得到了改善，药用植物资源得到了进一步的保护，人们对高品质中药材的需求也逐渐增多；另外，随着科技的发展，越来越多药用植物种植关键技术被掌握，也减少了人们对野生药用植物资源的破坏。如永福县、兴安县等地的气候地理环境非常适合罗汉果生长，目前已克服了过去只在山地种植的局限性，利用田地进行大规模种植；以及部分县市有在毛竹、杉木林下种植草珊瑚、灵芝、七叶一枝花，在阔叶林下种植绞股蓝，或是种植其他适宜半阴生的药用植物，这种生态种植模式，不仅可保护药用植物资源、满足人们对高品质药材的要求，而且对生物多样性的保护、帮助农民脱贫致富也具有积极的作用。

（二）药用植物资源利用

1. 作为中成药或中间提取物的原料

利用在当地种植的大宗特色药材，如罗汉果、鸡血藤、生姜、绞股蓝等，作为中成药生产的原料，或是作为中间提取物原料，提取成分后进行销售或再一步进行相关产品的生产。在当地成分提取的企业中，以国内植物提取行业领军企业——桂林莱茵生物科技股份有限公司最为典型，从事罗汉果、甜菊、红景天、积雪草、葡萄籽等植物标准化提取物研发、生产和销售，并在北美成立莱茵全资分公司 Layn USA. Inc.；位于荔浦市马岭镇的桂林丰润莱生物科技股份有限公司也一直进行罗汉果、生姜、绞股蓝等药用植物成分的提取和相关产品的开发，提取物和相关产品远销美国和欧洲部分国家。

2. 作为各级医院和民间草医中药处方原料

当地大面积、规范化种植的药用植物品种不多，若单一品种总产量可满足医院的需求，且质量符合国家药典标准，即可进入有需求的各级医院作为中药处方使用；而许多野生药材品质参差不齐，单一品种总产量不多，无法满足各级医院对该品种药材的使用需求，多为民间草医中药处方原料。因此，野生药用植物无论是在品种数量，还是单一品种的总产量上，民间草医使用量均大于各级医院。

桂林有壮族、瑶族、回族、苗族等民族，人口数量达 73.47 万。因历史原因，这些民族人们居住于交通不发达的山区。尽管环境较闭塞，医疗条件差，但药用植物资源非常丰富，各民族充分利用千百年流传下来的草药配方和治疗方法进行治疗特别是风湿、跌打损伤、炎症、骨伤、妇科类等各种疾病，并逐渐形成以有较大影响的瑶药为主、其他民族药为辅的民族药体系。据瑶族民间草医对瑶族地区药物资源的调查统计，瑶医使用的药用植物品种 1 300 多种；根据药物的性味功能和临床所治病症的特点，将传统常用的药物总结归纳为"五虎""九牛""十八钻""七十二风"等。

实践证明，一些典型的常用瑶药，疗效可靠，具有很大的开发价值。例如，用铁木、黄花倒水莲等配伍而成的草药复方用于治疗肺结核；大力王、九龙藤等用于治疗慢性肾炎；化骨丹、石胆用于治疗肾结石；四方藤钻、五加皮等用于治疗风湿性心脏病；穿破石、七星剑、半边莲等用于治疗急性肾炎；大黄、土黄莲等用于治疗急性肝炎；满天星、金银花等用于治疗膀胱炎；细辛、九节菜等用于治疗风湿性关节炎；算盘子、小凤仙草、金银花、十大功劳叶等用于治疗小儿腹泻；飞龙掌血用于治疗跌打损伤、风湿性关节炎、肋间神经痛、风湿偏瘫等；三叶青用于治疗泌尿系统结石、胃痛、跌打损伤。八角莲用于治疗毒蛇咬伤、肝癌；灵香草具有祛风寒、辟秽浊、止痒的功效，用于治疗伤寒、感冒头痛、胸腹胀满、下痢、遗精、鼻塞、牙痛、皮肤瘙痒；玉叶金花用于治疗肠炎、腹泻，预防中暑；地胆草具有清热解毒之功效，用于治疗慢性肝炎、黄疸性肝炎、目赤肿痛、痈肿疮毒。绞股蓝、无根藤用于治疗肝硬化；益母、甘草等用于治疗妇科疾病；葛麻藤根等加三花酒热炒热敷治疗腰脊骨伤断或损伤疼痛。

另外，在 20 世纪 50—70 年代，由于各市县医院西药匮乏，为解决部分用药不足，部分县级医院也成立制药室，试制少量用于治疗伤风感冒、止咳糖浆，止痛片，感冒的药片和冲剂等剂型。自 20 世纪 90 年代后，人们也将部分的干药材开发成产品使用，如绞股蓝、罗汉果、甜茶等产品作为保健茶；灵香草装在精致小袋中做成随身佩带的旅游产品。

3. 鲜生药材的民间利用

鲜生药材多为民间作为药膳保健食品、草医治疗外伤所用。如打油茶中的生姜、蒜、艾叶、鱼腥草、紫苏等。而民间草医用石油菜茎叶捣碎后治疗烧烫伤、跌打损伤；用青牛胆枝叶捣碎后治疗风湿筋骨痛、腰肌劳损、跌打损伤、接骨等。

4. 药浴

药浴，瑶医称之为"黄桶药浴"，瑶族独有的保健医疗方法。每到冬天寒冷季节，每晚进入木桶浸泡洗身解乏，流通血脉。这种看似简单的"黄桶药浴"造就了强健、长寿的瑶族人民。

药浴药材采用当地草药，所用药物因地制宜，功效多种多样，有清热解毒、祛风散寒、舒筋活络、滋补气血等功效。根据不同季节、不同疾病选择不同的药物进行药浴。

另外，瑶族有在农历五月初五（端午节）应节药浴的习惯。当天上山采集或购买药浴用的生鲜或干草药，大部分草药为植物枝叶，部分为皮、根茎、花和果实。拿回家后砍成 10 厘米长的小段，放进大锅，加入数桶清水大火煎熬。晚上，每人均用药水浸泡洗澡。

药浴所用草药大多为当季的野生鲜药，部分为平时采摘干药材。通常无固定的配方，根据药物的性能，各种药物的分量，凭习惯和经验而定。浴用药物有上百种，可分为几大类：治疗风湿病类、治疗皮肤病类、治疗儿科疾病、治疗妇科疾病及排毒美容等类。

另外，瑶药还有熏蒸疗法，适用于风湿类等慢性疾病的治疗，如风湿寒性关节痛、风湿性关节炎、类风湿性关节炎、强直性脊柱炎、慢性腰痛等病症。

5. 保健药酒

保健药酒大多为自制，所用药物大多为本地野生草药。据其性能可分为如下几大类：造血补气类、滋阴壮阳类、祛风除湿类、养肝补肾类、舒筋活络类、散寒祛瘀类、跌打伤类等，并无固定用量，均凭个人习惯和经验使量。

第 六 章

药 用 资 源 保 护 与 管 理

一、保护与管理现状

药用资源的保护主要通过建立自然保护区进行就地保护和建立药用动植物园进行迁地保护两种办法来实现。目前桂林市已建成各类自然保护区 12 个，总面积 42.7 万公顷，其中国家级自然保护区 4 个。迁地保护基地主要有广西植物研究所桂林植物园、桂林园林植物园、桂林雄森熊虎山庄。

（一）国家级自然保护区

1. 广西猫儿山国家级自然保护区

广西猫儿山国家级自然保护区位于广西东北部，桂林市北部，地处桂林市兴安县、资源县、龙胜各族自治县三县交界处。地理坐标为东经 110°19' ~ 110°31'，北纬 25°44' ~ 25°58'，东西宽 20 千米，南北长 23 千米。总面积 1.7 万公顷，其中核心区面积 7 759 公顷，缓冲区面积 3 635.4 公顷，实验区面积 5 614.1 公顷。保护区范围包括老山界、高寨戴云山、长期毛界等区域。由于保护区地理位置特殊，生物多样性保护价值高，是世界上最具典型特征的原生性亚热带山地常绿落叶阔叶混交林植被保存最为完好的地区之一，被列入中国 14 个具有国际意义的陆地生物多样性关键地区和 16 个生物多样性热点地区之一，有"中国南岭山脉绿色宝库"之称。保护区内已知高等植物 2 484 种；脊椎动物 345 种，其中兽类 71 种、鸟类 145 种、爬行类 39 种，国家 Ⅰ 级重点保护动物种类 5 种，国家 Ⅱ 级重点保护动物种类 32 种；已知昆虫 3 300 种。保护区保护的药用动植物资源占保护区内动植物物种的 33%，其中重要植物有红豆杉、南方红豆杉、银杏、香果树、钟萼木等，重要动物有穿山甲、麝、狗熊、大鲵、金鸡、红腹角雉等。

2. 广西花坪国家级自然保护区

广西花坪国家级自然保护区位于桂林市龙胜各族自治县、临桂区交界处，地理坐标为东经 109°48' ~ 109°58'，北纬 25°31' ~ 25°39'。总面积 15 133.3 公顷，其中核心区面积 4 891.3 公顷，缓冲区面积 3 668.1 公顷，实验区面积 6 573.9 公顷。以珍稀孑遗树种银杉和其他珍稀濒危野生动植物资源及典型常绿阔叶林带森林生态系统为主要保护对象，属于森林生态系统类型的自然保护区。保护区共有维管束植物 208 科 689 属 1 505 种，其中蕨类植物 42 科 84 属 180 种，裸子植物 7 科 11 属 14 种，被子植物 159 科 594 属 1 311 种（双子叶植物 139 科 467 属 1 094 种、单子叶植物 20 科 127 属 217 种）。国家重点保护野生植物 17 种，其中国家 Ⅰ 级重点保护野生植物 3 种，分别是银杉、南方红豆杉和伯乐树。国家 Ⅱ 级重点保护野生植物 14 种，分别是金毛狗、华南五针松、福建柏、篦子三尖杉、鹅掌楸、闽楠、任豆、花榈木、半枫荷、红椿、伞花木、马尾树、喜树、香果树。植物多零星分布，居群数量较小，分布范围狭窄，生境多样性。保护区内药用植物物种数约 525 种，占保护区内植物物种数 1 191 种的 44.1%。

3．千家洞国家级自然保护区

千家洞国家级自然保护区位于广西东北部灌阳县境内，东与湖南都庞岭国家级自然保护区交界，地理坐标为北纬 25°22′～25°31′，东经 111°11′～111°20′，主峰韭菜岭 2 009.3 米，为华南第三高峰。属森林生态系统类型保护区。保护区总面积 12 231 公顷，其中核心区面积 6 470.2 公顷，缓冲区面积 1 999 公顷，实验区 3 761.8 公顷；森林覆盖率 83.9%。保护区内种子植物共有 170 科 710 属 1 653 种。其中有国家 I 级重点保护野生植物 6 种；国家 II 级重点保护野生植物 17 种；特别是福建柏和长苞铁杉有多处呈大面积分布，实为珍贵。保护区内已发现的脊椎动物有 236 种，隶属 5 纲 27 目 79 科 146 属。其中国家 I 级重点保护野生动物 3 种；国家 II 级重点保护野生动物 25 种。重要的药用植物有天麻、党参、竹节人参、金毛狗、八角莲等。

4．银竹老山国家级自然保护区

银竹老山国家级自然保护区地处南岭山脉越城岭支脉，位于桂林市资源县瓜里乡，地理坐标为北纬 26°15′～26°19′，东经 110°32′～110°35′。总面积为 4 341.2 公顷。主要保护对象的典型性、稀有性、濒危性和代表性较强，在保护生物多样性和生物资源、维护生态系统服务功能等方面具有重要作用。保护区内林海茫茫，古树参天，常有珍禽异兽出没，有资源冷杉、红豆杉、南方红豆杉、伯乐树等国家 I 级重点保护野生植物 4 种，半枫荷、香果树等国家 II 级重点保护野生植物 5 种，白颈长尾雉、林麝等国家 I 级重点保护野生动物 2 种，虎纹蛙、红腹锦鸡等国家 II 级重点保护野生动物 23 种。

（二）重要迁地保护基地

1．桂林植物园

桂林植物园于 1958 年建立，是中国科学院早期建立的十大植物园之一，由著名植物学家陈焕镛和钟济新创立，与广西植物研究所实行所园一体制管理。桂林植物园地处北纬 25°01′，东经 110°17′，海拔 180～300 米，属中亚热带季风气候，年平均气温 19.2℃，极端最低温 -4.2℃，一般年份年最低温在 0℃以上，年平均降水量约 1 800 毫米，年平均相对湿度 78%。整个植物园为起伏较大的低丘土岭，形成许多小气候环境，生态环境良好，对收集、保存广西及亚热带植物资源有独特的优势。桂林植物园经过几代科学家的努力，已建成了裸子植物区、棕榈苏铁区、珍稀濒危植物园、杜鹃园、金花茶园、竹园、桂花园、广西特有植物园、喀斯特岩溶植物专类园、中亚热带典型常绿阔叶林生态系统示范园、苦苣苔展示区、秋海棠展示区等专类园区。现已引种保存植物 5 100 多种，其中包括迁地保护的国家珍稀濒危植物 400 多种，已建成金花茶种质圃、罗汉果种质圃等，被誉为"国家战略性植物资源贮备的活体基因库"和"壮乡植物王国"。

2．桂林雄森熊虎山庄

桂林雄森熊虎山庄于 1993 年成立，为桂林最大的集虎、熊、狮等珍稀动物观赏、驯化、科研和繁殖于一体的多元化野生动物基地。现有东北虎、华南虎、孟加拉虎、白老虎共 300 多头，黑熊 400 多头，狮子 100 多头及豹、蛇、猴、鸟等世界一级保护动物，为世界最大的黑熊、老虎科研、繁殖、野化、观赏、游乐基地，也是中国东北林业大学野生动物资源学院教学科研基地和中国广西珍稀濒危野生动物救护研究中心、猫科动物繁育基地。

（三）建立动态监测站加强资源保护

为巩固第四次全国中药资源普查成果，建立资源保护长效机制，对区域内中药资源相关信息的收集和动态监测，国家中医药管理局于 2014 年在全国 28 个省（自治区、直辖市）建立省级中药原料质量监测技术服务中，形成国家中心平台、省级中心、监测站、监测点 4 个层级的国家基本药物中药原料资源动态监测和信息服务体系。目前，广西已建成 1 个省级中心（南宁）、4 个动态监测站（玉林、靖西、环江、恭城）、48 个动态监测点的中药资源动态监测体系，其中恭城动态监测站位于桂林市恭城瑶族自治县，于 2016 年建成。恭城动态监测站主要负责恭城中药材市场和桂北地区中药材的产量、流通量、质量、价格等信息的监测，向中心平台报送相关信息，通过与中心平台的网络系统为当地的药农、药商和药企提供信息和技术服务。

二、存在主要问题

（一）保护经费投入不足

药用资源的保护与开发离不开高科技、高投入，是产、学、研三结合的行业。无论是建立自然保护区，还是建设迁地保护基地、研发新药，改造中小企业，缺少巨额资金资助和投放。保护区科研经费有限，又没有外来收益，很难更好维护基地发展运行。

（二）药用资源的科研开发能力弱

桂林市现有研制新中成药的科研机构有广西师范大学、桂林医学院、桂林三金药业股份有限公司等单位。受资金和设备条件的制约，很难引进国内外高级的专业技术人才从事研究开发工作；也很难进行国家新药的研究，投标参与大的国家级研究项目的研究也较难。只能以有限的经费先开发短平快的原地方部门可以审批的保健类药品。

（三）自然保护区的管理和迁地保护基地的建设有待加强

目前，有少部分自然保护区管理机构尚未落实，山林权界不清，当地群众杂居，或进入保护区开荒扩种，引发边界纠纷和乱砍滥伐山林现象。

（四）中成药企业规模小，急需技术改造

桂林市通过扶持优势产品，培育了一批优势产业，发展了一批有一定规模的中药企业。但产业集约化、产品集群化程度低，强势大企业、大品牌、大品种少。即便是桂林三金药业股份有限公司，2019 年的销售收入也只有 16.47 亿元，没法跟"三九""广药集团""同仁堂""地奥"这样的知名品牌相比。

三、发展策略与建议

（一）多方筹集资金，增加投入

中国加入世界贸易组织，党中央、国务院对中药现代化十分重视，桂林市应利用这一个机遇，高度重视药用资源保护和可持续开发利用这个问题，重组桂林市中药科研力量，联合大企业，积极争取国家的支持。与此同时，加大地方财政的投入，积极利用民间资金和外资，加大桂林市中药资源开发力度，从财力上保证中药产业作为桂林市支柱产业的地位。

（二）做好规划，加强桂林市中药材生产基地的建设

为满足制药原料和中药原料的需求，在做好统筹规划的前提下，结合广西中医药管理局正在推进的广西中药材生产示范基地、"定制药园"计划，进一步加强和统筹桂林市各地中药材生产基地的建设，以保证药源长期保质保量的供应，避免野生资源的过度采挖。现在尤其重要的是，按照中药现代化的要求，在原有的生产基地和新建的药材生产基地实施中药材标准化规范种植，充分发挥地域资源的优势，以高质量的药材原料、半成品、中成药占领国内外医药市场，把中药产业发展成桂林市的支柱经济产业。

（三）切实加强自然保护区的管理工作

应继续加大投入，落实管理机构职责，理顺关系，以避免人为的破坏，真正保证药用资源种类的总数持续增长，并在自然生存环境下得以进化，保护好现存的每种药用种质资源，为子孙后代留下一份宝贵的财富。

（四）加强溯源监管，促进道地药材基地建设

引进现代先进的智慧农业高科技技术，对中药材生产、流通各环节进行监管，保证中药原料的优质充足供应，同时根据《全国道地药材生产基地建设规划》，制定《桂林市道地药材生产基地建设规划》，加强桂林市道地药材生产基地建设。

（五）加强信息情报工作，完善药用植物资源保护和开发信息网

应用现代先进技术和科学的手段，把药用植物资源的保护和研究开发提高到一个新的水平，为发展经济和提高人民健康生活水平作出贡献。

（六）加强宣传教育，提供公众对中药资源的保护意识

通过宣传短片、科普手册、广播电视等各种手段和渠道，包括在中小学开设中医药课程等，大力宣传中药资源保护的重要意义，提高公众对中药资源的保护意识。

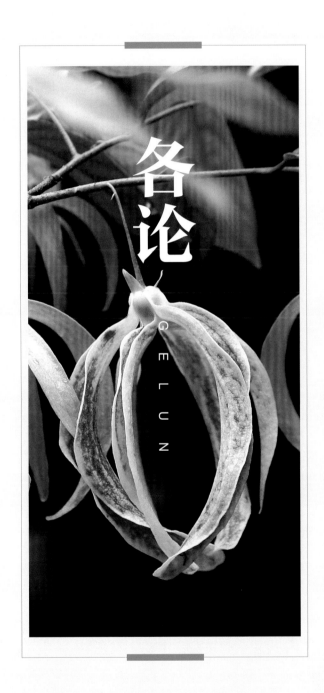

各论

GELUN

千层塔

来源 石杉科蛇足石杉 *Huperzia serrata* (Thunb.) Trev. 的全草。

别名 生扯拢、蛇足草、千金榨、矮杉树、万年杉。

形态特征 多年生草本。根须状。茎直立或下部平卧，高 15 ～ 40 厘米，一至数回两叉分枝。顶端常贝生殖芽，落地成新苗。叶纸质，略成四行疏生，具短柄、叶片披针形，长 1 ～ 3 厘米，宽 2 ～ 4 毫米，先端锐尖，基部渐狭，楔形，边缘有不规则尖锯齿，中脉明显。孢子叶和营养叶同形，绿色。孢子囊横生于叶腋，肾形，淡黄色，光滑，横裂。

分　　布 生于海拔 300 ～ 2 700 米的林荫下湿地、灌丛下、路旁或沟谷石上。分布于全州县、龙胜各族自治县、荔浦市、恭城瑶族自治县、灌阳县、资源县、临桂区、灵川县。

性能主治 味辛、苦、微甘，性平，有小毒。清热解毒，燥湿敛疮，止血定痛散瘀，消肿。主治肺炎，肺痈，劳伤吐血，痔疮便血，带下，跌打损伤，肿毒，水湿膨胀，溃疡久不收口，烫火伤。

采收加工 夏末、秋初采收全草，去泥土，晒干。7—8 月采收孢子，干燥。

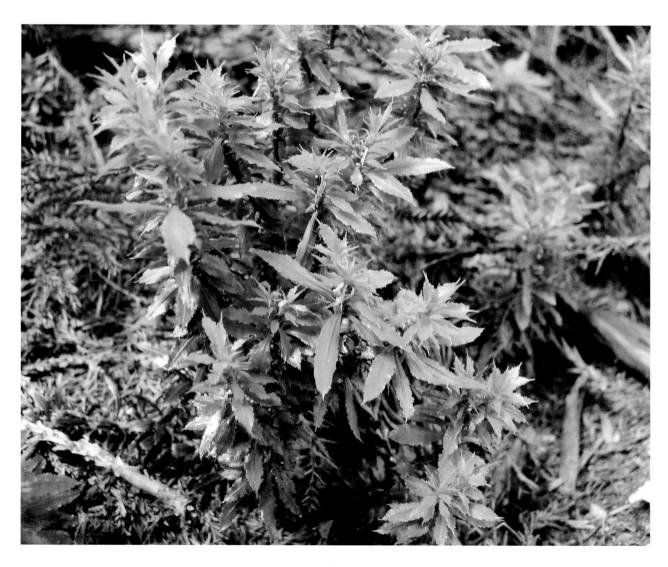

地 柏 枝

来源 卷柏科江南卷柏 *Selaginella moellendorffii* Hieron. 的全草。

别名 地柏、油面风、铺地金牛、百叶草。

形态特征 草本。茎直立，下部茎不分枝，其上叶疏生，贴伏，钻状卵圆形，具短芒；上部枝着生叶较密，羽状分枝，卵状三角形；叶小，排列成4行，两行侧叶的叶片两侧不对称，急尖，叶平滑，上半部的叶半卵圆形，基部圆，边缘白色；下半部的叶半矩圆状披针形，边缘有疏齿，基部心脏形；两行中叶的叶片卵圆状椭圆形，有芒，中脉明显，边缘白色。孢子囊穗单生于枝顶，4棱；孢子叶圆形至卵状钻形，渐尖，龙骨状，微有毛，上着生孢子囊，内含孢子。

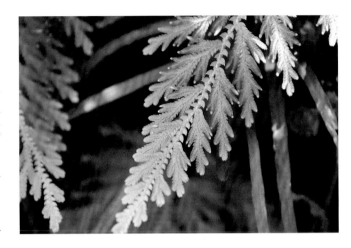

分布 生于潮湿山坡、林下、溪边或石缝中。分布于临桂区、全州县、资源县、兴安县。

性能主治 味甘、辛，性平。清热利湿，止血。主治肺热咯血，吐血，衄血，便血，痔疮出血，外伤出血，发热，小儿惊风，湿热黄疸，淋病，水肿，水火烫伤。

采收加工 7月（大暑前后）拔取全草，抖净根部泥沙，洗净，鲜用或晒干。

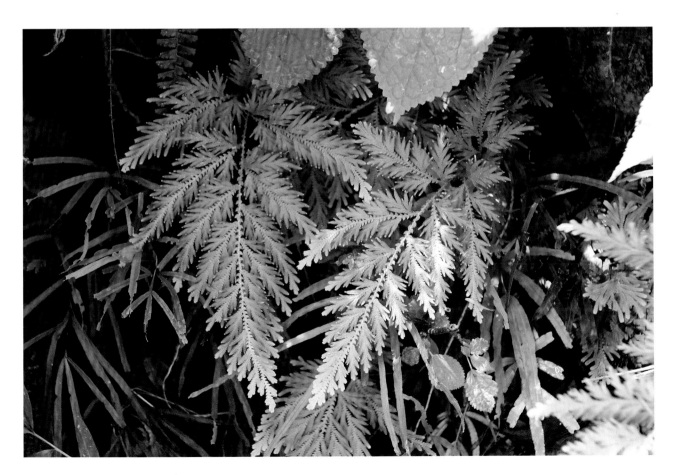

木 贼

来源 木贼科木贼 *Equisetum hyemale* L. 的地上部分。
别名 木贼草、锉草、节节草、节骨草。

形态特征 草本。根茎短，黑色匍匐，节上长出密集成轮牛的黑褐色根。茎丛生，直立不分枝，圆筒形，有关节状节，茎表面有纵肋棱，每棱有两列小疣状突起。叶退化成鳞片状，基部合生成筒状的鞘，有一暗褐色的圈，上部淡灰色，先端有多数棕褐色细齿状裂片，裂片披针状锥形，背部中央有一浅沟。孢子囊穗生于茎顶，长圆形，先端具暗褐色的小尖头，沿孢子叶的边缘生数个大形孢子囊。孢子多数，圆球形，有 2 条丝状弹丝。孢子囊穗 6—8 月抽出。

分 布 生于坡林下阴湿处、湿地、溪边，有时也生于杂草地。市内各地均有分布。

性能主治 味甘、苦，性平。疏散风热，明目退翳。主治风热目赤，目生云翳，迎风流泪。

采收加工 夏、秋季采割，除去杂质，晒干或阴干。

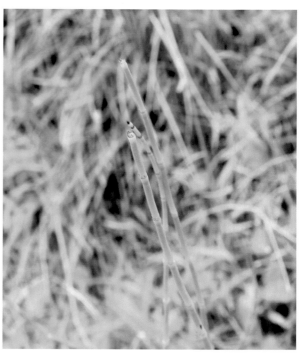

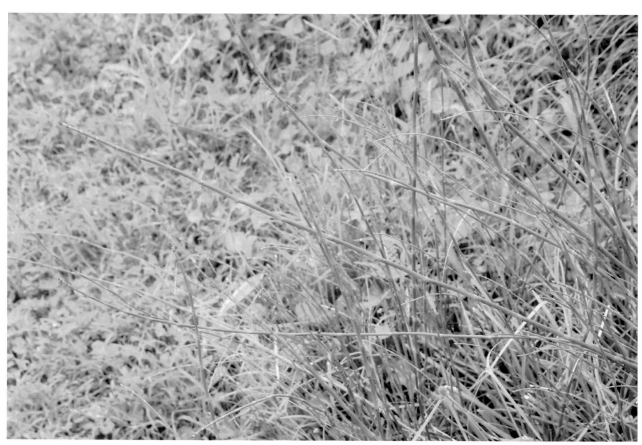

海金沙

来源 海金沙科海金沙 *Lygodium japonicum* (Thunb.) Sw. 的孢子。
别名 左转藤灰、海金砂。

形态特征 攀援草本。根茎细而匍匐，被细柔毛。茎细弱、呈干草色，有白色微毛。叶为一至二回羽状复叶，纸质，两面均被细柔毛；能育羽片卵状三角形，小叶卵状披针形，边缘有温齿或不规则分裂，上部小叶无柄，羽状或戟形，下部小叶有柄；不育羽片尖三角形，通常与能育羽片相似，但有时为一回羽状复叶，小叶阔线形，或基部分裂成不规则的小片。孢子囊生于能育羽片的背面，在二回小叶的齿及裂片顶端呈穗状排列。孢子囊多在夏、秋季产生。

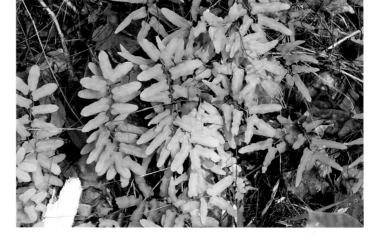

分　布 生于路边、山坡灌丛、林缘溪谷丛林中，常缠绕生长于其他较大型的植物上。市内各地均有分布。

性能主治 味甘、咸，性寒。清利湿热，通淋止痛。主治热淋，石淋，血淋，膏淋，尿道涩痛。

采收加工 秋季孢子未脱落时采割藤叶，晒干，搓揉或打下孢子，除去藤叶。

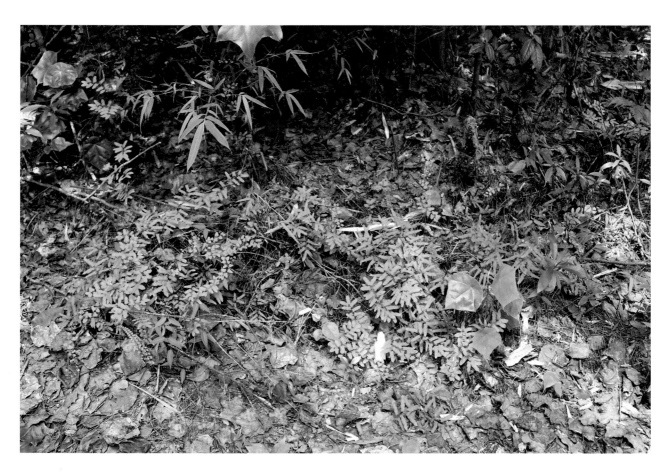

狗 脊

来源 蚌壳蕨科金毛狗 *Cibotium barometz* (L.) J. Sm. 的根茎。
别名 金毛狗脊、金毛狗、黄狗头、金狗脊。

形态特征 树形蕨类。根茎平卧，短而粗壮，密被棕黄色带有金色光泽的长柔毛。叶多数，丛生成冠状，大形；叶柄粗壮，褐色，基部密被金黄色长柔毛和黄色狭长披针形鳞片；叶片卵圆形，三回羽状分裂；下部羽片卵状披针形，上部羽片逐渐短小，至顶部呈狭羽尾状；小羽片线状披针形，羽状深裂至全裂，裂片密接，狭矩圆形或近于镰刀形；上面暗绿色，下面粉灰色，叶脉开放，不分枝。孢子囊群着生于边缘的侧脉顶上，略成矩圆形，囊群盖侧裂呈双唇状，棕褐色。

分　布 生长在疏林下。分布于象山区、阳朔县、临桂区、灵川县、兴安县、永福县、灌阳县、龙胜各族自治县、资源县、荔浦市、恭城瑶族自治县、全州县。

性能主治 味苦、甘，性温。祛风湿，补肝肾，强腰膝。主治风湿痹痛，腰膝酸软，下肢无力。

采收加工 秋、冬季采挖，除去泥沙，干燥；或去硬根、叶柄及金黄色绒毛，切厚片，干燥，为"生狗脊片"；蒸后晒至六七成干，切厚片，干燥，为"熟狗脊片"。

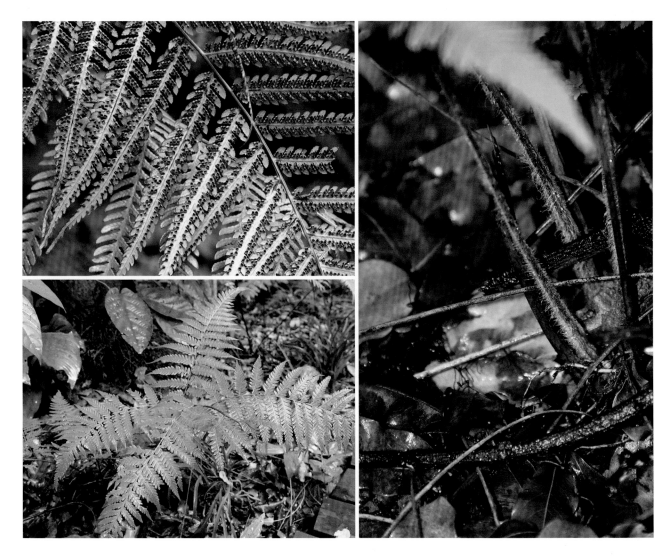

龙 骨 风

来源 桫椤科桫椤 *Alsophila spinulosa* (Wall. ex Hook.) Tryon. 的茎。

别名 树蕨、涯棉、人头蕨、飞天蟉蟒、大贯众。

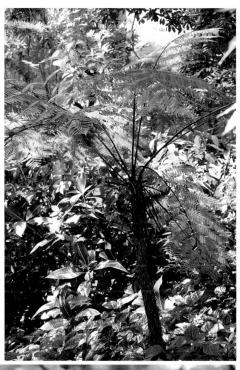

形态特征 树形蕨类，主干高达6米以上。叶顶生，叶柄和叶轴粗壮，深棕色，有密刺，叶片大，长达3米，三回羽状分裂，羽片长圆形，长30～50厘米，羽轴下面无毛，上面连同小羽轴疏生棕色卷曲有节的毛，小羽轴和主脉下面有略呈泡状的鳞片，侧脉分叉达边缘。孢子囊群圆球形，生于侧脉分叉处，囊群盖膜质。

分　　布 生于海拔100～1 000米的溪边林下草丛中或阔叶林下。分布于临桂区、恭城瑶族自治县、荔浦市、资源县、灌阳县。

性能主治 味微苦，性平。祛风除湿，活血通络，止咳平喘，清热解毒，杀虫。主治风湿痹痛，肾虚腰痛，跌打损伤，小肠气痛，风火牙痛，咳嗽，哮喘，疥癣，蛔虫病，蛲虫病及预防流感。

采收加工 全年可采，削去坚硬外皮，切片晒干备用。

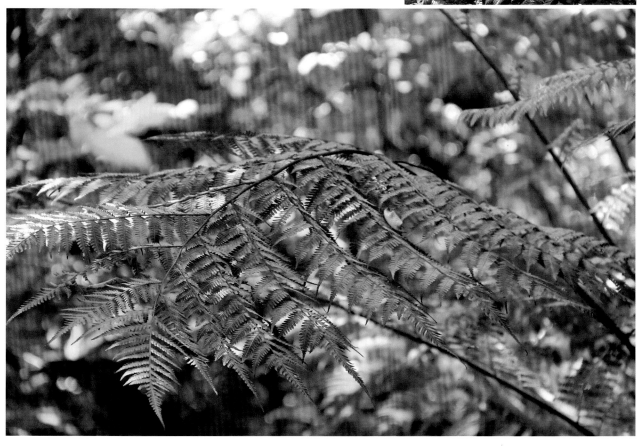

散血莲

来源 裸子蕨科凤丫蕨 *Coniogramme japonica* (Thunb.) Diels 的根茎或全草。
别名 活血莲、眉风草、凤丫蕨、凤丫草。

形态特征 多年生草本，高 80～100 厘米。根状茎长而横走，被淡褐色鳞片。叶疏生，叶柄长 50～60 厘米，禾秆色，除基部外无毛，背部有沟、叶片卵圆形，长达 50 厘米，宽 25～30 厘米，一般为一回羽状复叶，但下部羽片常为二回羽状复叶、羽片可达 5 对，线状长椭圆形，长达 20 厘米，宽 2 厘米左右，先端长渐尖，基部有短柄，楔形，多少下延，边缘有微锯齿、叶纸质，无毛，叶脉在近羽轴处形成网眼，其他概为平行脉。孢子囊群沿叶脉着生，不具囊群盖。

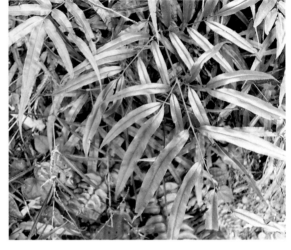

分布 生于海拔 100～1 800 米的阔叶林下和溪沟阴湿处。分布于龙胜各族自治县、兴安县。

性能主治 味微辛、微苦，性凉。祛风除湿，散血止痛，清热解毒。主治风湿关节痛，瘀血腹痛，闭经，跌打损伤，目赤肿痛，乳痈，各种肿毒初起。

采收加工 全年或秋季采收，洗净，鲜用或晒干。

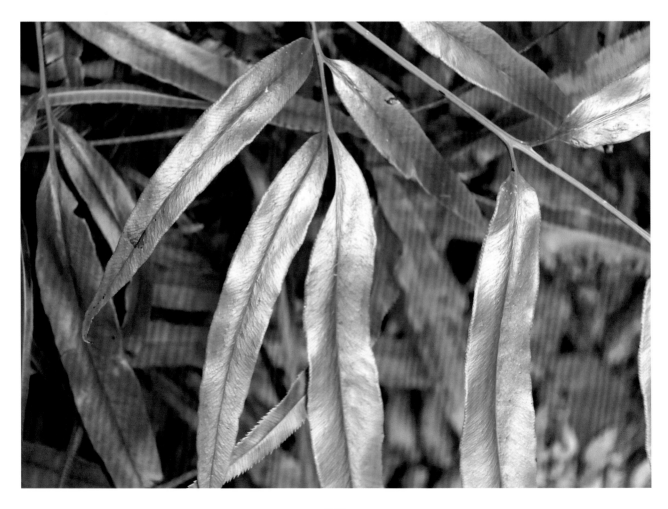

狗 脊 贯 众

来源 乌毛蕨科顶芽狗脊 *Woodwardia unigemmata* (Makino) Nakai 的根茎。

别名 毛狗头、大叶贯众、贯众、黄狗蕨、茄板菜。

形态特征 大型草本。植株高约 1 米。根茎短而横生，与叶柄基部密被棕色、披针形大鳞片。叶近生、叶柄长 30 ~ 60 厘米，禾秆色，叶片厚纸质，卵状长圆形，长 40 ~ 80 厘米，宽 25 ~ 30 厘米，在叶轴顶部和羽片着生处下面生 1 个被红棕色鳞片的大芽孢，叶柄基部以上和叶轴光滑，二回羽状深裂、基部对称，深羽裂，裂片有软骨质尖锯齿，有网脉 2 ~ 3 行。孢子囊群长形，着生于接近中脉两侧 1 行网脉上，囊群盖长肾形，以外侧边着生网脉上，开向中脉。

分　　布 生于海拔 500 ~ 3 000 米的山坡林下或灌木丛中。分布于龙胜各族自治县、兴安县。

性能主治 味苦，性凉，有毒。清热解毒，杀虫，止血，祛风湿。主治风热感冒，时行瘟疫，恶疮痈肿，虫积腹痛，小儿疳积，痢疾，便血，崩漏，外伤出血，风湿痹痛。

采收加工 春、秋季采挖，削去叶柄、须根，除净泥土，晒干。

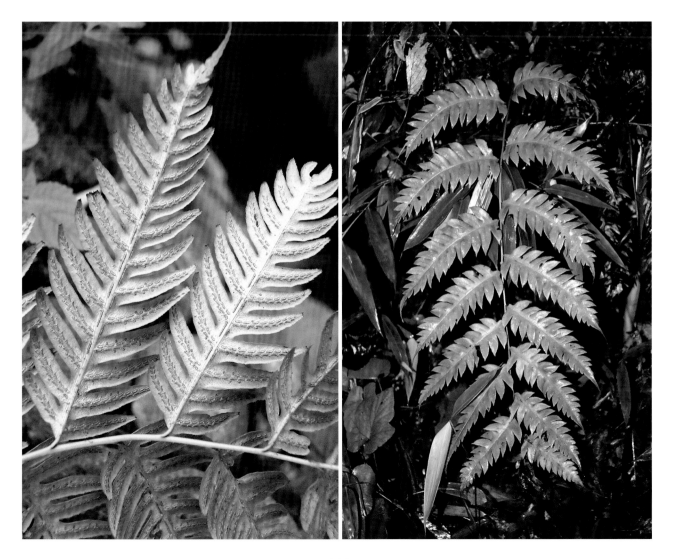

化 药

来源 鳞毛蕨科大羽贯众 *Cyrtomium macrophyllum* (Makino) Tagawa 的根茎。
别名 岩边七、小贯众、铁钉耙。

形态特征 根茎短而斜升，被暗褐色、披针形鳞片。叶簇生，深禾秆色，基部以上有疏鳞片，叶片长圆形，沿叶轴和羽轴有少数纤维状鳞片，单数一回羽状，互生或下位的对生，斜三角状长圆形，下部的较大，长卵形，基部上侧截形并与叶轴平行，呈短耳状突起，下侧楔形，边缘有钝锯齿，其余向上羽片渐变小，顶端1片近羽裂、叶脉网状，中脉两侧各有网眼7～8行。孢子囊群生于内藏小脉中部，散布于羽片背面、囊群盖圆盾形，褐色，中间较厚，全缘。

分　布 生于海拔1 200～3 500米的山坡林下、溪沟边或灌木丛下。分布于灵川县、永福县、灌阳县。

性能主治 味苦，性寒。清热解毒，活血止血，驱虫。主治烧烫伤，崩漏，带下，跌打损伤，蛔虫病。

采收加工 全年均可采挖，洗净，晒干或鲜用。

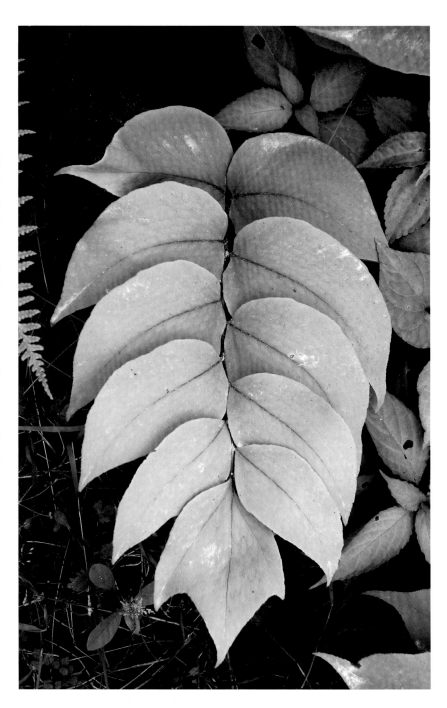

骨碎补

来源 水龙骨科槲蕨 *Drynaria roosii* Nakaike. 的根茎。

别名 毛姜、申姜、岩姜。

形态特征 根状茎横生，密被钻状披针表鳞片，有绿毛。叶二型；槲叶状的营养叶灰棕色，卵形，无柄，干膜质，基部心形，背面有疏短毛，边缘有粗浅裂；孢子叶高大，纸质，绿色，无毛，长椭圆形，向基部变狭而成波状，下延成有翅膀的短柄，中部以上深羽裂；裂片 7 ～ 13 对，略斜上，短尖头，边缘有不明显的疏钝齿；网状脉，两面均明显。孢子囊群圆形，着生于内藏小脉的交叉点上，沿中脉两侧各排成 2 ～ 3 行；无囊群盖。

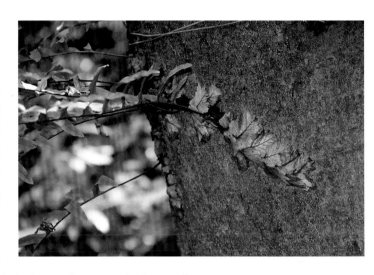

分布 附生于海拔 100 ～ 1 800 米的树干或石上，偶生于墙缝。分布于龙胜各族自治县、资源县、全州县、灌阳县。

性能主治 味苦，性温。疗伤止痛，补肾强骨；外用消风祛斑。主治跌扑闪挫，筋骨折伤，肾虚腰痛，筋骨痿软，耳鸣耳聋，牙齿松动；外治斑秃，白癜风。

采收加工 全年均可采挖，除去泥沙，干燥，或再燎去绒毛（鳞片）。

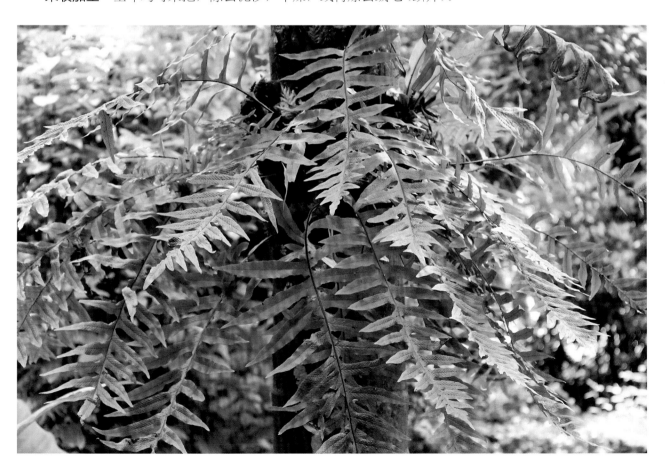

石 韦

来源 水龙骨科石韦 *Pyrrosia lingua* (Thunb.) Farwell 的叶。
别名 石皮、石苇、金星草、石兰。

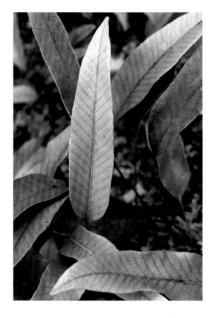

形态特征 根状茎细长，横生，与叶柄密被棕色披针形鳞片，顶端渐尖，盾状着生，中央深褐色，边缘淡棕色。叶远生，近二型，深棕色，有浅沟，幼时被星芒状毛，着生于根状茎上，叶片披针形至长圆状披针形，先端渐尖，基部渐狭并不延于叶柄，全缘，上面绿色，偶有星状毛和凹点，下面密被灰棕色的星芒状毛、不育叶和能育叶同型或略短而阔，中脉上面稍凹，下面隆起，小脉网状。孢子囊群满布于叶背面或上部，幼时密被星芒状毛，无囊群盖。

分　布 附生于海拔 100～1 800 米林下树干上，或稍干的岩石上。分布于临桂区、兴安县、龙胜各族自治县、灵川县。

性能主治 味苦、甘，性微寒。利水通淋，清肺化痰，凉血止血。主治热淋，血淋，石淋，小便不通，淋沥涩痛，肺热喘咳，吐血，衄血，尿血，崩漏。

采收加工 全年均可采收，除去根茎和根，晒干或阴干。

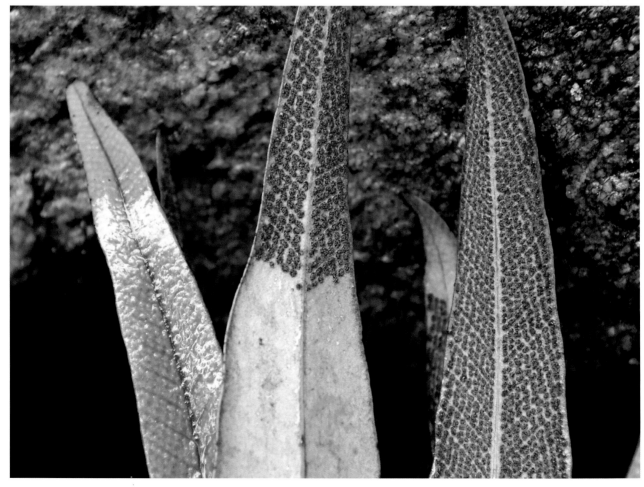

白 果

来源　银杏科银杏 *Ginkgo biloba* L. 的种子。

别名　灵眼、佛指甲、佛指柑。

形态特征　乔木。枝有长枝与短枝，幼树树皮淡灰褐色，浅纵裂，老则灰褐色，深纵裂。叶在长枝上螺旋状散生，在短枝上簇生，叶片扇形，淡绿色，无毛，有多数二叉状并列的细脉，浅波状，有时中央浅裂或深裂。雌雄异株，花单性，稀同株，球花生于短枝顶端的鳞片状叶的腋内，雄球花成柔荑花序状、下垂，雌球花有长梗，梗端常分二叉。种子核果状，椭圆形至近球形。花期 3—4 月，种子成熟期 9—10 月。

分　布　生于海拔 1 000 米以下，气候温暖湿润，年降水量 700 ～ 1 500 毫米地区。分布于龙胜各族自治县、临桂区、兴安县、阳朔县、灵川县。

性能主治　味甘、苦、涩，性平，有毒。敛肺定喘，止带缩尿。主治痰多喘咳，带下白浊，遗尿尿频。

采收加工　秋季种子成熟时采收，除去肉质外种皮，洗净，稍蒸或略煮后，烘干。

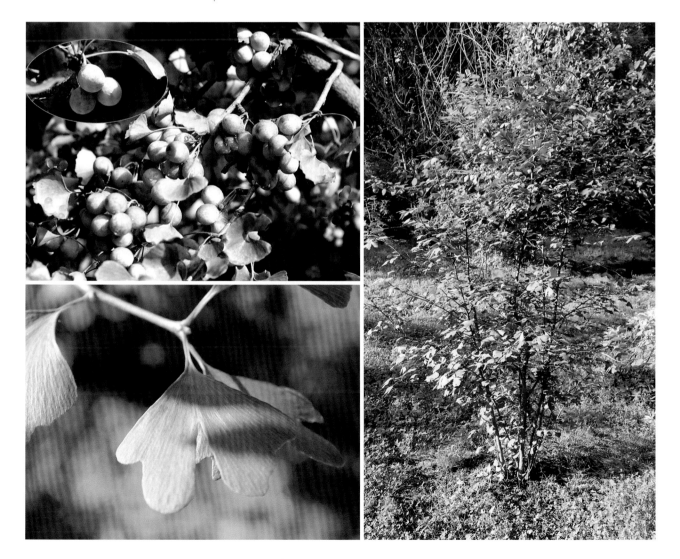

南方红豆杉

来源　红豆杉科南方红豆杉 *Taxus chinensis* (Pilg.) Rehd. var. *mairei* (Lemée et Lévl.) Cheng et L. K. Fu 的种子。

别名　海罗杉、美丽红豆杉。

形态特征　常绿乔木。树皮淡灰色，纵裂成长条薄片；芽鳞顶端钝或稍尖，脱落或部分宿存于小枝基部。叶2列，近镰刀形，长1.5～4.5厘米，背面中脉带上无乳头角质突起，或有时有零星分布，或与气孔带邻近的中脉两边有1至数条乳头状角质突起，颜色与气孔带不同，淡绿色，边带宽而明显。种子倒卵圆形或柱状长卵形，长7～8毫米，通常上部较宽，生于红色肉质杯状假种皮中。

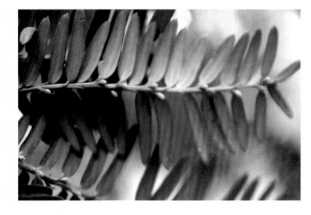

分　　布　生于海拔1 000～1 200米的高山上部。分布于龙胜各族自治县、资源县、全州县、灌阳县。

性能主治　味微甘、苦，性平，有小毒。消肿散结，通经利尿，驱虫。主治食积，蛔虫病，癥瘕积聚，水肿，小便不利，风湿痹痛等。

采收加工　种子成熟采摘。

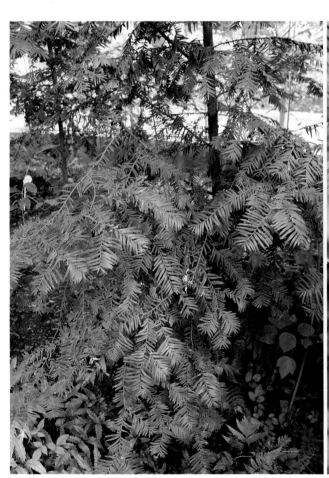

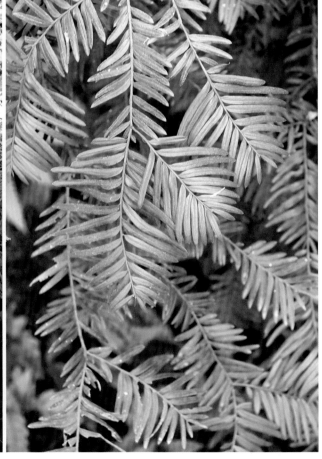

广玉兰

来源 木兰科荷花玉兰 *Magnolia grandiflora* L. 的花和树皮。

别名 洋玉兰、荷花玉兰、百花果。

形态特征 大乔木，高 20 ～ 30 米。叶常绿或落叶；叶互生，托叶与叶柄分离，无托叶痕。花白色，芳香，呈杯状；花被片近相似，雄蕊长约 2 厘米，花丝扁平，紫色，花药内向，药隔伸出成短尖；雌蕊群椭圆体形，密被长绒毛。聚合果圆柱状长圆形或卵圆形，顶端外侧具长喙。种子近卵圆形或卵形，长约 14 毫米，径约 6 毫米，外种皮红色。花期 5—6 月，果期 9—10 月。

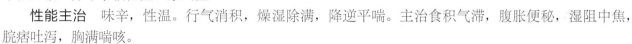

分 布 生于肥沃、湿润与排水良好微酸性或中性土壤。分布于临桂区、象山区。

性能主治 味辛，性温。行气消积，燥湿除满，降逆平喘。主治食积气滞，腹胀便秘，湿阻中焦，脘痞吐泻，胸满喘咳。

采收加工 春季采收未开放的花蕾，白天暴晒，晚上发汗，堆放 1 ～ 2 天，再晒至全干。树皮随时可采。

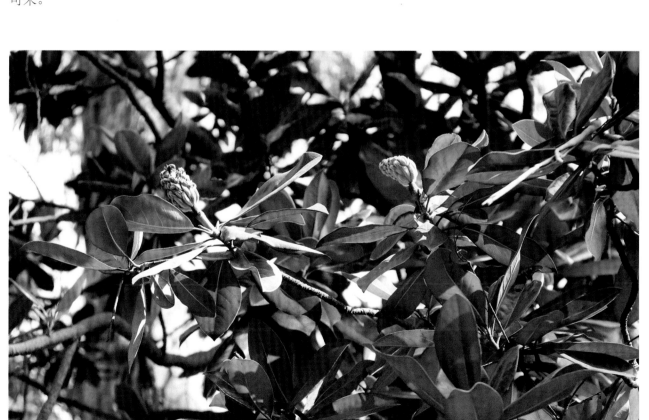

厚朴

来源 木兰科凹叶厚朴 *Magnolia officinalis* Rehd. et Wils. var. *biloba* Rehd. et Wils. 的干皮、根皮及枝皮。

别名 厚皮、赤朴、烈朴。

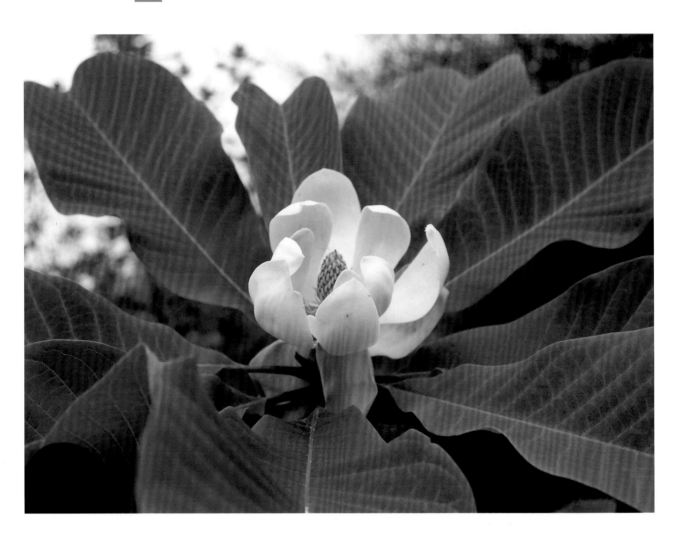

形态特征

落叶乔木。叶为假轮生，集生于枝端，叶先端凹缺成 2 个钝圆的浅裂片。花白色，芳香；花蕾具 1 枚佛焰苞状苞片，开花后脱落，留有 1 个环状苞片脱落痕；花盛开时内轮被片直立，外轮花被片反卷。聚合果基部较窄。花期 5—6 月，果期 10 月。

分　布　生于海拔 300～1 500 米的山地林间。分布于全州县、兴安县、灌阳县、资源县。

性能主治　味苦、辛，性温。燥湿消痰、下气除满。主治湿滞伤中，脘痞吐泻，食积气滞，腹胀便秘，痰饮喘咳。

采收加工　定植 20 年以上的树，于 4—8 月砍树剥皮，根皮和枝皮直接阴干或卷筒干燥。干皮环剥或条剥后置沸水中烫软后，置阴湿处发汗，待成紫褐色或棕褐色后暴晒干燥。

白兰花

来源　木兰科白兰 *Michelia alba* DC. 的花。

别名　白玉兰、白木兰、白缅花。

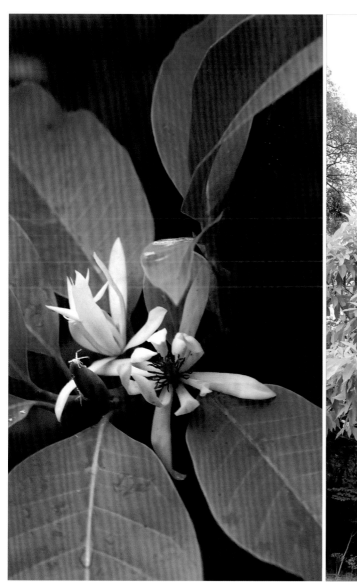
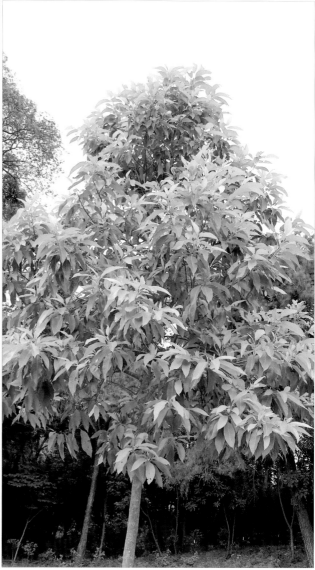

形态特征　乔木，高达 17 米。树冠宽伞形；幼枝及芽密被淡黄白色微柔毛，老时渐脱落。叶薄革质，长椭圆形或披针状椭圆形，长 10 ～ 27 厘米，先端长渐尖或尾尖，基部楔形，上面无毛，下面疏被微柔毛，网脉稀疏；叶柄长 1.5 ～ 2 厘米，托叶痕达叶柄近中部。花白色，极香，披针形，长 3 ～ 4 厘米；雄蕊药隔长尖；雌蕊群被微柔毛。心皮多数，常部分不发育。聚合果，鲜红色。花期 4—9 月，夏季盛开，常不结实。

分　布　生于潮湿温暖、肥沃疏松的土壤，各地均有栽培。

性能主治　味苦、辛，性微温。化湿、行气，止咳，主治胸闷腹胀，中暑，咳嗽，前列腺炎，带下。

采收加工　春、夏、秋季采摘，鲜用或晒干备用。

黑老虎

来源 五味子科黑老虎 *Kadsura coccinea* (Lem.) A. C. Smith 的根、藤茎。

别名 大钻、冷饭团、厚叶五味子、过山风、过山香。

形态特征 常绿攀援藤本，全株无毛。叶革质，长圆形或卵状披针形。花单生叶腋，雌雄异株；花被片红色，中轮最大 1 片椭圆形，最内轮 3 片肉质；花托顶端具 1～20 条分枝钻状附属体；雌花花柱短钻状，顶端无盾状柱头冠。聚合果近球形，红或暗紫色；小浆果倒卵圆形，外果皮革质，不露出种子。花期 4—7 月，果期 7—11 月。

分　布 生于丘陵、山地沟谷或林中。市内各地均有分布。

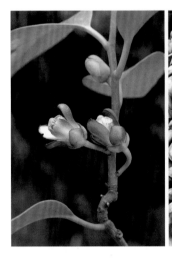
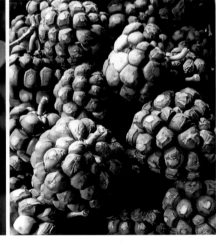

性能主治 味辛、微苦，性温。行气活血，祛风止痛。主治胃痛，腹痛，风湿痹痛，跌打损伤，痛经，疝气痛。

采收加工 全年均可采收，挖起根部及须根，洗净泥沙，切成小段或割取老藤茎，切断，晒干。

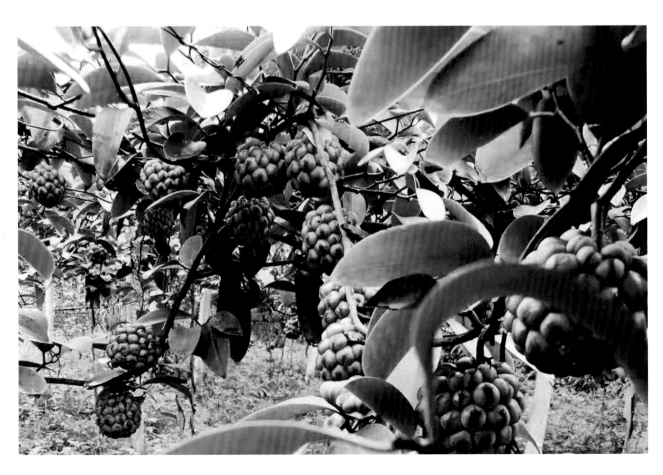

假鹰爪

来源 番荔枝科假鹰爪 *Desmos chinensis* Lour. 的根及全株。
别名 酒饼叶、假鹰爪根。

形态特征 直立或攀援灌木。枝粗糙，有纵条纹或灰白色起的皮孔。单叶互生；叶片长圆形或椭圆形，上面绿色，下面粉绿色。花单朵与叶互生或对生，黄绿色，下垂；花瓣外轮比内轮大，长圆形或长圆状披针形，雄蕊多数，药隔先端截形；心皮多数，柱头 2 裂。果实伸长，在种子间级缩成念珠状，聚生于果梗上，子房柄明显。种子球形。花期夏季，果期秋季至翌年春季。

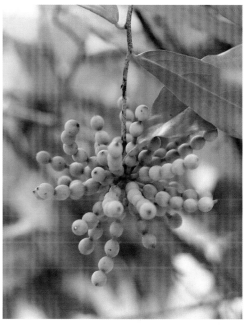

分　布 生丘陵山坡、林缘灌木丛中或低海拔荒野、路边及山谷、沟边等。分布于恭城瑶族自治县、灌阳县、兴安县。

性能主治 味辛，性温，有小毒。化湿、行气，清热利尿，止咳化痰。主治胸闷腹胀，中暑，咳嗽，前列腺炎，带下，泌尿系统感染，小便不利，支气管炎。

采收加工 春、秋季采收，洗净鲜用或晒干。

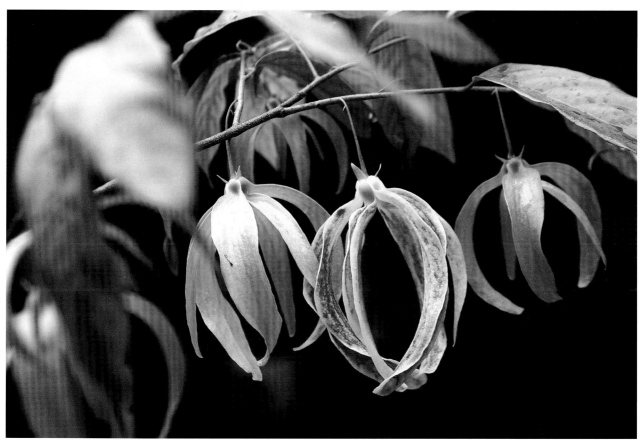

瓜 馥 木

来源 番荔枝科瓜馥木 *Fissistigma oldhamii* (Hemsl.) Merr. 的根。
别名 广香藤、小香藤、香藤风、铁钻、笼藤。

形态特征 攀援灌木。小枝、叶背、叶柄和花均被黄褐色柔毛。叶互生；叶片革质，长圆形或倒卵状椭圆形，先端圆或微凹，基部阔楔形或圆形；叶柄长约 1 厘米；花 1～3 朵集密伞花序；雄蕊多数；心皮多数，各有胚珠约 10 颗。果球形，果柄长不超过 2.5 厘米。种子圆形。花期 4—9 月，果期 7 月至翌年 2 月。

分　布 生于山谷、溪边或潮湿的疏林中。分布于荔浦市、平乐县。

性能主治 味微辛，性平。祛风除湿，活血止痛。主治风湿痹痛，腰痛，胃痛，跌打损伤。

采收加工 全年可采收，洗净鲜用或晒干。

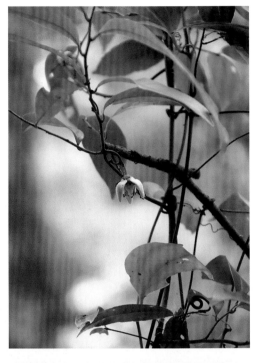

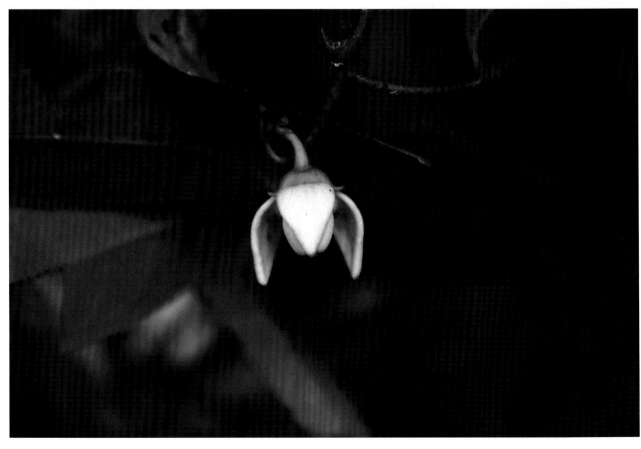

野独活

来源 番荔枝科野独活 *Miliusa balansae* Finet & Gagnepain 的根、茎。
别名 木吊灯、铁皮青。

　　形态特征　灌木。小枝梢被伏贴短柔毛。叶膜质，椭圆形或椭圆状长圆形，无毛或中脉两面及叶背侧脉被疏微柔毛，后变无毛。花红色，单生于叶腋内，花梗细长，丝状，长 4 ～ 6.5 厘米，无毛，萼片卵形，边缘及外面稍被短柔毛。果圆球状。花期 4—7 月，果期 7 月至翌年春季。

　　分　布　生于山地密林中或山谷灌木林中。分布于荔浦市、阳朔县、永福县。

　　性能主治　味微辛，性平。祛风除湿，活血止痛。主治心胃气痛，疝痛，肾虚腰痛，风湿痹痛，痛经。

　　采收加工　全年可采收，洗净，切段晒干。

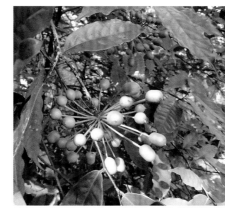
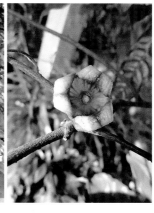
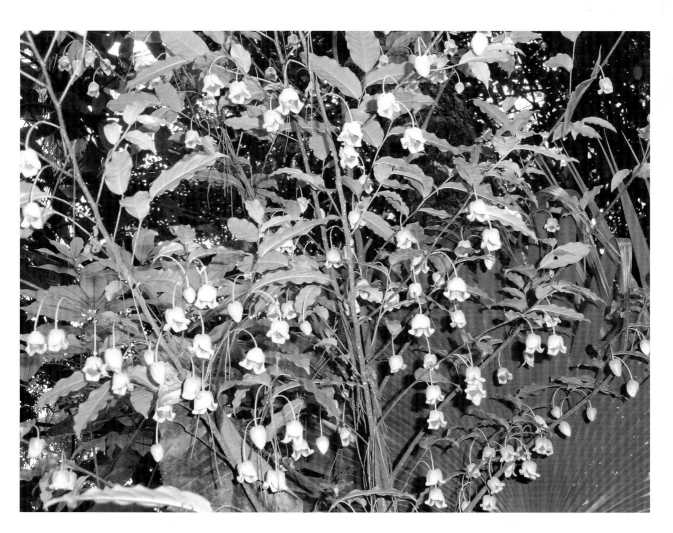

阴香皮

来源 樟科阴香 *Cinnamomum burmannii* (C. G. et Th. Nees) Bl. 的树皮。

别名 小桂皮、阿尼茶、桂秧、假桂树、山肉桂。

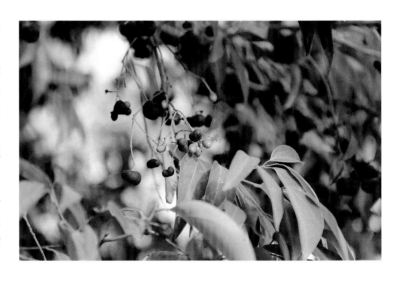

形态特征 乔木，高达 14 米。树皮平滑，灰褐至黑褐色；小枝绿或绿褐色，无毛。叶卵形、长圆形或披针形，两面无毛，离基三出脉；叶柄无毛。花序末端为 3 花聚伞花序，花序梗与序轴均密被灰白微柔毛；花被片长圆状卵形。果卵圆形。花期 10 月至翌年 2 月，果期 12 月至翌年 4 月。

分　布 生于疏林、密林或灌丛中，或溪边路旁等处。分布于阳朔县、灵川县、永福县、灌阳县、龙胜各族自治县、平乐县、荔浦市、恭城瑶族自治县、象山区。

性能主治 味辛、微甘，性温。祛风散寒，温中止痛。主治虚寒胃痛，腹泻，风湿关节痛。外用主治跌打肿痛，疮疖肿毒，外伤出血。

采收加工 树皮夏季采收，晒干。

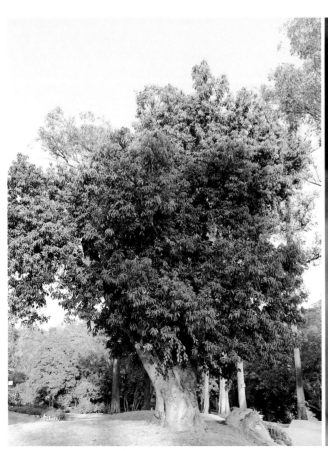

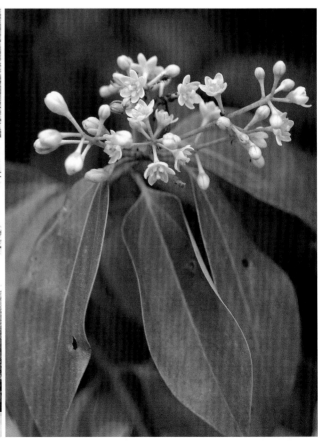

樟 木

来源 樟科樟 *Cinnamomum camphora* (L.) Presl 的木材。

别名 香樟、樟脑、瑶人柴、吹风散。

形态特征 常绿大乔木。树皮黄褐色，不规则纵裂；小枝无毛。叶卵状椭圆形，先端骤尖，基部宽楔形或近圆，两面无毛或下面初稍被微柔毛，离基三出脉，侧脉及支脉脉腋具腺窝；叶柄无毛。圆锥花序，具多花，花序梗与序轴均无毛；花梗无毛；花被无毛或被微柔毛，内面密被柔毛，花被片椭圆形；能育雄蕊9枚，退化雄蕊3枚，箭头形，均被柔毛。果卵圆形或近球形，紫黑色。花期4—5月，果期8—11月。

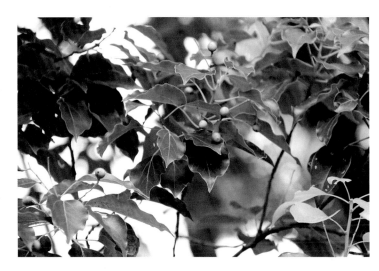

分　　布 生于山坡或沟谷中。市内各地均有分布。

性能主治 味辛，性温。祛风去湿，行气止痛。主治风湿痹痛，胃腹痛，腹泻，痛经，跌打肿痛。

采收加工 定植5～6年成材后，于冬季砍收树干，锯段，劈成小块，晒干。

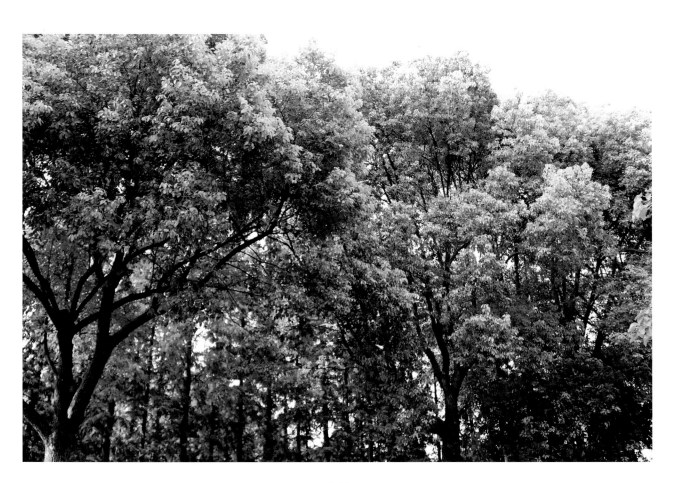

肉 桂

来源　樟科肉桂 *Cinnamomum cassia* Presl 的树皮。

别名　筒桂、桂皮、玉桂。

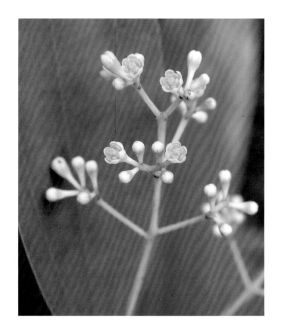

形态特征　大乔木。植株有浓烈香气；树皮灰褐色，老树皮厚达 1.3 厘米；幼枝稍四棱，黄褐色，具纵纹，密被灰黄色绒毛。叶长椭圆形或近披针形，离基三出脉；叶柄长 1.2～2 厘米，被黄色绒毛。花序长 8～16 厘米，花序梗与序轴均被黄色绒毛；花被片卵状长圆形，两面密被黄褐色绒毛；雄蕊 9 枚。子房卵球形。果椭圆形。花期 6—8 月，果期 10—12 月。

分　　布　生于海拔 300～800 米的山谷、丘陵或平原。分布于平乐县、阳朔县、灌阳县、龙胜各族自治县、临桂区，多为栽培。

性能主治　味辛、甘，性大热。补火助阳，引火归元，散寒止痛，温通经脉。主治阳痿宫冷，腰膝冷痛，肾虚作喘，虚阳上浮，眩晕目赤，心腹冷痛，虚寒吐泻，寒疝腹痛，痛经经闭。

采收加工　多于秋季剥取树龄 10 年以上树皮，阴干。

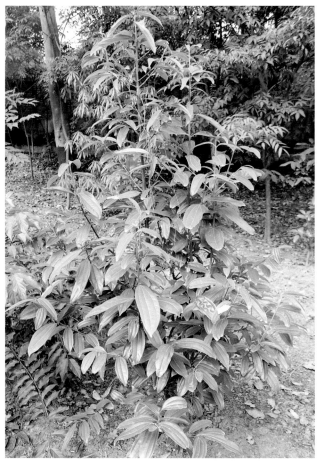

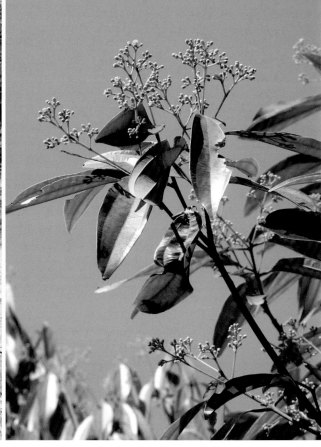

乌药

| 来源 | 樟科乌药 *Lindera aggregata*（Sims）Kosterm. 的根。 |
| 别名 | 白叶子树、鲫鱼姜、白叶柴。 |

形态特征 常绿小乔木或灌木状。根纺锤状，褐黄或褐黑色；幼枝密被黄色绢毛，老时无毛；顶芽长椭圆形。叶卵形、椭圆形或近圆形，先端长渐尖或尾尖，基部圆，两面有小凹窝，三出脉；叶柄长0.5～1厘米。伞形花序腋生，无总梗，每花序具7花；花梗被柔毛；花被片近等长，被白色柔毛；雄花花丝疏被柔毛，第3轮花丝基部具2个有柄腺体，退化雌蕊坛状。子房椭圆形，柱头头状。果卵圆形或近球形。花期3—4月，果期5—11月。

分　　布 分布于全州县、资源县，多为栽培。

性能主治 味辛，性温。行气止痛，温肾散寒。主治寒凝气滞，胸腹胀痛，气逆喘急，膀胱虚冷，遗尿尿频，疝气疼痛，经寒腹痛。

采收加工 全年均可采挖，除去细根，洗净，趁鲜切片，晒干，或直接晒干。

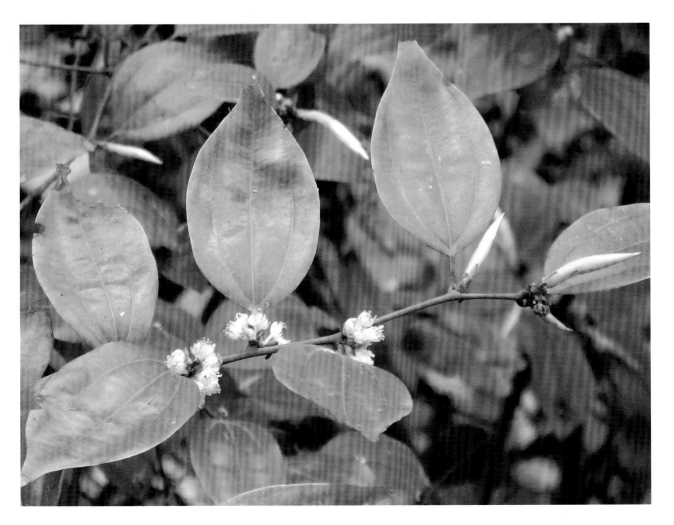

香叶树

来源　樟科香叶树 *Lindera communis* Hemsl. 的茎皮或枝叶。

别名　土冬青、香油果、千年树、野木姜子。

形态特征　常绿灌木或小乔木。树皮淡褐色。叶互生，披针形、卵形或椭圆形；薄革质至厚革质；上面绿色，无毛，下面灰绿或浅黄色，被黄褐色柔毛，边缘内卷；羽状脉。伞形花序，单生或 2 个同生于叶腋，总梗极短，总苞片 4 片；雄花黄色，花被片 6 片，卵形，雄蕊 9 枚；退化雌蕊子房卵形，雌花黄色或黄白色，花被片 6 片，卵形；子房椭圆形，柱头盾形，具乳突。果卵形，成熟时红色。花期 3—4 月，果期 9—10 月。

分　　布　生于山坡灌丛或疏林中。分布于阳朔县、永福县、龙胜各族自治县、平乐县、荔浦市、恭城瑶族自治县。

性能主治　味涩、微辛，性微寒。解毒消肿，散痛止痛。主治跌打肿痛，外伤出血，疮疖痈肿。

采收加工　全年均可采收。茎皮应刮去粗皮，切段，晒干。

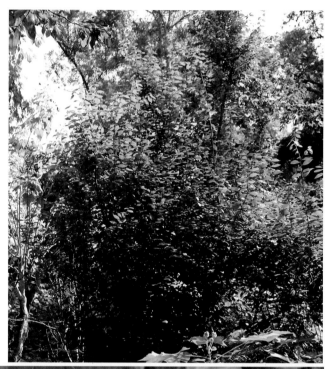

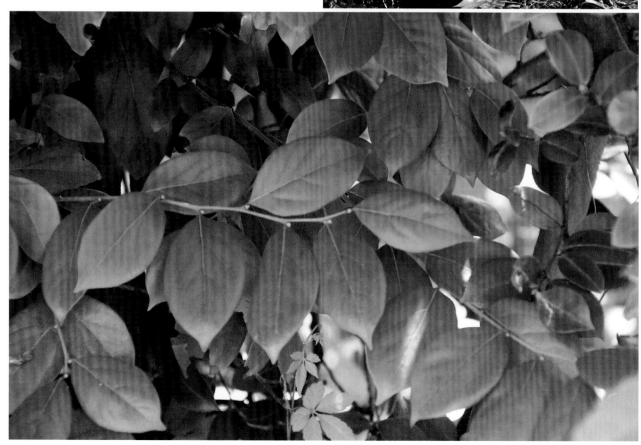

山 胡 椒

来源 樟科山胡椒 *Lindera glauca* (Sieb. et Zucc.) Bl. 的果实。
别名 山花椒、山龙苍、雷公尖、野胡椒、香叶子。

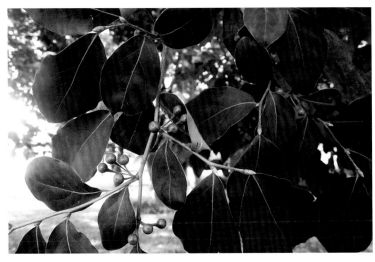

形态特征 落叶灌木或小乔木。根粗壮，坚硬，外皮灰白色或暗喝色，断面肉质，晒干后有鱼腥气。树皮光滑，灰色或灰白色；冬芽（混合芽）外部鳞片红色。叶互生可近对生；叶片宽椭圆形至狭倒卵形，全缘，叶脉羽状。花单性，雌雄异株；伞形花序。子房椭圆形柱头盘状。核果球形，有香气。花期3—4月，果期7—9月。

分布 生于山地、丘陵的灌丛中和疏林缘。分布于灵川县、全州县、兴安县、永福县、灌阳县、龙胜各族自治县、资源县、荔浦市、恭城瑶族自治县。

性能主治 味辛，性温。解毒消肿，温中散寒，行气止痛，平喘。主治脘腹冷痛，胸满痞闷，哮喘。

采收加工 秋季果熟时采收，晒干。

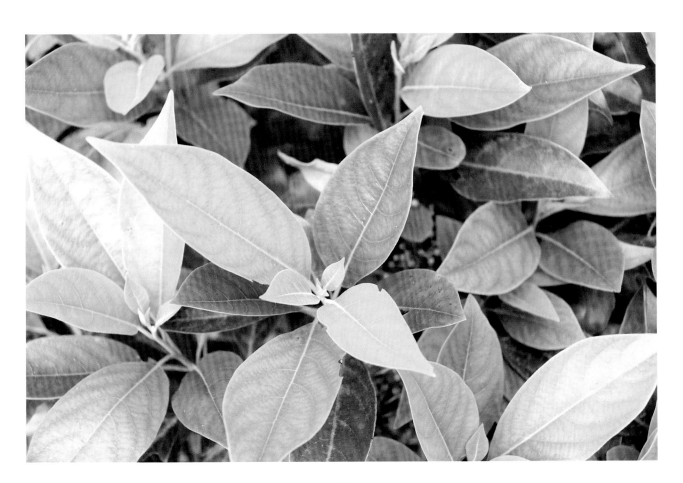

跌打老

来源 樟科轮叶木姜子 *Litsea verticillata* Hance 的茎皮。

别名 过山风、五指青、英雄箭、铁打王。

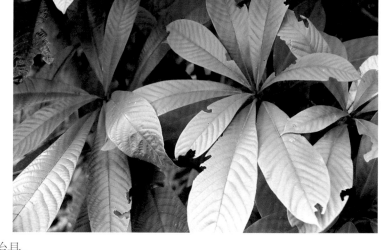

形态特征 常绿灌木或小乔木。小枝灰褐色，密被黄色长硬毛，老枝褐色；顶芽卵圆形，鳞片外面密被黄褐色柔毛。叶轮生；叶片披针形或倒披针状长椭圆形，先端渐尖，薄革质。伞形花序 2～10 个集生于小枝顶部；花单性，雌雄异株；每一花序有花 5～8 朵，淡黄色；子房卵形或椭圆形；花柱细长，柱头大。果卵形或椭圆形；果托碟状，边缘常残留有花被片。花期 4—11 月，果期 11 月至翌年 1 月。

分　布 生于山谷、溪旁、灌丛中或杂木林中。分布于阳朔县、龙胜各族自治县。

性能主治 味辛、苦，性温。祛风通络，散瘀止痛。主治风湿痹痛，肢麻，胃痛，痛经，跌打肿痛。

采收加工 春、夏季节采收，洗净，鲜用或晒干。

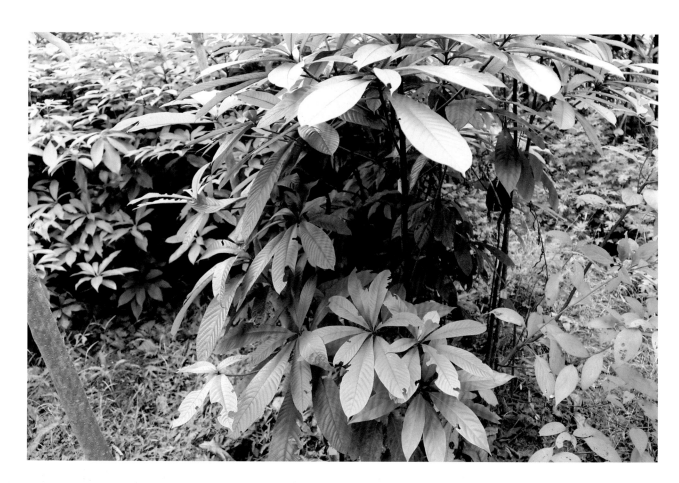

附 子

来源 毛茛科乌头 *Aconitum carmichaelii* Debx. 的子根。
别名 川乌。

形态特征 多年生草本。块根倒圆锥形。茎中部之上疏被反曲的短柔毛。茎下部叶在开花时枯萎，叶片薄革质或纸质。总状花序，顶生；下部苞片 3 裂；小花生花梗或下部；萼片蓝紫色，上萼片高盔形。子房疏或密被柔毛。花果期 9—10 月。

分　布 生于海拔 700 ～ 2 150 米的山地草坡或灌丛中，亦有栽培。分布于全州县、临桂区。

性能主治 味辛、甘，性大热，有毒。回阳救逆，补火助阳，散寒止痛。主治亡阳虚脱，肢冷脉微，心阳不足，胸痹心痛，虚寒吐泻，脘腹冷痛，肾阳虚衰，阳痿宫冷，阴寒水肿，阳虚外感，寒湿痹痛。

采收加工 6 月下旬至 8 月上旬采挖，除去母根、须根及泥沙，习称"泥附子"，加工成下列规格。

（1）选择个大、均匀的泥附子，洗净，浸入胆巴的水溶液中过夜，再加食盐，继续浸泡，每日取出晒晾，并逐渐延长晒晾时间，直至附子表面出现大量结晶盐粒（盐霜）、变硬为止，习称"盐附子"。

（2）取泥附子，按大小分别洗净，浸入胆巴的水溶液中数日，连同浸液煮至透心，捞出，水漂，纵切成厚约 0.5 厘米的片，再用水浸漂，用调色液使附片染成浓茶色，取出，蒸至出现油面、光泽后，烘至半干，再晒干或继续烘干，习称"黑顺片"。

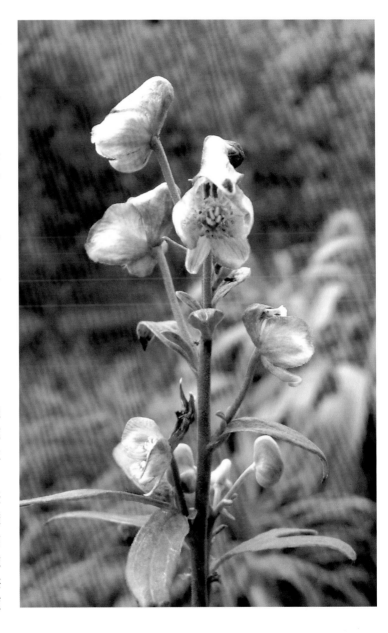

（3）选择大小均匀的泥附子，洗净，浸入胆巴的水溶液中数日，连同浸液煮至透心，捞出，剥去外皮，纵切成厚约 0.3 厘米的片，用水浸漂，取出，蒸透，晒干，习称"白附片"。

打 破 碗 花 花

来源 毛茛科打破碗花花 *Anemone hupehensis* Lem. 的根或全草。
别名 野棉花、大头翁、火草花、山棉花、盖头花。

形态特征 多年生草本。基生叶 3～5 片，有长柄，通常为二出复叶。花葶直立，疏被柔毛；聚伞花序二至三回分枝，有较多花，偶尔不分枝，只有 3 朵花；苞片 3 片，萼片 5 片，紫红色或粉红色，倒卵形；花药黄色，椭圆形，子房有长柄，有短绒毛，柱头长方形。聚合果球形。花期 7—10 月，果期 9—11 月。

分　　布 生于海拔 400～1 800 米的低山或丘陵的草坡或沟边。分布于灵川县、兴安县、资源县。

性能主治 味苦、辛，性平，有小毒。清热利湿，解毒杀虫，消肿散瘀。主治痢疾，泄泻，疟疾，蛔虫病，疮疖痈肿，痛痛，跌打损伤。现亦用于治急性黄疸性肝炎。

采收加工 栽培 2 年以上，6—8 月，花未开放前挖取根部，除去茎叶、须根及泥土，晒干。茎叶切段，晒干或鲜用。

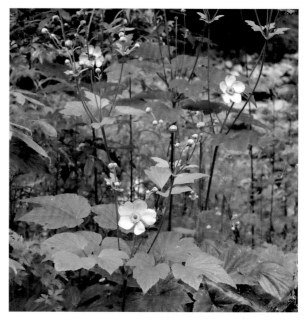

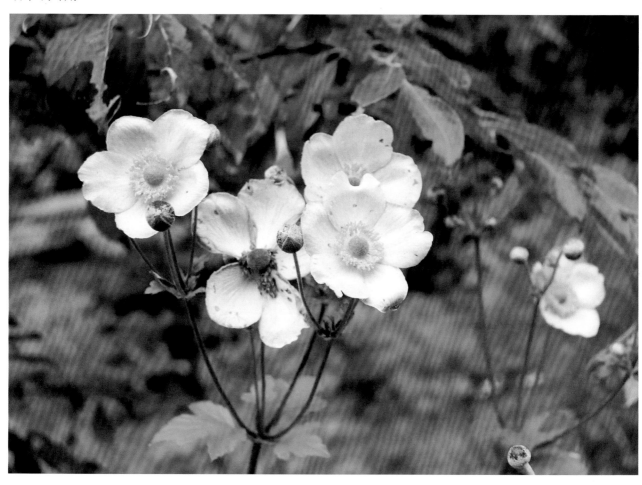

虎掌草

来源 毛茛科草玉梅 *Anemone rivularis* Buch.-Ham. 的根。

别名 见风蓝、见风青、汉虎掌。

形态特征 多年生草本。根状茎木质。基生叶 3～5 片，有长柄；叶片肾状五角形。花葶直立；聚伞花序；苞片 3（～4) 片，有柄，近等大，似基生叶；萼片白色，倒卵形或椭圆状倒卵形，外面有疏柔毛；雄蕊长约为萼片之半，花药椭圆形。子房狭长圆形。瘦果狭卵球形。花期 5—8 月，果期 6—9 月。

分　布 生于海拔 850～4 900 米的山地草坡、小溪边或湖边。分布于全州县、资源县。

性能主治 味苦、辛，性温，有小毒。清热解毒，活血舒筋，消肿止痛。主治咽喉肿痛，瘰疬，风湿疼痛，胃痛，跌打损伤，疟疾，牙痛，慢性肝炎，肝硬化。

采收加工 全年可采收，鲜用或晒干。

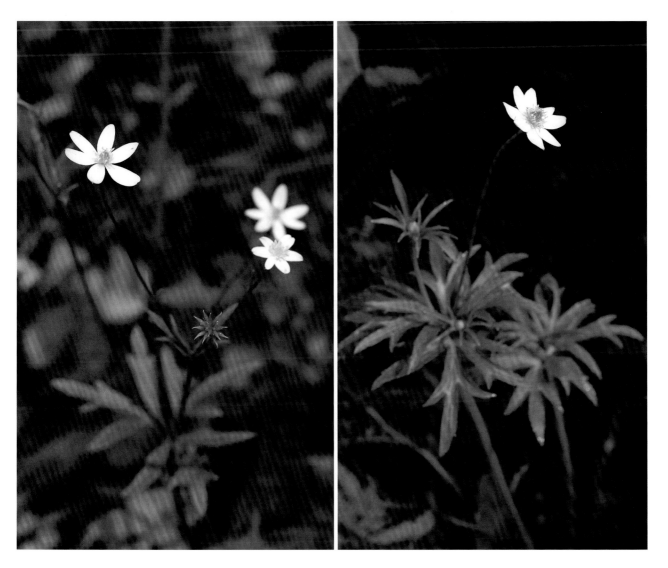

女萎

来源 毛茛科草女萎 *Clematis apiifolia* DC. 的茎、叶或根。

别名 山木通、木通草、花木通、穿山藤、白木通。

形态特征 藤本。小枝和花序梗、花梗密生贴伏短柔毛。三出复叶；小叶片卵形或宽卵形，边缘有锯齿。圆锥状聚伞花序多花；萼片 4 片，白色，狭倒卵形，两面有短柔毛，外面较密；雄蕊无毛。瘦果纺锤形或狭卵形，顶端渐尖，有柔毛，宿存花柱长约 1.5 厘米。花期 7—9 月，果期 9—10 月。

分　布 生于海拔 150～1 000 米的山野林边。分布于阳朔县、灵川县、永福县、灌阳县、平乐县、恭城瑶族自治县。

性能主治 味辛，性温，小毒。祛风除湿，温中理气，利尿，消食。主治风湿痹痛，吐泻，痢疾，腹痛肠鸣，小便不利，水肿。

采收加工 秋季开花时采收带叶茎蔓，扎成小把，或采挖根部，洗净切段，晒干或鲜用。

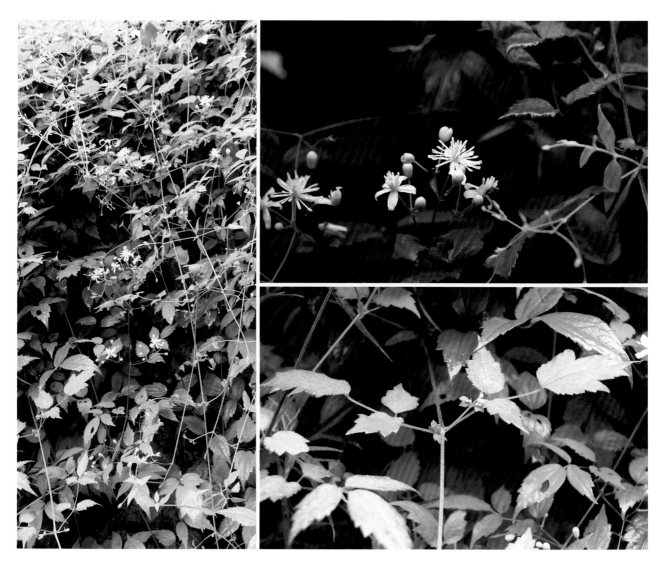

威灵仙

来源 毛茛科威灵仙 *Clematis chinensis* Osbeck 的根和根茎。

别名 灵仙、黑脚威灵仙、黑骨头、白钱草、青风藤。

形态特征 木质藤本。茎、小枝近无毛或疏生短柔毛。一回羽状复叶有 5 小叶；小叶片纸质，卵形至卵状披针形，或为线状披针形、卵圆形，基部圆形、宽楔形至浅心形，全缘，两面近无毛，或疏生短柔毛。常为圆锥状聚伞花序，多花，腋生或顶生；萼片 4 片，开展，白色，长圆形或长圆状倒卵形，顶端常凸尖，外面边缘密生绒毛或中间有短柔毛，雄蕊无毛。瘦果扁，卵形至宽椭圆形。花期 6—9 月，果期 8—11 月。

分　布 生于海拔 80～1 500 米的山坡、山谷灌丛中或沟边、路旁草丛中。分布于阳朔县、灵川县、全州县、兴安县、灌阳县、平乐县、荔浦市、恭城瑶族自治县、象山区。

性能主治 味辛、咸，性温。祛风湿，通经络。主治风湿痹痛，肢体麻木，筋脉拘挛，屈伸不利，脚气肿痛，疟疾。

采收加工 秋季采挖，洗净泥土，晒干，或切成段后晒干。

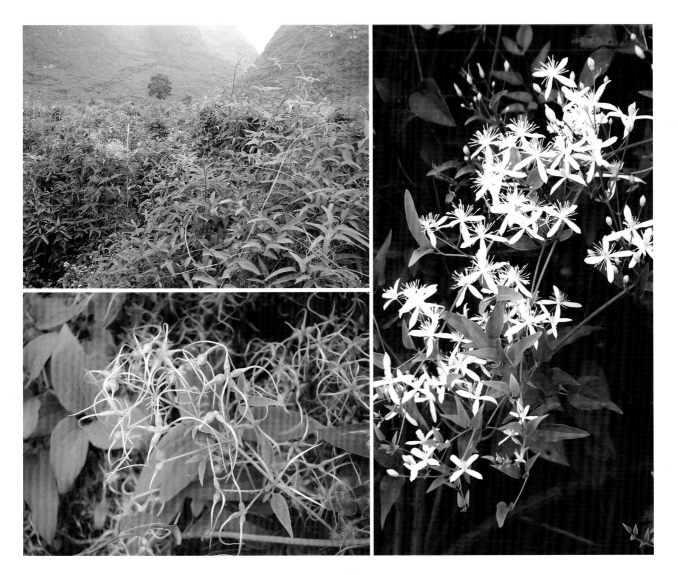

山木通

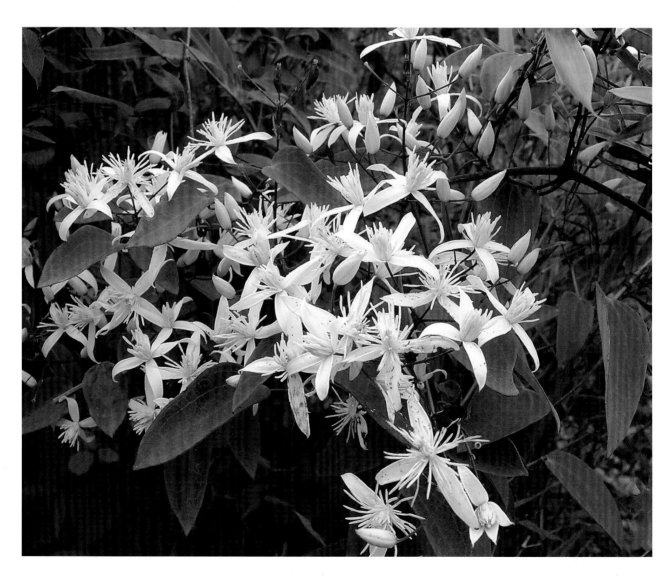

来源 毛茛科山木通 *Clematis finetiana* Lévl. et Vant. 的茎和叶。

别名 搜山虎、老虎毛、老虎须、九里花、过山照。

形态特征 木质藤本，无毛。茎圆柱形，有纵条纹，小枝有棱。三出复叶；小叶片薄革质或革质，卵状披针形、狭卵形至卵形，基部圆形、浅心形或斜肾形，全缘，两面无毛。花常单生，或为聚伞花序、总状聚伞花序，腋生或顶生；在叶腋分枝处常有多数长三角形至三角形宿存芽鳞；苞片小，顶端3裂；萼片4片，开展，白色，狭椭圆形或披针形，外面边缘密生短绒毛；雄蕊无毛，药隔明显。瘦果镰刀状狭卵，有柔毛，宿存花柱有黄褐色长柔毛。花期4—6月，果期7—11月。

分　　布 生于海拔100～1200米的山坡、疏林、溪边、路旁灌丛及山谷有石缝中。分布于灵川县、全州县、兴安县、龙胜各族自治县、资源县、临桂区。

性能主治 味辛、苦，性温。祛风除湿，活络止痛，解毒。主治风湿痹痛，跌打损伤，小便不利，目生星翳。

采收加工 四季均可采收，洗净泥土，鲜用或晒干。

毛 茛

| 来源 | 毛茛科毛茛 *Ranunculus japonicus* Thunb. 的全草及根。 |
| 别名 | 水茛、辣子草、鸭脚板、包针。 |

形态特征 多年生草本。须根多数簇生。茎直立中空，有槽，具分枝。基生叶多数；叶片圆心形或五角形，基部心形或截形，3 深裂不达基部，边缘有粗齿或缺刻，两面贴生柔毛，下面或幼时的毛较密；叶柄生开展柔毛。下部叶与基生叶相似，渐向上叶柄变短，叶片较小。聚伞花序有多数花，疏散；花、花梗贴生柔毛；萼片椭圆形，生白柔毛；花瓣 5 片，倒卵状圆形；花托短小，无毛。聚合果近球形；瘦果扁。花果期 4—9 月。

分　　布 生于海拔 200 ～ 2 500 米的田沟边或林缘湿地上。分布于阳朔县、灵川县、全州县、兴安县、永福县、灌阳县、龙胜各族自治县、资源县、平乐县、恭城瑶族自治县、象山区、临桂区。

性能主治 味辛，性温，有毒。退黄，定喘，截疟，镇痛，消翳。主治黄疸，哮喘，疟疾，牙痛，肿毒。果实祛寒，止血。主治胃腹冷痛，外伤出血，疟疾。

采收加工 在夏末秋初 7—8 月采收，洗净、阴干。鲜用可随采随用。

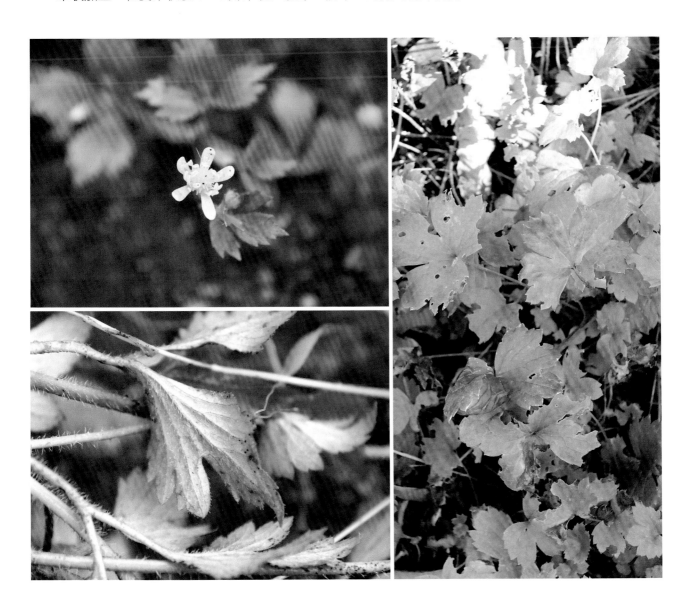

猫 爪 草

来源 毛茛科小毛茛 *Ranunculus ternatus* Thunb. 的块根。

别名 猫爪儿草、金花草。

形态特征 一年生草本。簇生多数肉质小块根，块根卵球形或纺锤形，顶端质硬，形似猫爪。茎铺散，多分枝。基生叶有长柄；叶片形状多变，单叶或三出复叶，宽卵形至圆肾形。茎生叶无柄，叶片较小。花单生茎顶和分枝顶端；萼片5～7片；花瓣5～7片或更多，黄色或后变白色，倒卵形，蜜槽菱形；花托无毛。聚合果近球形；瘦果卵球形，无毛，边缘有纵肋，喙细短。花期3月，果期4—7月。

分　　布 生于平原湿地或田边荒地。分布于灵川县、永福县、阳朔县、恭城瑶族自治县、兴安县、临桂区。

性能主治 味甘、辛，性温。散结，消肿。主治瘰疬，结核，咽炎，疔疮，蛇咬伤，疟疾，偏头痛，牙痛。

采收加工 春季采挖，除去茎叶及须根，洗净泥土，晒干。

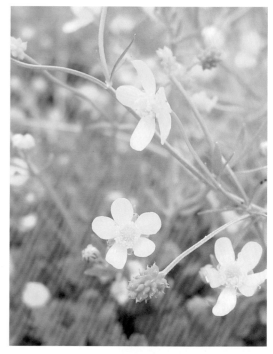

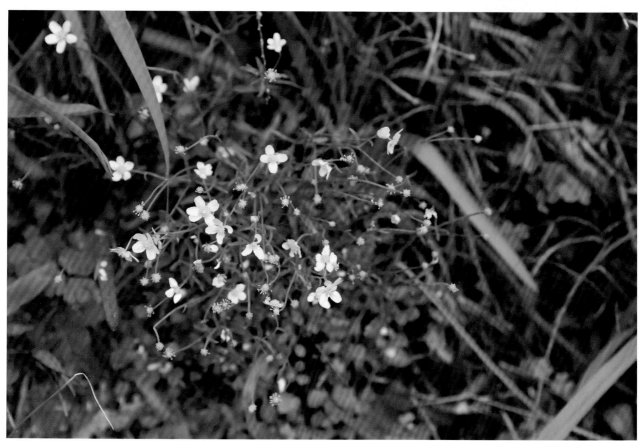

天葵子

来源 毛茛科天葵 *Semiaquilegia adoxoides* (DC.) Makino 的块根。
别名 老鼠屎、散血珠、天去子、野乌头子。

形态特征 多年生小草本。块根小，外皮棕黑色。基生叶多数，掌状三出复叶；叶片轮廓卵圆形至肾形；小叶扇状菱形或倒卵状菱形，两面均无毛。花小；苞片小，倒披针形至倒卵圆形，不裂或三深裂；花梗纤细，被伸展的白色短柔毛；萼片白色，常带淡紫色，狭椭圆形，顶端急尖；花瓣匙形，顶端近截形，基部凸起呈囊状；雄蕊退化雄蕊约2枚，线状披针形，白膜质；心皮无毛。蓇葖卵状长椭圆形，表面具凸起的横向脉纹。种子卵状椭圆形，褐色至黑褐色，表面有许多小瘤状突起。花期3—4月，果期4—5月。

分　布 生于海拔100～1050米的疏林下、路旁或山谷地的较阴处。分布于灵川县、全州县、兴安县、永福县、资源县、荔浦市、恭城瑶族自治县、象山区、阳朔县、临桂区。

性能主治 味甘、苦，性寒。清热解毒，消肿散结。主治痈肿疔疮、乳痈、瘰疬，毒蛇咬伤。

采收加工 5月植株未完全枯萎前采挖，抖净泥土，去尽残叶，晒干，加以揉搓，去掉须根。

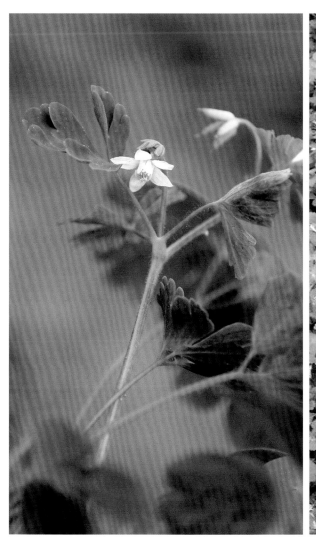
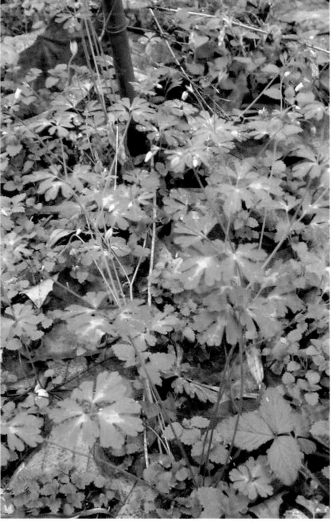

金 鱼 藻

来源 金鱼藻科金鱼藻 *Ceratophyllum demersum* L. 的全草。
别名 细草、软草、鱼草。

形态特征 多年生沉水草本。茎平滑，具分枝。叶轮生，先端带白色软骨质，边缘仅一侧有数细齿。花苞片9～12片，条形，浅绿色，透明，先端有3齿及带紫色毛；雄蕊10～16枚，微密集；子房卵形，花柱钻状。坚果宽椭圆形，黑色，平滑，边缘无翅，有3刺。花期6—7月，果期8—10月。

分　布 生于池塘、河沟、湖沼中。市内各地均有分布。

性能主治 味甘、淡，性凉。凉血止血，清热利水。主治血热吐血、咳血，热淋涩痛。

采收加工 四季可采收，洗净，晒干。

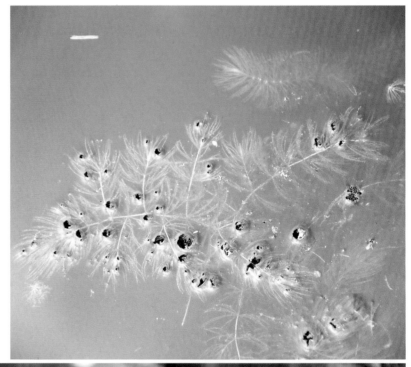

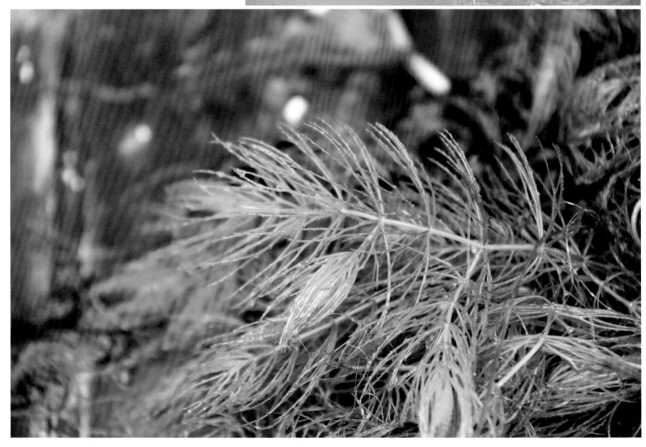

荷 叶

来源 睡莲科莲 *Nelumbo nucifera* Gaertn. 的叶。
别名 荷花。

形态特征 多年生水生草本。根状茎横生，肥厚，节间膨大，内有多数纵行通气孔道，节部缢缩，上生黑色鳞叶，下生须状不定根。叶圆形，盾状，全缘稍呈波状，上面光滑，具白粉；叶柄粗壮，圆柱形，中空，外面散生小刺。花梗和叶柄也散生小刺；花美丽，芳香；花瓣红色、粉红色或白色，矩圆状椭圆形至倒卵形；花药条形，花丝细长，着生在花托之下；花柱极短，柱头顶生。坚果椭圆形或卵形，果皮革质，坚硬，熟时黑褐色。种子（莲子）卵形或椭圆形，种皮红色或白色。花期 6—8 月，果期 8—10 月。

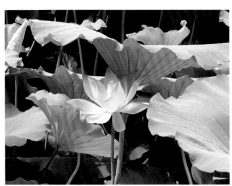

分　　布 生于池塘或水田内，主要为栽培。分布于灵川县、全州县、兴安县、永福县、资源县、荔浦市、恭城瑶族自治县、象山区、阳朔县、临桂区。

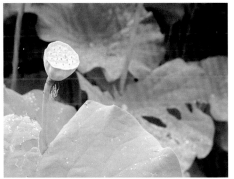

性能主治 味苦，性平。清暑化湿，升发清阳，凉血止血。主治暑热烦渴，头痛眩晕。

采收加工 6—7 月花未开放时采收，除去叶柄，晒至七八成干，对折成半圆形，晒干。夏季，亦用鲜叶，或初生嫩叶。

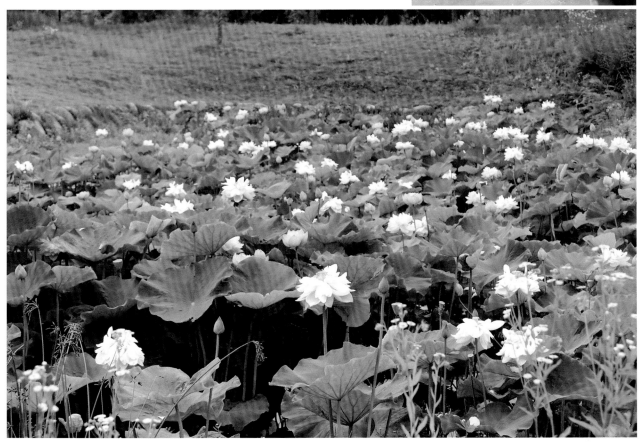

萍 蓬 草 根

来源 睡莲科萍蓬草 *Nuphar pumila* (Timm) DC. 的根。
别名 黄金莲、水粟包。

形态特征 多年水生草本。根状茎肥厚。叶纸质，矩圆形或卵形，基部箭状心形，裂片近三角形，近全缘，下面中部有少数长硬毛，越向边缘毛越密；叶柄基部膨大。萼片倒卵形或匙状倒卵形；花瓣倒卵状菱形；柱头盘具 10 裂片。浆果宽球形。种子卵形。花期 5—7 月，果期 7—9 月。

分　布 生于湖沼中。主要为栽培。分布于阳朔县、全州县、兴安县、永福县、灌阳县、龙胜各族自治县。

性能主治 味甘，性平。健脾益肺，活血调经。主治脾虚食入难消，阴虚咳嗽，劳热骨蒸，血瘀月经不调，痛经，跌打损伤。

采收加工 秋季采收，鲜用或晒干。

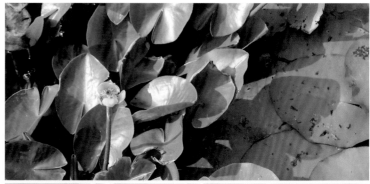

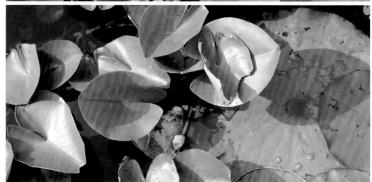

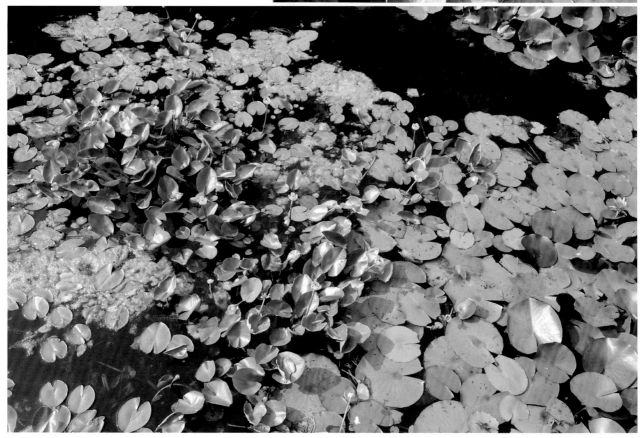

小 檗

来源 小檗科豪猪刺 *Berberis julianae* Schneid. 的根、茎。

别名 铜针刺、刺黄连、鸡足黄连、老鼠刺、三颗针。

形态特征 常绿灌木。老枝黄褐色或灰褐色，幼枝淡黄色，具条棱和稀疏黑色疣点；茎刺粗壮，三分叉。叶革质，椭圆形，披针形或倒披针形，先端渐尖，基部楔形，上面深绿色，叶缘平展，每边具 10～20 刺齿。花 10～25 朵簇生；花黄色；小苞片卵形，先端急尖；萼片 2 轮，外萼片卵形，内萼片长圆状椭圆形；花瓣长圆状椭圆形；胚珠单生。浆果长圆形，蓝黑色，顶端具明显宿存花柱，被白粉。花期 5—6 月，果期 8—10 月。

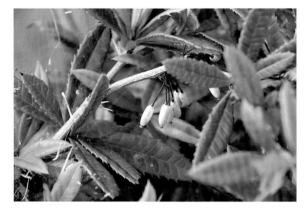

分 布 生于海拔 1 100～2 100 米山坡、沟边、林中、林缘、灌丛中或竹林中，多为栽培。分布于阳朔县、全州县、兴安县、永福县、灌阳县、龙胜各族自治县。

性能主治 味苦，性寒，有毒。清热泻火。主治痢疾，咽痛，目赤，胆囊炎，急性肝炎，跌打损伤。

采收加工 根于春、秋季采收，除去须根，洗净，切片，烤干或弱太阳下晒干，不宜暴晒。茎全年可采。

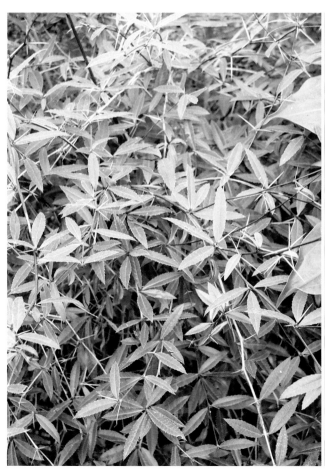
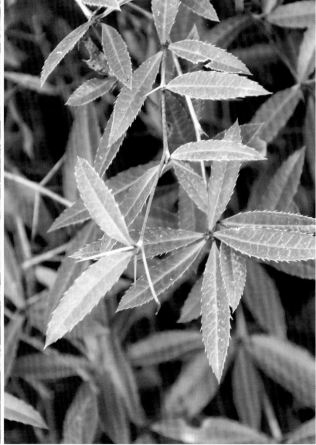

八 角 莲

来源 小檗科八角莲 *Dysosma versipellis* (Hance) M. Cheng ex T. S. Ying 的根、根茎。
别名 八角盘、鬼臼、独脚莲、金边七、江边一碗水。

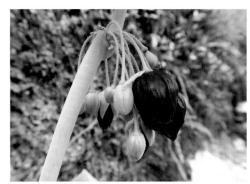

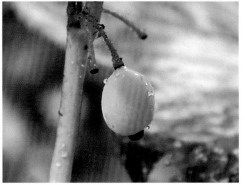

形态特征 多年生草本。根状茎，横生，多须根。茎直立，不分枝，无毛，淡绿色。茎生叶 2 枚，薄纸质，互生，盾状，近圆形，4～9 掌状浅裂，裂片阔三角形，卵形或卵状长圆形，先端锐尖，不分裂，上面无毛，背面被柔毛，叶脉明显隆起，边缘具细齿。花梗纤细、下弯、被柔毛；花深红色，5～8 朵簇生于离叶基部不远处，下垂；萼片 6 片，长圆状椭圆形，先端急尖，外面被短柔毛，内面无毛；花瓣 6 片，勺状倒卵形，无毛；雄蕊 6 枚，花丝短于花药；子房椭圆形，无毛，花柱短，柱头盾状。浆果椭圆形。花期 3—6 月，果期 8—10 月。

分 布 生于海拔 300～2 100 米山坡林下、灌丛中、溪旁阴湿处、竹林下或石灰山常绿林下。分布于全州县、兴安县、灌阳县。

性能主治 味苦、辛，性凉，有毒。化痰散结，祛瘀止痛，清热解毒。主治咳嗽，咽喉肿痛，疔疮，毒蛇咬伤，跌打损伤。

采收加工 全年可采，秋末为佳。除去泥沙，晒干或烘干。亦可鲜用。

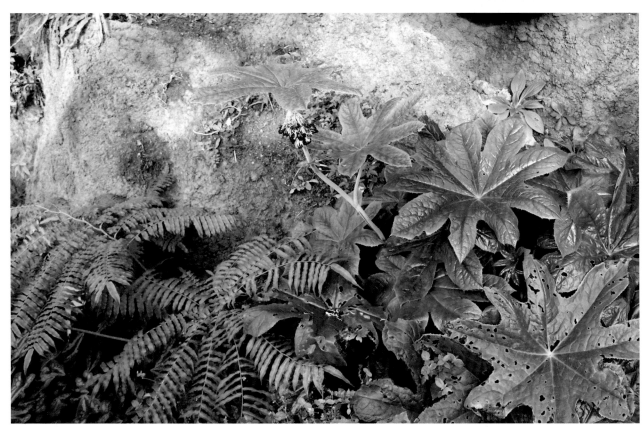

功 劳 木

来源 小檗科细叶十大功劳 *Mahonia fortunei* (Lindl.) Fedde 的茎。
别名 土黄柏、十大功劳、土黄芩、木黄莲。

形态特征 灌木。叶倒卵形至倒卵状披针形，具 2～5 对小叶，叶脉不显，背面淡黄色，叶脉隆起；小叶无柄或近无柄，狭披针形至狭椭圆形，基部楔形，边缘每边具 5～10 刺齿，先端急尖或渐尖。总状花序 4～10 个簇生；芽鳞披针形至三角状卵形；苞片卵形；花黄色；外萼片卵形或三角状卵形，中萼片长圆状椭圆形，内萼片长圆状椭圆形；花瓣长圆形，基部腺体明显，先端微缺裂，裂片急尖；药隔不延伸，顶端平截；无花柱，胚珠 2 枚。浆果球形，紫黑色，被白粉。花期 7—9 月，果期 10—12 月。

分　　布 生于海拔 350～2 000 米山坡、沟谷、林中、灌丛、路边或河边。分布于临桂区、荔浦市、灵川县、兴安县、龙胜各族自治县、阳朔县、资源县。

性能主治 味苦，性寒。清热燥湿，泻火解毒。主治湿热泻痢，黄疸，目赤肿痛，胃火牙痛，疮疖，痈肿，痢疾。

采收加工 全年均可采，鲜用或晒干。亦可先将茎外层粗皮刮掉，然后剥取茎皮，鲜用或晒干。

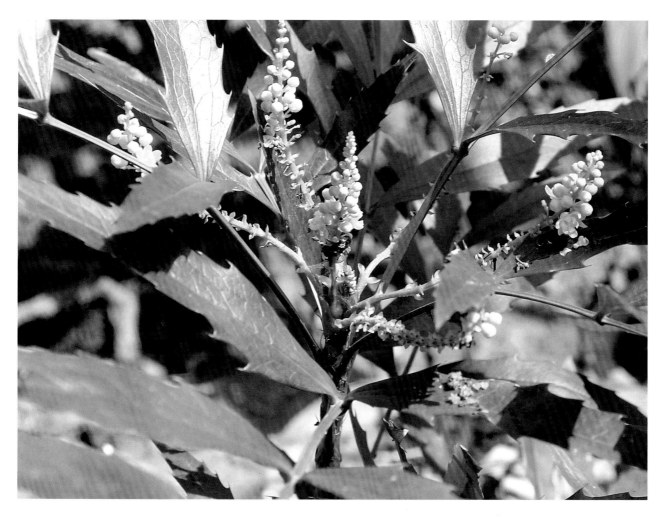

南天竹

来源 小檗科南天竹 *Nandina domestica* Thunb. 的根、果实。

别名 南天竺、红杷子、天烛子。

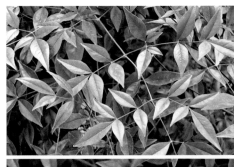

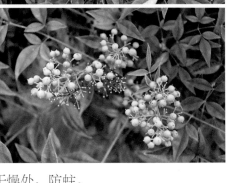

形态特征 常绿小灌木。茎常丛生而少分枝，光滑无毛，幼枝常为红色，老后呈灰色。叶互生，集生于茎的上部，三回羽状复叶；小叶薄革质，椭圆形或椭圆状披针形，顶端渐尖，基部楔形，全缘，上面深绿色，冬季变红色；近无柄。圆锥花序直立；花小，白色，具芳香；萼片多轮，外轮萼片卵状三角形，向内各轮渐大，最内轮萼片卵状长圆形；花瓣长圆形，先端圆钝；雄蕊6枚，花丝短，花药纵裂，药隔延伸；子房1室，具1～3枚胚珠。浆果球形，熟时鲜红色。种子扁圆形。花期5—7月，果期8—10月。

分　布 生于海拔1 200米的山地林下沟旁、路边或灌丛中。分布于灌阳县、荔浦市、资源县、象山区。

性能主治 果实味酸、甘，性平，有毒。敛肺止咳，平喘。主治久咳，气喘。根味苦，性寒，有小毒。清热，止咳，除湿。主治肺热咳嗽，湿热黄疸，风湿痹痛。

采收加工 根于9—10月采收，去杂质，晒干，或鲜用。果实于秋季成熟时或翌年春季采收，剪取果枝，摘取果实，晒干，置干燥处，防蛀。

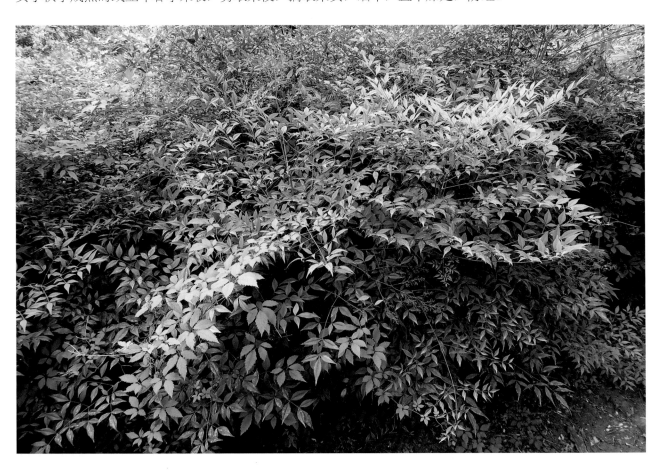

木通

来源 木通科三叶木通 *Akebia trifoliata* (Thunb.) Koidz. 的藤茎。

别名 八月瓜藤、活血藤、甜果木通。

形态特征 落叶木质藤本。茎皮灰褐色，有稀疏的皮孔及小疣点。掌状复叶互生或在短枝上的簇生；小叶 3 片，纸质或薄革质，卵形至阔卵形，边缘具波状齿或浅裂，上面深绿色，下面浅绿色；侧脉每边 5～6 条。总状花序；雄花花梗丝状；萼片 3 片，淡紫色，阔椭圆形或椭圆形；雄蕊 6 枚，离生，排列为杯状，花丝极短，药室在开花时内弯；雌花花梗稍较雄花的粗；萼片 3 片，紫褐色，近圆形；退化雄蕊 6 枚或更多，小，长圆形；心皮离生，圆柱形，柱头头状，具乳凸，橙黄色。果长圆形，成熟时灰白略带淡紫色。种子扁卵形，种皮红褐色或黑褐色，稍有光泽。花期 4—5 月，果期 7—8 月。

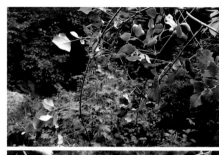
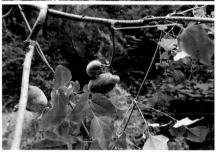

分　布 生于海拔 250～2 000 米的山地沟谷边疏林或丘陵灌丛中。分布于阳朔县、灵川县、灌阳县、龙胜各族自治县、资源县、平乐县、恭城瑶族自治县、象山区。

性能主治 味苦，性寒。利尿通淋，清心除烦，通经下乳。主治胸中烦热，喉痹咽痛，尿赤，五淋，水肿，周身挛痛，经闭乳少。

采收加工 秋季割取部分老藤，晒干或烘干。

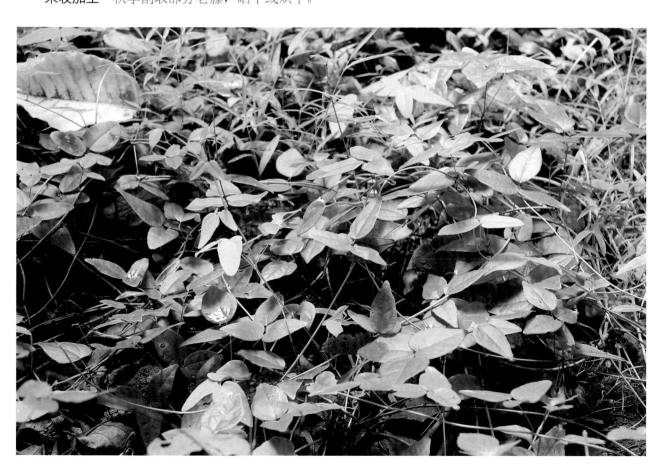

八月瓜

来源	木通科五月瓜藤 *Holboellia angustifolia* Wallich 的果实。
别名	小八瓜、五风藤、五枫藤、紫花牛姆瓜。

形态特征 常绿木质藤本。茎与枝圆柱形，灰褐色。掌状复叶，有小叶5～7片；小叶近革质或革质，上面绿色，下面苍白色密布极微小的乳凸；中脉在上面凹陷，在下面凸起。花雌雄同株，数朵组成伞房式的短总状花序；总花梗短，多个簇生于叶腋。雄花外轮萼片线状长圆形；雌花紫红色；外轮萼片倒卵状圆形或广卵形。果紫色，长圆形，顶端圆而具凸头。种子椭圆形，种皮褐黑色，有光泽。花期4—5月，果期7—8月。

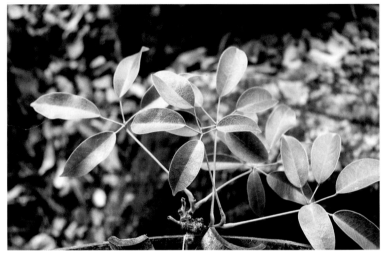

分　　布 生于海拔500～3 000米的山坡杂木林及沟谷林中。分布于兴安县、资源县、全州县。

性能主治 味苦，性凉。清热利湿，活血通脉，行气止痛。主治小便短赤，淋浊，水肿，风湿痹痛，跌打损伤，乳汁不通，疝气痛，子宫脱垂，睾丸炎。

采收加工 秋季果熟时采摘，晒干。

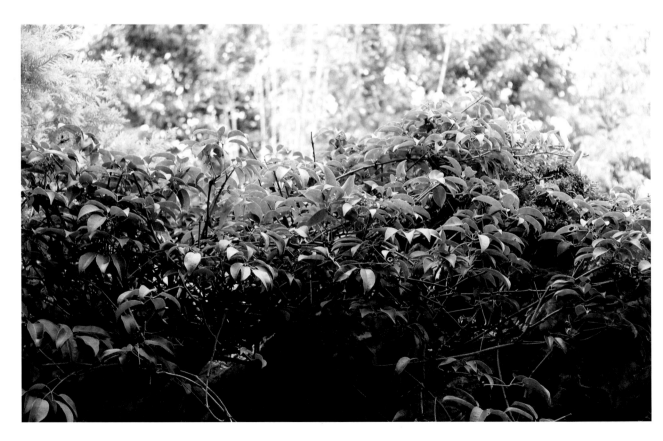

木 防 己

来源 防己科木防己 *Cocculus orbiculatus* (L.) DC. 的根。
别名 根锁匙、土木香、青藤香、乌龙、盘古风。

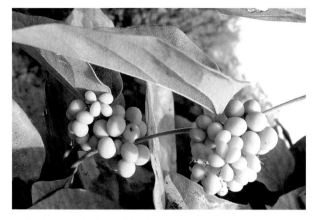

形态特征 木质藤本。小枝被绒毛，有条纹。叶片纸质至近革质，形状变异极大，两面被密柔毛至疏柔毛；掌状脉 3 条，叶柄被稍密的白色柔毛。聚伞花序少花，或排成多花，顶生或腋生；雄花小苞片 2 片或 1 片；萼片 6 片，外轮卵形或椭圆状卵形；花瓣 6 片；雄蕊 6 枚；雌花萼片和花瓣与雄花相同；退化雄蕊 6 枚；心皮 6 个，无毛。核果近球形，红色至紫红色；果核骨质。花期 5—8 月，果期 8—10 月。

分 布 生于灌丛、村边、林缘等处。分布于阳朔县、临桂区、灌阳县、象山区。

性能主治 味苦、辛，性寒。祛风除湿，通经活络。主治风湿痹痛，跌打损伤，疮疡肿毒。

采收加工 春、秋季采挖，以秋季采收质量较好。除去叶、芦头，洗净，晒干。

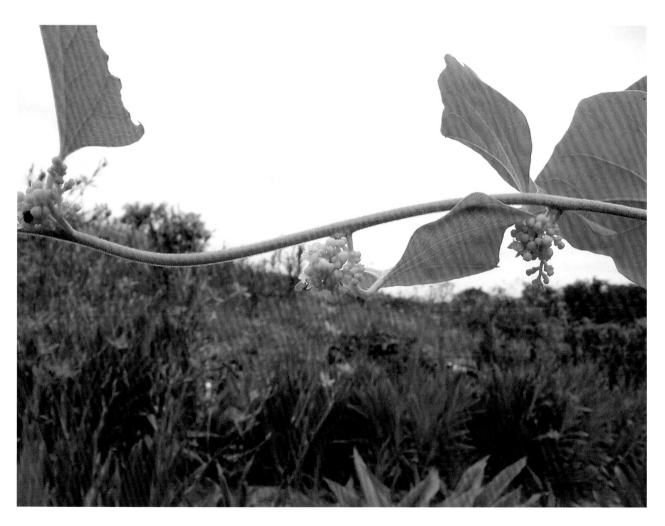

百解藤

形态特征 藤本。老茎木质，小枝纤细。叶纸质，阔卵状三角形至卵形；掌状脉5～7条，纤细，网脉不很明显；叶柄纤细。花序腋生，雄花序为间断的穗状花序状，花序轴常不分枝；雄花萼片4片或5片，倒卵形或倒卵状楔形；花瓣4～5片，通常合生成杯状；聚药雄蕊；雌花序较粗壮，总状花序状；雌花萼片2片，近圆形；花瓣2片。子房无毛。核果红色。花期5—7月，果期7—9月。

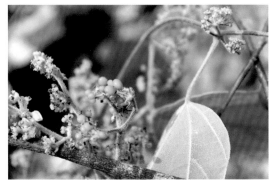

分　　布 生于疏林、林缘、石山灌丛和草丛中。分布于阳朔县、灵川县、全州县、兴安县、永福县、灌阳县、平乐县。

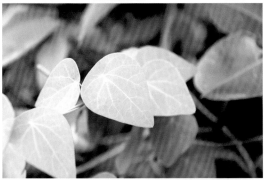

性能主治 味苦，性寒。清热解毒，祛风止痛，利水通淋。主治风热感冒，咳嗽，咽喉肿痛，白喉，风火牙痛，肠炎，痢疾，尿路感染及尿路结石，风湿疼痛，疮疡肿毒，毒蛇咬伤。

采收加工 全年均可采收，去须根或枝叶，洗净，切段，晒干。

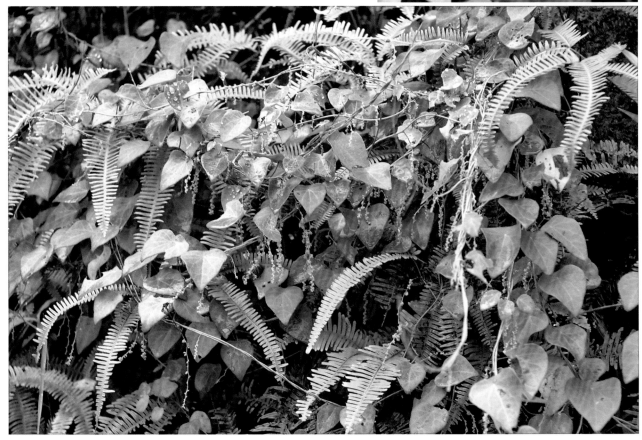

称 钩 风

来源 防己科秤钩风 *Diploclisia affinis* (Oliv.) Die. 的根、茎。

别名 花防己、穿山藤、湘防己。

形态特征 木质藤本，长可达 7～8 米。当年生枝草黄色，有条纹，老枝红褐色或黑褐色，均无毛；腋芽 2 个。叶革质，三角状扁圆形或菱状扁圆形；叶柄与叶片近等长或较长。聚伞花序腋生，花 3 朵至多朵；雄花萼片椭圆形至阔卵圆形；花瓣卵状菱形。核果红色。花期 4—5 月，果期 7—9 月。

分　布 生于林缘或疏林中。分布于兴安县、阳朔县、灵川县、全州县、永福县、灌阳县、平乐县。

性能主治 味苦，性凉。祛风除湿、活血止痛，利尿解毒。主治风湿痹痛，跌打损伤，毒蛇咬伤，小便不利。

采收加工 四季均可采，以秋季为佳。挖取根部及割取老茎，除去泥土，切成 10～30 厘米小段，晒干。

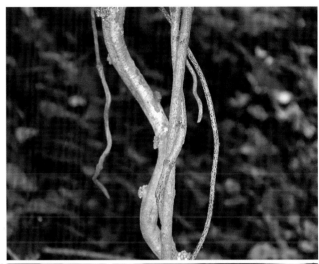

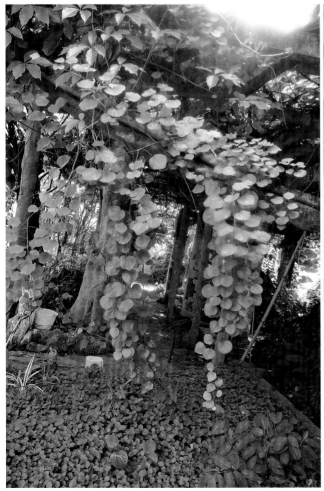

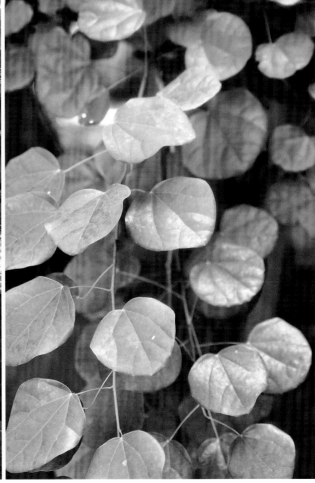

黑风散

来源 防己科细圆藤 *Pericampylus glaucus* (Lam.) Merr. 的藤茎和叶。
别名 铁线藤、青藤、车线藤。

形态特征 木质藤本。小枝通常被灰黄色绒毛。叶纸质至薄革质，三角状卵形至三角状近圆形；掌状脉5条，网状小脉稍明显；叶柄通常生叶片基部。聚伞花序伞房状；花瓣6片，楔形或匙形，边缘内卷；雄蕊6枚，花丝分离，聚合上升；雌花萼片和花瓣与雄花相似；退化雄蕊6枚。核果红色或紫色。花期4—6月，果期6—7月。

分　布 生于山谷小沟、路边、林缘和灌丛中。分布于阳朔县、灵川县、全州县、兴安县、永福县、灌阳县、龙胜各族自治县、荔浦市、恭城瑶族自治县。

性能主治 味苦、辛，性凉。通经络，除风湿，镇痉。主治风湿麻木，腰痛，小儿惊风，破伤风，跌打损伤。根用于肺病，止咳，止血。

采收加工 全年可采收，晒干。

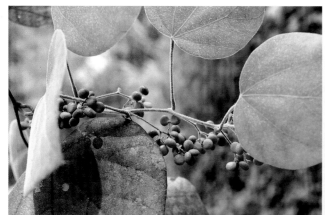
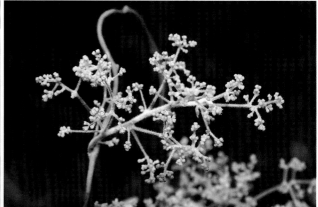
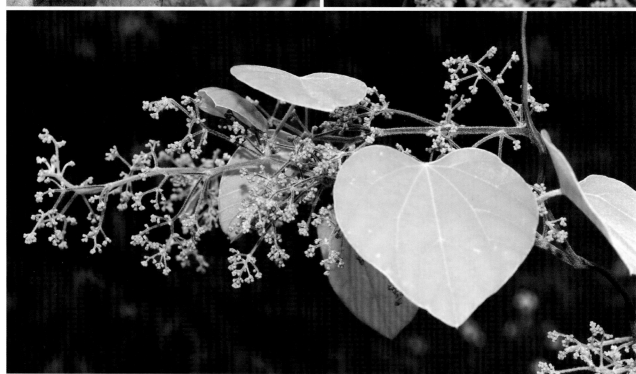

白药子

来源	防己科金线吊乌龟 *Stephania cephalantha* Hayata 的块根。
别名	白药、白药根。

形态特征　多年生落叶藤本。块根肥厚，椭圆形或块状。老茎基部稍木质，叶互生，圆三角形或扁圆形，宽与长近相等或较宽；先端钝圆，有小突尖，全缘或微呈波状，上面绿色，下面粉白色，两面无毛，纸质。花雌雄异株；约20朵花组成头状聚伞花序。核果紫红色，球形，内果皮坚硬，背部有4行小横肋状雕纹。花期6—7月，果期8—9月。

分　　布　生于肥沃湿润的草丛、山坡路旁阴处或灌木林中，亦生于石灰质石山上。分布于象山区、阳朔县、灵川县、资源县、恭城瑶族自治县。

功能主治　味苦、辛，性凉，有小毒。清热解毒，祛风止痛，凉血止血。主治咽喉肿痛，热毒痈肿，风湿痹痛，腹痛，泻痢，吐血，衄血，外伤出血。

采收加工　全年可采，以秋末冬初采收为好，除去须根，洗净，切片晒干备用。

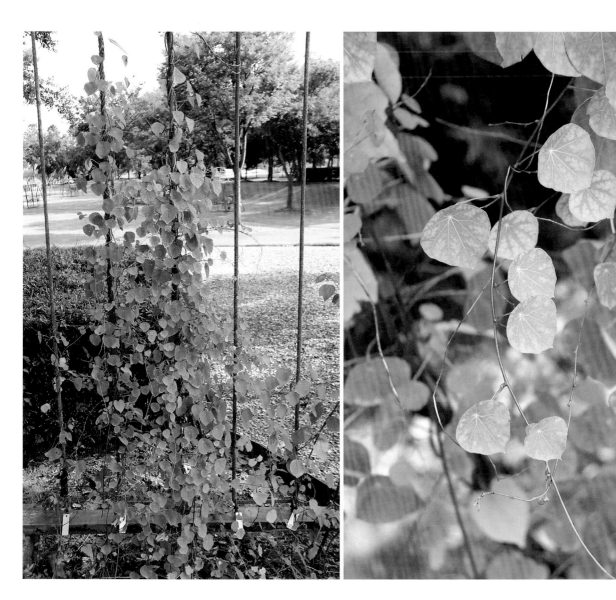

千金藤

来源 防己科千金藤 *Stephania japonica* (Thunb.) Miers 的根或茎叶。

别名 金线钓乌龟、公老鼠藤、野桃草、爆竹消、朝天药膏。

形态特征 稍木质藤本，全株无毛。根条状，褐黄色。小枝纤细，有直线纹。叶纸质或坚纸质，通常三角状近圆形或三角状阔卵形，长度与宽度近相等或略小，顶端有小凸尖，基部通常微圆，下面粉白；掌状脉 10 ～ 11 条，下面凸起；明显盾状着生。复伞形聚伞花序腋生，花近无梗；心皮卵状。果倒卵形至近圆形，成熟时红色；果核背部有 2 行小横肋状雕纹，小横肋常断裂，胎座迹不穿孔或偶有一小孔。

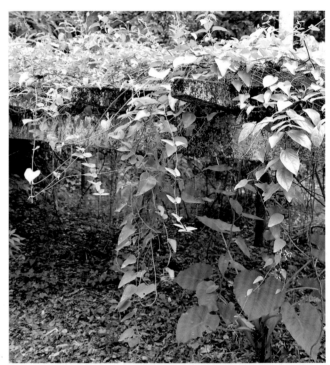

分　　布 生于村边或旷野灌丛中。分布于阳朔县、龙胜各族自治县。

功能主治 味苦、辛，性寒。清热解毒，祛风止痛，利水消肿。主治咽喉肿痛，痈肿疮疖，毒蛇咬伤，风湿痹痛，胃痛，脚气水肿。

采收加工 7—8 月采收茎叶，晒干；9—10 月挖根，洗净晒干。

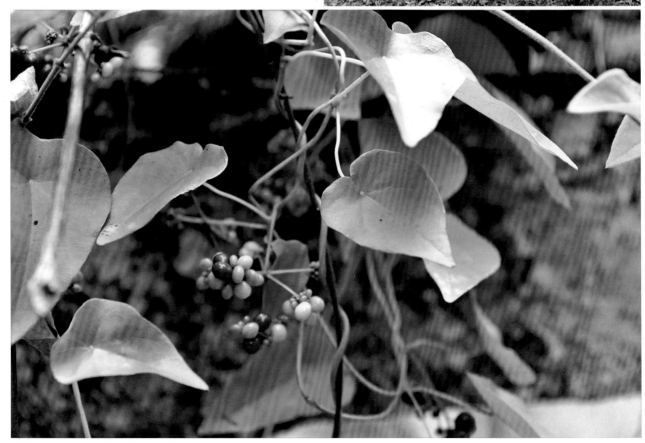

山乌龟

来源 防己科广西地不容 *Stephania kwangsiensis* Lo 的块根。
别名 地乌龟、吊金龟。

形态特征 草质、落叶藤本。有时基部有稍木质化老茎，枝圆柱状，有直线纹，无毛。叶纸质，三角状圆形至近圆形，长、宽近相等，全缘或有时有角状粗齿，两面无毛，鲜叶上面深绿，下面绿白，干时下面常变紫红色或有时变紫黑色；叶柄基部扭曲。复伞形聚伞花序腋生，有6～10条伞梗；子房无毛。核果红色；果核倒卵圆形，背部有4行刺状凸起，每行18～19颗，刺稍扁，末端钩状下弯，胎座迹正中穿孔。花期5月，果期6—8月。

分　布 生于石灰岩地区的石山上。分布于荔浦市、恭城瑶族自治县。

功能主治 味苦，性寒，有毒。涌吐痰食，截疟，解疮痛。主治胃痛、痢疾，食积腹痛，痈肿疔毒，跌打损伤，毒蛇咬伤。

采收加工 全年均可采挖，去除须根，洗净，切片，晒干。

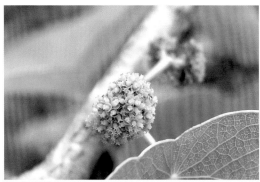

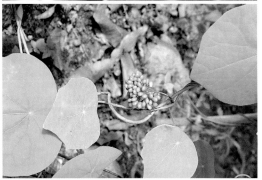

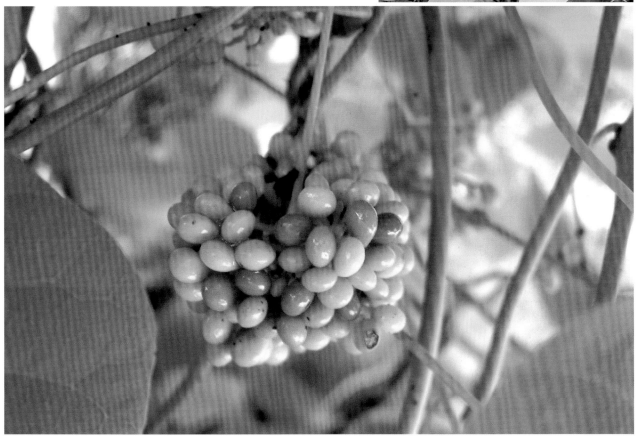

金 果 榄

来源 防己科青牛胆 *Tinospora sagittata* (Oliv.) Gagnep. 的块根。

别名 金桔榄、金苦榄、地胆、天鹅蛋、九牛胆。

形态特征 多年生常缠绕藤本。根细长，1 米左右，串生数个块根；块根卵圆形、球形或团块状，外皮黄棕色，内面浅黄色，味苦。分枝纤细，圆柱形，有笔直条纹。叶纸质至薄革质，披针形、长圆状披针形或卵状针形，先端渐尖或急尖，基部箭形或戟形，弯缺常很深，后裂片圆、钝或短尖，有时 2 裂片彼此重叠，通常仅脉上被短硬毛。花单性异株，黄白色，组成总状花序或圆锥花序，腋生，疏散；雄花序常几个簇生，雌花序常单生；雄花萼片 6 片，2 轮；花瓣 6 片，短于萼片；雄蕊 6 枚，离生。

分 布 生于山谷溪边疏林下或石缝间。分布于兴安县、永福县、灌阳县、资源县。

功能主治 味苦，性寒。清热解毒，利咽，止痛。主治咽喉肿痛，痈疽疔毒，泄泻，痢疾，脘腹疼痛。

采收加工 秋、冬季采挖，除去须根，洗净，晒干。

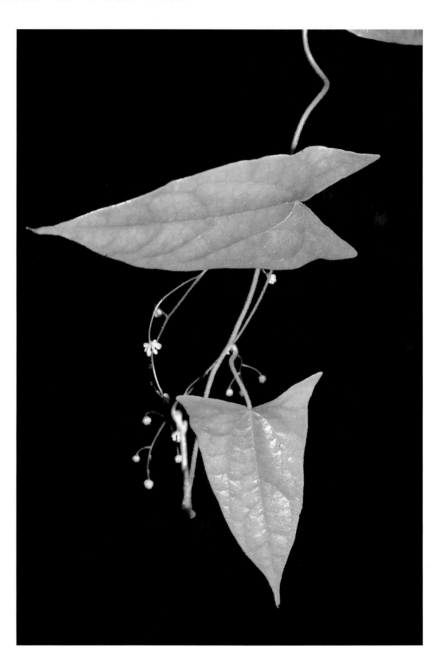

大块瓦

来源 马兜铃科地花细辛 *Asarum geophilum* Hemsl. 的根、根茎或全草。

别名 花叶细辛、矮细辛、铺地细辛、土细辛。

形态特征 多年生草本，全株散生柔毛。根状茎横走，根细长。叶圆心形、卵状心形或宽卵形，先端钝或急尖，基部心形，叶面散生短毛或无毛，叶背初被密生黄棕色柔毛；后渐脱落；叶柄长 3～15 厘米，密被黄棕色柔毛。花紫色；花梗常向下弯垂，有毛；花被与子房合生部分球状或卵状，花被管短，中部以上与花柱等高处有窄的凸环，花被裂片卵圆形，浅绿色，两面有毛。果卵状，棕黄色，具宿存花被。花期 4—6 月。

分　布 生于海拔 250～700 米密林下或山谷湿地。分布于永福县、资源县、荔浦市。

功能主治 味辛，性温。疏风散寒，宣肺止咳，止痛消肿。主治风寒感冒，头痛，鼻渊，痰饮咳喘，风寒湿痹，毒蛇咬伤。

采收加工 4—5 月挖取带根全草，除去泥土，置通风处，阴干。

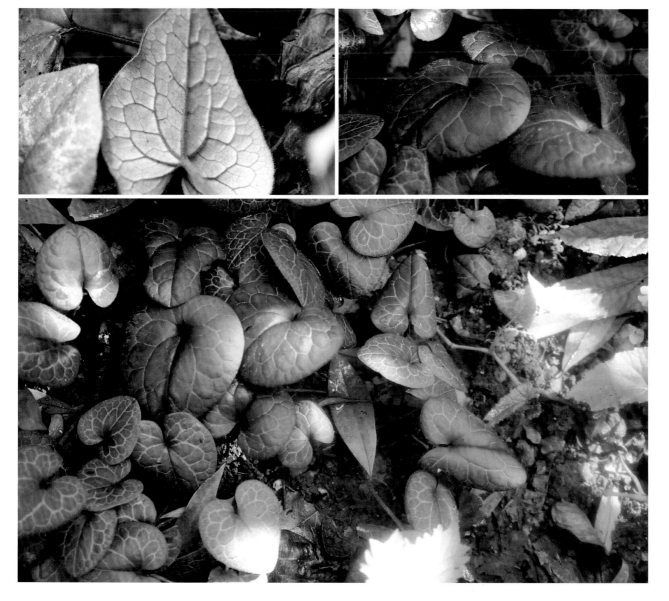

山蒟

来源 胡椒科山蒟 *Piper hancei* Maxim. 的茎叶或根。

别名 酒饼藤、爬岩香、上树见、山蒌。

形态特征 攀援藤本，除花序轴和苞片柄外，其余均无毛。茎、枝具细纵纹，节上生根。叶纸质或近革质，卵状披针形或椭圆形，少有披针形，顶端短尖或渐尖，基部渐狭或楔形；叶脉5～7条，最上1对互生，离基从中脉发出，弯拱上升几达叶片顶部。花单性，雌雄异株，聚集成与叶对生的穗状花序；总花梗与叶柄等长或略长，花序轴被毛；苞片近圆形，盾状，向轴面和柄上被柔毛；子房近球形，离生。浆果球形，黄色。花期3—8月。

分布 生于山地溪涧边、密林或疏林中，攀援于树上或岩石上。分布于龙胜各族自治县。

功能主治 味辛，性温。祛风除湿，活血消肿，行气止痛，化痰止咳。主治风湿痹痛，胃痛，痛经，跌打损伤，风寒咳喘，疝气痛。

采收加工 秋季采收，洗净，切段，鲜用或晒干。

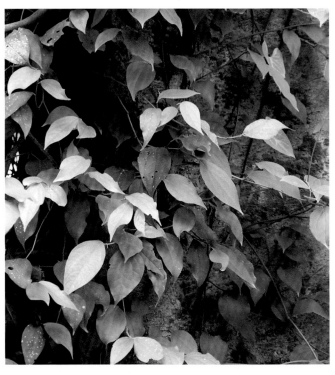

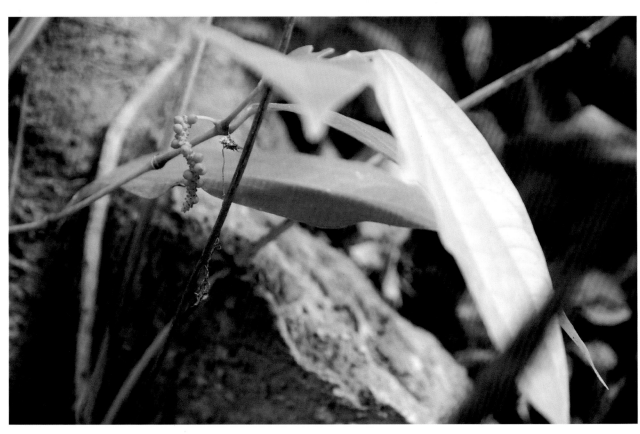

胡 椒

来源　胡椒科胡椒 *Piper nigrum* L. 的近成熟或成熟果实。

别名　味履支、浮椒、玉椒。

形态特征　木质攀援藤本。茎、枝无毛，节显著膨大，常生小根。叶厚，近革质，阔卵形至卵状长圆形，稀有近圆形，顶端短尖，基部圆，常稍偏斜，两面均无毛。花杂性，通常雌雄同株；花序与叶对生；总花梗与叶柄近等长，无毛；苞片匙状长圆形，顶端阔而圆，与花序轴分离，呈浅杯状；雄蕊 2 枚，花药肾形，花丝粗短；子房球形，柱头 3 ～ 4 枚，稀有 5 枚。浆果球形，无柄，成熟时红色，未成熟时干后变黑色。花期 6—10 月。

分　　布　生于荫蔽的树林中。分布于灌阳县、永福县。

功能主治　味辛，性热。温中散寒，下气，消痰。主治胃寒呕吐，腹痛泄泻，食欲不振，癫痫痰多。

采收加工　秋末至翌年春季果实呈暗绿色时采收，晒干，为黑胡椒；果实变红时采收，用水浸渍数日，擦去果肉，晒干，为白胡椒。

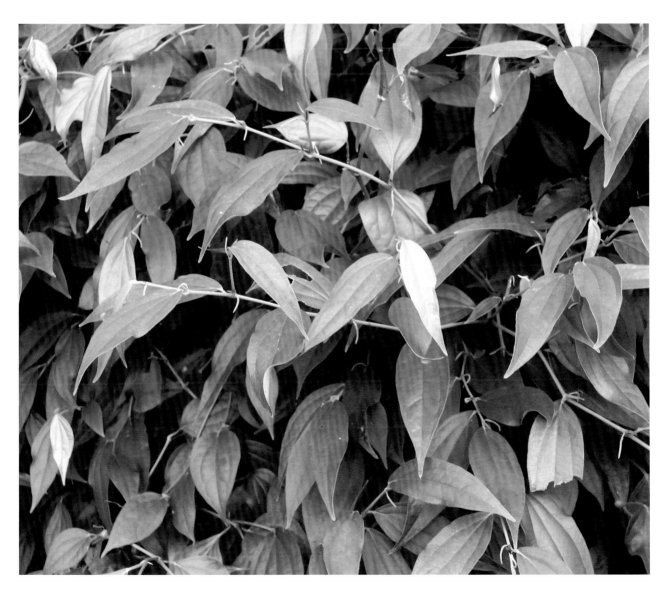

石南藤

来源 胡椒科石南藤 *Piper wallichii* (Miq.) Hand. Mazz. 的茎叶或全株。

别名 丁父、丁公寄、搜山虎、蓝藤。

形态特征 攀援藤本。枝被疏毛或脱落变无毛，干时呈淡黄色，有纵棱。叶硬纸质，干时变淡黄色，椭圆形，顶端长渐尖，有小尖头，基部短狭或钝圆，腹面无毛，背面被长短不一的疏粗毛；叶柄无毛或被疏毛。花单性，雌雄异株，聚集成与叶对生的穗状花序；子房离生，柱头3～4枚，稀有5枚，披针形。浆果球形，无毛，有疣状凸起。花期5—6月，果期7—8月。

分　布 生于林中阴处或湿润地，攀爬于石壁上或树上。分布于阳朔县、灵川县、兴安县、永福县、灌阳县、资源县、平乐县、恭城瑶族自治县、象山区、龙胜各族自治县、临桂区。

功能主治 味辛、甘，性温。祛风湿，通经络，强腰脚，止痛。主治风寒湿痹，筋骨疼痛，腰痛，手术后疼痛。

采收加工 8—10月割取带叶茎枝，晒干后，扎成小把，用水洗净，浸泡，润透，切段，晒干。

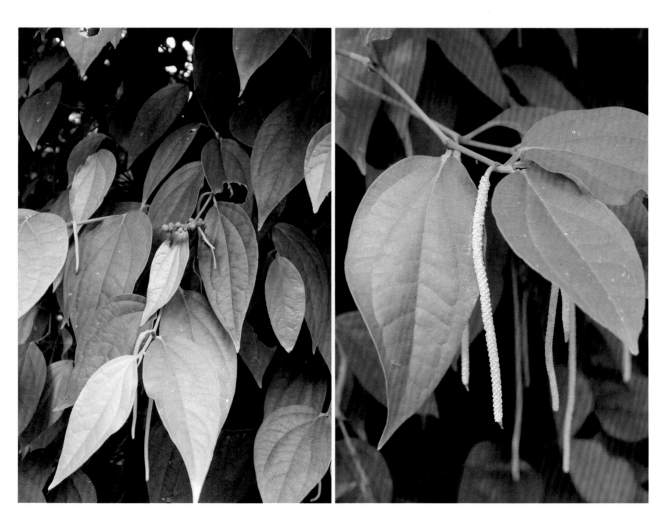

鱼 腥 草

来源 三白草科蕺菜 *Houttuynia cordata* Thunb. 的带根全草。

别名 侧耳根、折耳根、猪鼻孔、臭草、鱼鳞草。

形态特征 攀援藤本。枝被疏毛或脱落变无毛，干时呈淡黄色，有纵棱。叶硬纸质，干时变淡黄色，无明显腺点，椭圆形，或向下渐次为狭卵形至卵形，顶端长渐尖，有小尖头，基部短狭或钝圆，两侧近相等，有时下部的叶呈微心形，腹面无毛，背面被长短不一的疏粗毛。花单性，雌雄异株，聚集成与叶对生的穗状花序；子房离生，柱头 3～4 枚，稀有 5 枚，披针形。浆果球形，无毛，有疣状凸起。花期 5—6 月，果期 10—11 月。

分　布 生于林中阴处或湿润地。分布于象山区、阳朔县、灵川县、全州县、兴安县、恭城瑶族自治县。

功能主治 味辛，性微寒。清热解毒，消痈排脓，利尿通淋。主治肺痈吐脓，痰热喘咳，热痢，热淋，痈肿疮毒。

采收加工 鲜品全年均可采割；干品夏季茎叶茂盛花穗多时采割，除去杂质，晒干。

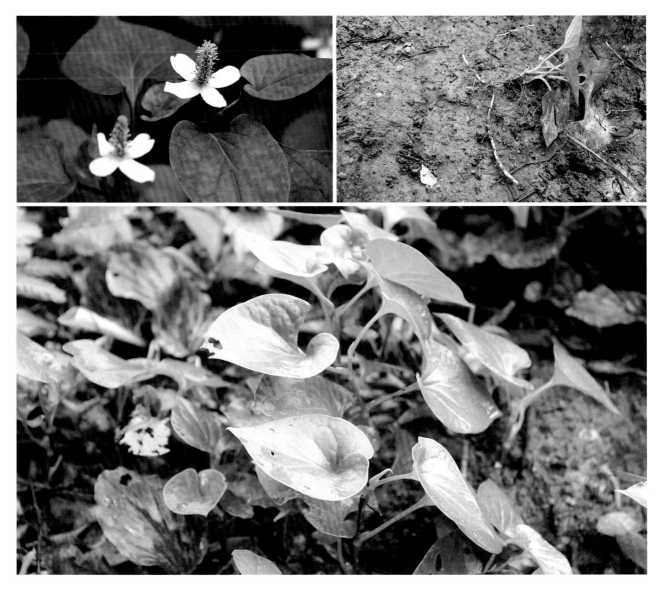

三白草

来源 三白草科三白草 *Saururus chinensis* (Lour.) Baill 的根茎或全草。
别名 白面姑、白舌骨、塘边藕。

形态特征 湿生草本。茎粗壮，有纵长粗棱和沟槽，下部伏地，常带白色，上部直立，绿色。叶纸质，密生腺点，阔卵形至卵状披针形，顶端短尖或渐尖，基部心形或斜心形，两面均无毛，上部的叶较小，茎顶端的 2～3 片于花期常为白色，呈花瓣状；叶柄无毛，基部与托叶合生成鞘状，略抱茎。花序白色；总花梗无毛，但花序轴密被短柔毛。果近球形，表面多疣状凸起。花期 5—8 月，果期 6—9 月。

分　布 生于低湿沟边，塘边或溪旁。分布于象山区、阳朔县、灵川县、全州县、兴安县、恭城瑶族自治县。

功能主治 味甘、辛，性寒。清热解毒，利尿消肿。主治小便不利，淋沥涩痛，带下，尿路感染，肾炎水肿；外治疮疡肿毒，湿疹。

采收加工 根茎秋季采挖；全草全年均可采挖，洗净，晒干。

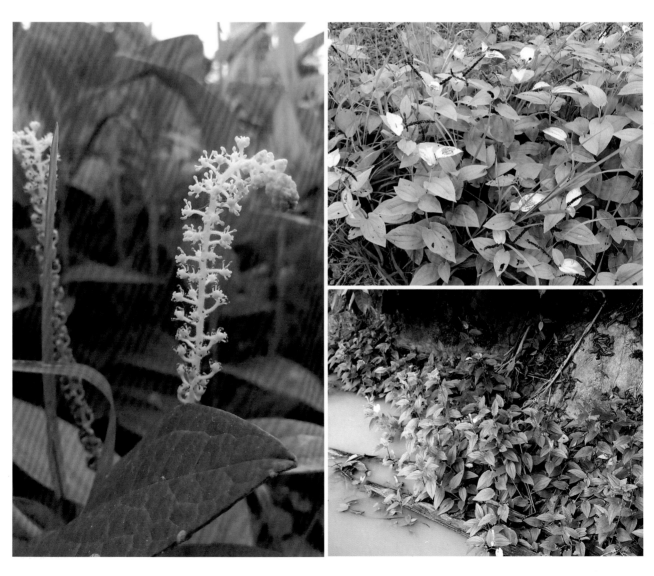

四 大 天 王

来源　金粟兰科宽叶金粟兰 *Chloranthus henryi* Hemsl. 的全草或根。
别名　大叶及己、四叶对、四大金刚、四块瓦。

形态特征　多年生草本，全部无毛。根状茎粗短，密生多数细长须根；茎直立，单生或数个丛生。叶对生，通常4片生于茎上部，纸质，宽椭圆形、长椭圆形或倒卵形，顶端短尖，基部宽楔形，边缘有圆锯齿或粗锯齿；托叶条裂成钻形。穗状花序单一，由茎顶抽出；苞片倒卵形，通常2～3齿裂；花白色，有香气，子房倒卵形，无花柱。核果球形，淡黄绿色，有纵条纹，近无柄。花期4—5月，果期5—6月。

分　　布　生于海拔170～340米山坡或低山林下阴湿处和山沟草丛中。分布于龙胜各族自治县、全州县。

功能主治　味辛，性温，有毒。祛风除湿，活血散瘀，解毒。主治风湿痹痛，肢体麻木，风寒咳嗽，跌打损伤，疮肿及毒蛇咬伤。

采收加工　夏、秋季采全草和根，洗净，分别晒干。

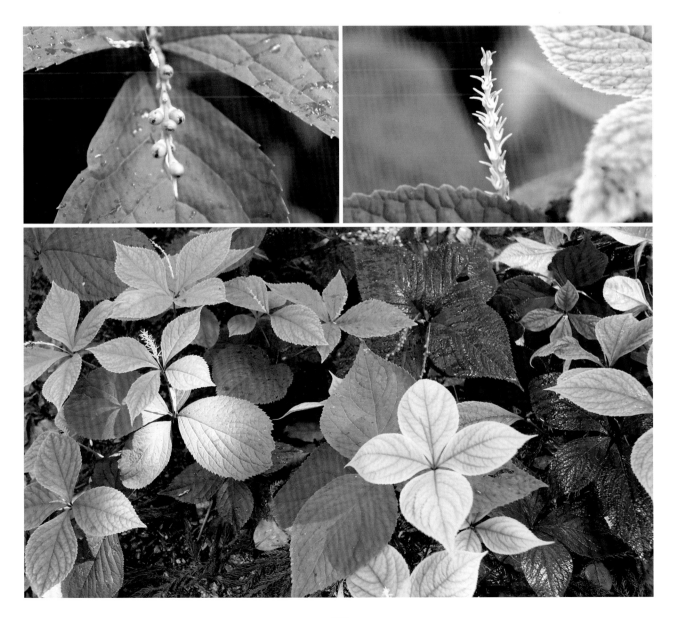

及 己

来源 金粟兰科及己 *Chloranthus serratus* (Thunb.) Roem. et Schult. 的根。

别名 四叶对、四皮风、獐耳细辛、四角金、对叶四块瓦。

形态特征 多年生草本。根茎粗短，横生，细根密集。茎直立，单生或数个丛生，节明显，无毛。叶对生，4～6片生于茎上部，叶片椭圆形或卵状披针形，偶有倒卵形或长圆形，先端长尖，基部楔形，边缘具锐而密的锯齿，齿端有腺点。穗状花序单一或2～3分枝；总花梗长；苞片三角形或近半圆形，顶端有数齿；花白色。花期4—5月，果期6—8月。

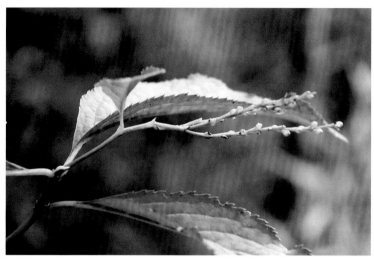

分 布 生于林下阴湿处和山谷溪边草丛中。分布于灵川县、永福县、灌阳县、龙胜各族自治县、资源县、全州县。

功能主治 味苦，性平，有毒。舒筋活络，祛风止痛，消肿解毒。主治跌打损伤，风湿腰腿痛，疔疮肿毒，毒蛇咬伤。

采收加工 春季开花前采挖全草，洗净，晒干；或将根部砍下，分别晒干。

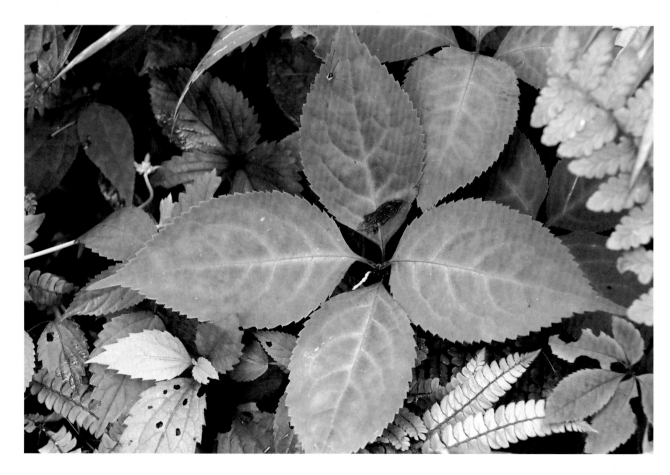

肿节风

来源 金粟兰科草珊瑚 *Sarcandra glabra* (Thunb.) Nakai 的全株。

别名 接骨金粟兰、九节茶、九节花、九节风、竹节茶。

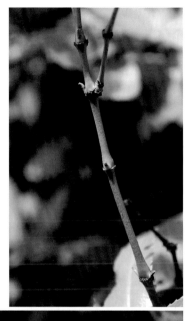

形态特征 常绿半灌木。茎与枝均有膨大的节。叶革质，椭圆形、卵形至卵状披针形，顶端渐尖，基部尖或楔形，边缘具粗锐锯齿，齿尖有一腺体，两面均无毛；叶柄基部合生成鞘状；托叶钻形。穗状花序顶生，通常分枝，多少成圆锥花序状；苞片三角形；花黄绿色；雄蕊1枚，肉质，棒状至圆柱状，花药2室，生于药隔上部之两侧，侧向或有时内向，子房球形或卵形，无花柱，柱头近头状。核果球形，熟时亮红色。花期6月，果期8—10月。

分　　布 生于山坡、沟谷林下阴湿处。分布于阳朔县、临桂区、灵川县、兴安县、永福县、灌阳县、龙胜各族自治县、资源县、荔浦市、恭城瑶族自治县、全州县。

功能主治 味苦、辛，性平。清热凉血，活血消斑，祛风通络。主治血热紫斑、紫癜，风湿痹痛，跌打损伤。

采收加工 夏、秋季采收，除去杂质，晒干。

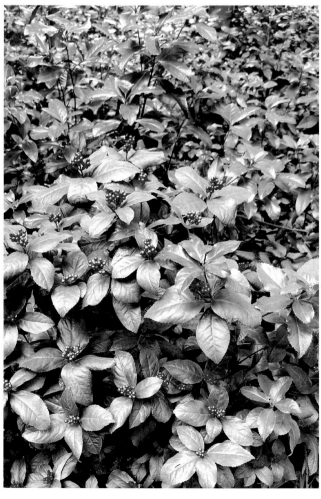

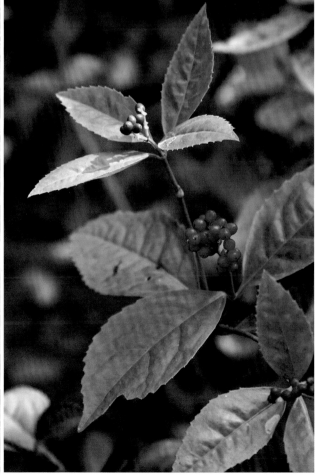

血水草根

来源 罂粟科血水草 *Eomecon chionantha* Hance 的根及根茎。

别名 广扁线、捆仙绳。

形态特征 多年生草本，植株具红橙色汁液。根和根茎匍匐，黄色。茎紫绿色，有光泽。叶基生；叶柄细长，基部具窄鞘；叶片卵圆状心形或圆心形，先端急尖，基部耳垂状，表面绿色，背面灰绿色，有白粉，掌状脉，边缘呈波状。花葶灰绿色而略带紫红色，3～5朵排列成伞房状聚伞花序；苞片和小苞片卵状披针形，先端渐尖，子房卵形或窄卵形，无毛，花柱柱头2裂。蒴果长椭圆形，先端稍细小。花期3—6月，果期5—7月。

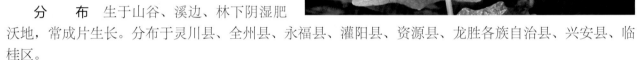

分　布 生于山谷、溪边、林下阴湿肥沃地，常成片生长。分布于灵川县、全州县、永福县、灌阳县、资源县、龙胜各族自治县、兴安县、临桂区。

功能主治 味苦、辛，性凉，有小毒。清热解毒，散瘀止痛。主治风热目赤肿痛，咽喉疼痛，尿路感染，疮疡疖肿，毒蛇咬伤，产后小腹瘀痛，跌打损伤及湿疹，疥癣等。

采收加工 9—10月采挖，晒干或鲜用。

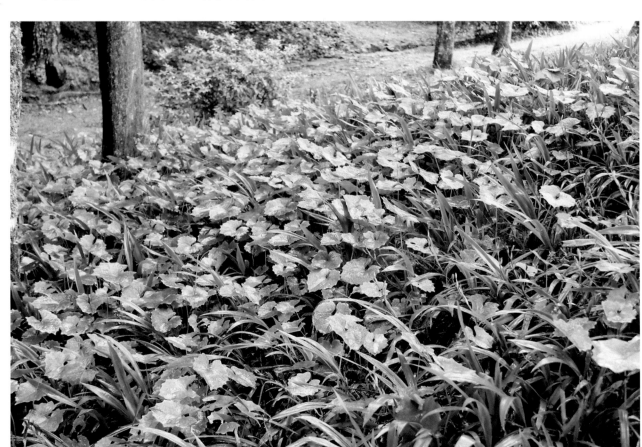

博 落 回

| 来源 | 罂粟科博落回 *Macleaya cordata* (Willd.) R. Br. 的根或全草。 |
| 别名 | 落回、号筒草、勃勒回、三钱三、号筒杆、号筒树。 |

形态特征 多年生大型草本，基部灌木状，具乳黄色浆汁。根茎粗大，橙红色。茎绿色或红紫色，中空，上部多分枝，无毛。单叶互生；具叶柄；叶片宽卵形或近圆形，上面绿色，无毛，下面具易落的细绒毛，多白粉，边缘波状或波状牙齿。大型圆锥花序多花，生于茎或分枝顶端。蒴果倒披针形，扁平，外被白粉。种子卵球形，种皮蜂窝状，具鸡冠状突起。花期 6—8 月，果期 7—10 月。

分　　布 生于海拔 150～830 米的丘陵或低山林中、灌丛中或草丛间。分布于阳朔县、临桂区、全州县、资源县、恭城瑶族自治县。

性能主治 味苦、辛，性寒，有大毒。散瘀，祛风，解毒，止痛，杀虫。主治跌打损伤，关节炎，汗斑，恶疮，蜂螫伤，麻醉镇痛，消肿；作农药可防治稻椿象、稻苞虫、钉螺等。

采收加工 秋、冬季采收，根茎与茎叶分开，晒干，放干燥处保存。鲜用随时可采。

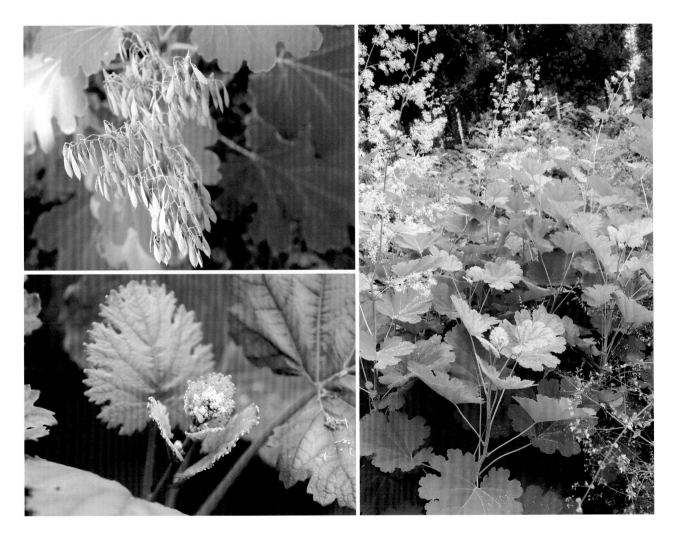

护 心 胆

来源 罂粟科尖距紫堇 *Corydalis sheareri* S. Moore 的全草或块茎。

别名 地锦苗、紫花荷包牡丹、红花鸡距草、鹿耳草、荷包牡丹。

形态特征 多年生草本。主根明显，具多数纤维根，棕褐色；根茎粗壮，干时黑褐色，被以残枯的叶柄基。茎1～2，绿色。基生叶数枚，具带紫色的长柄，叶片轮廓三角形或卵状三角形，二回羽状全裂，第一回全裂片具柄，第二回无柄，卵形。总状花序生于茎及分枝先端，通常排列稀疏。蒴果狭圆柱形。种子近圆形，黑色，具光泽，表面具多数乳突。花期2—4月，果期4—6月。

分　　布 生水边或林下潮湿地。分布于阳朔县、临桂区、兴安县、荔浦市、象山区、平乐县。

性能主治 味苦、辛，性寒，有小毒。活血止痛，清热解毒。主治腹痛泄泻，跌打损伤，痈疮肿毒，目赤肿痛，胃痛。

采收加工 春、夏季采集全草；冬、春季采挖块茎，均洗净，鲜用或晒干。

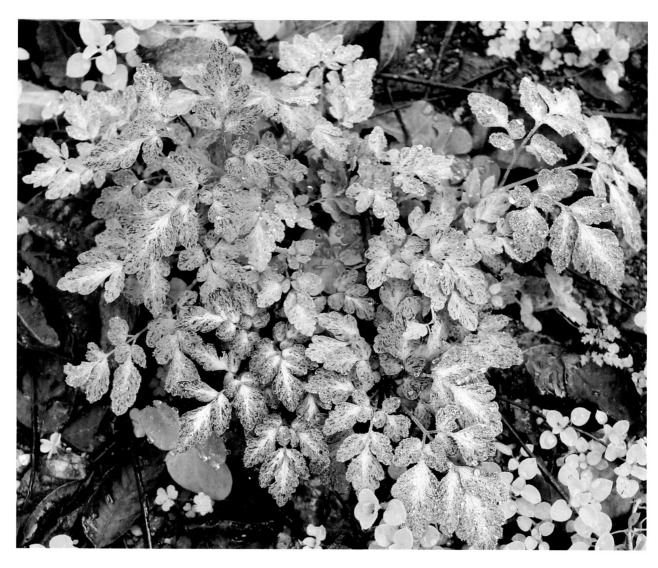

甘 蓝

来源 十字花科甘蓝 *Brassica oleracea* L. var. *capitata* L. 的叶。

别名 包心菜、洋白菜、卷心菜、圆白菜。

形态特征 二年生草本。一年生茎肉质，不分枝，绿色或灰绿色；二年生茎有分枝，具茎生叶。基生叶多数，质厚，层层包裹成球状体，扁球形，乳白色或淡绿色。基生叶及下部茎生叶长圆状倒卵形至圆形。总状花序顶生及腋生；花淡黄色；萼片直立，线状长圆形。长角果圆柱形，两侧稍压扁，中脉突出，喙圆锥形；果梗粗，直立开展。种子球形，棕色。花期 4 月，果期 5 月。

分　布 市内各地均有栽培。

性能主治 味甘，性平。益脾胃，缓急止痛。

采收加工 多于夏、秋季采收，除去根及老叶，鲜用。

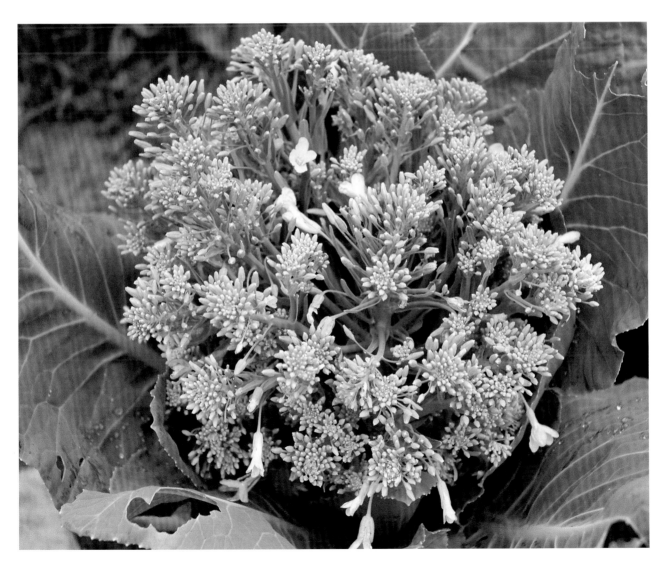

荠 菜

来源 十字花科荠菜 *Capsella bursa-pastoris* (L.) Medic. 的全草。
别名 护生草、鸡心菜、净肠草、假水菜、地头菜。

形态特征 一年生或二年生草本。茎直立，有分枝。基生叶丛生，呈莲座状，具长叶柄，叶片大头羽状分裂；茎生叶狭披针形，基部箭形抱茎，边缘有缺刻或锯齿，两面有细毛或无毛。总状花序顶生及腋生，萼片长圆形；花瓣白色，钥形或卵形，有短爪。短角果倒三角形或倒心状三角形，扁平，无毛，两端微凹，裂瓣具网脉。种子2行，呈椭圆形，浅褐色。花果期4—6月。

分　布 生于山坡、田边及路旁。分布于象山区、灵川县、全州县、兴安县、永福县、灌阳县、资源县。

性能主治 味甘、淡，性平。凉肝止血，平肝明目，清热利湿。主治吐血，咯血，尿血，崩漏，口赤疼痛，眼底出血，高血压，赤白痢疾，肾炎水肿，乳糜尿。

采收加工 3—5月采收，除去枯叶，杂质，洗净，晒干。

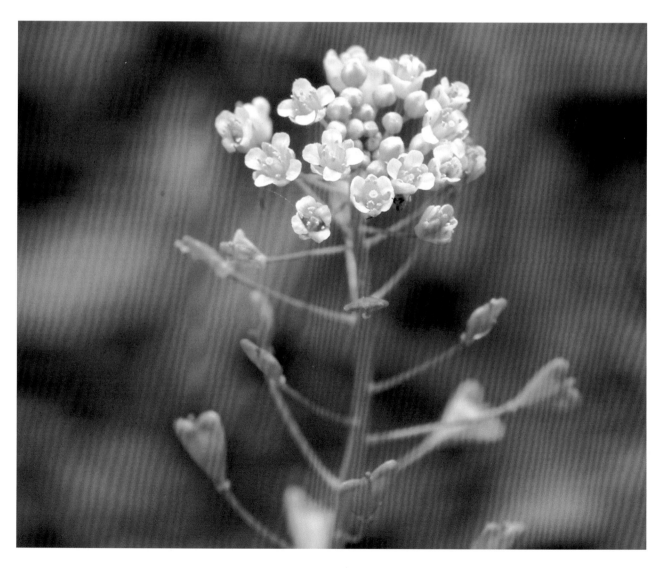

白 带 草

来源 十字花科弯曲碎米荠 *Cardamine flexuosa* With. 的全草。

别名 雀儿菜、野养菜、米花香荠菜、高山碎米荠、峨眉碎米荠。

形态特征 一年生或二年生草本。主根有时不明显而呈须根状。茎由基部分枝，斜升呈铺散状，被疏柔毛，分枝多，表面有细沟棱。奇数羽状复叶；基生叶具柄；有小叶，顶生小叶卵形、倒卵形，基部宽楔形，有小叶柄，侧生小叶卵形，较顶生小叶略小，有小叶柄。总状花序生于枝顶，花多数，形小，花梗纤细；长角果线形而扁，无毛。种子长圆形而扁，边缘或先端具极狭的翅，黄褐色。花期3—5月，果期4—6月。

分　布 生于田边、路旁及草地。分布于阳朔县、灵川县、全州县、龙胜各族自治县、资源县、兴安县、临桂区。

性能主治 味甘、淡，性凉。清热，利湿，健胃，止泻。主治湿热泻痢，热淋、带下，心悸，失眠，虚火牙痛，小儿疳积等。

采收加工 2—5月采集，晒干或鲜用。

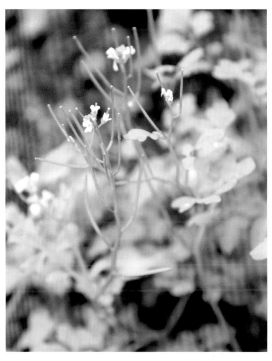

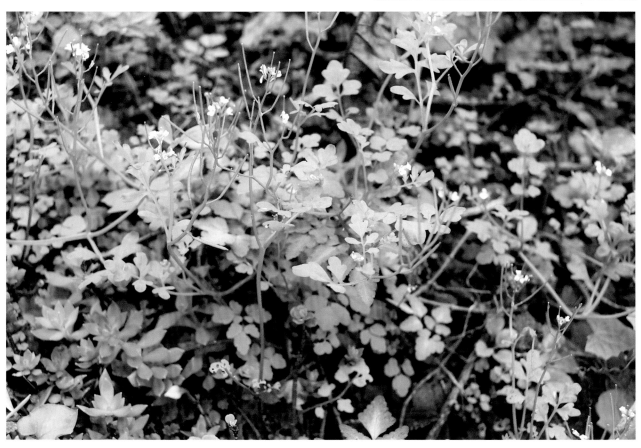

莱 菔 子

来源 十字花科萝卜 *Raphanus sativus* L. 的成熟种子。

别名 萝卜子、芦菔子、白萝卜、莱菔。

形态特征 一年生或二年生草本。直根，肉质，长圆形、球形或圆锥形，外皮绿色、白色或红色。茎有分枝，无毛，稍具粉霜。基生叶和下部茎生叶大头羽状半裂，长8～30厘米，宽3～5厘米，顶裂片卵形，侧裂片4～6对，长圆形，有钝齿，疏生粗毛；上部叶长圆形，有锯齿或近全缘。总状花序顶生或腋生；萼片长圆形；花瓣4片，白色、紫色或粉红色，倒卵形，长1～1.5毫米，具紫纹，下部有爪；雄蕊6枚，4长2短；雌蕊1枚，子房钻状，柱头柱状。长角果圆柱形，在种子间处缢缩，形成海绵质横隔，先端有喙。种子1～6颗，卵形，微扁，红棕色，并有细网纹。花期4—5月，果期5—6月。

分　布 分布于灵川县、兴安县、灌阳县、资源县、恭城瑶族自治县。

性能主治 味辛、甘，性平。消食除胀，降气化痰。主治饮食停滞，脘腹胀痛，大便秘结，积滞泻痢，痰壅喘咳。

采收加工 夏季果实成熟时采割植株，晒干，搓出种子，除去杂质，再晒干。

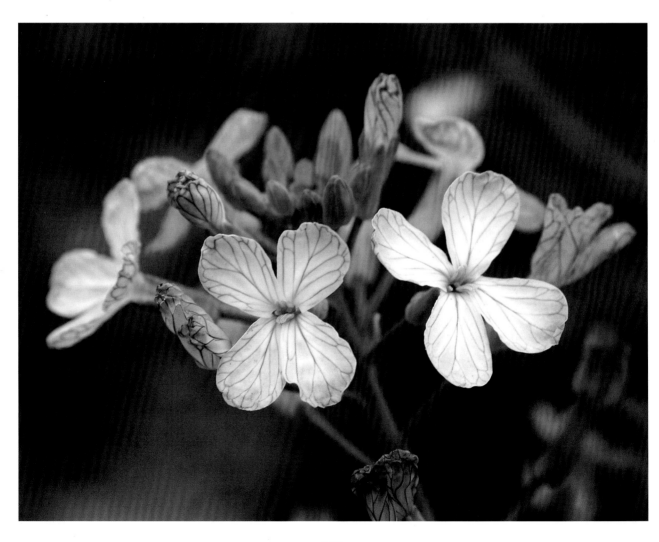

菥 蓂

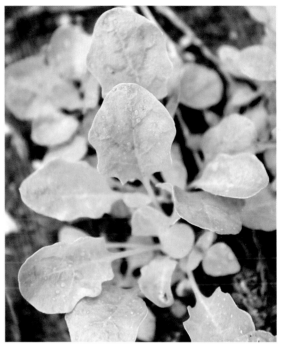

来源 十字花科菥蓂 *Thlaspi arvense* L. 的地上部分。

别名 遏大荠、蔑菥、马辛、蓝菜、铲铲草。

形态特征 一年生草本。茎呈圆柱形；表面黄绿色或灰黄色，有细棱纵线；质脆，易折断，断面髓部白色。叶互生，披针形，基部叶多为倒披针形，多脱落。总状果序生于茎枝顶端和叶腋，果实卵圆形而扁平；表面灰黄色或灰绿色，中心略隆起，边缘有翅，两面中间各有1条纵棱线，先端凹陷，基部有细果梗；果实内分2室，中间有纵隔膜，每室种子5～7颗。种子扁卵圆形，棕褐色，表面有颗粒状环纹。花果期5—7月。

分 布 生于平地路旁，沟边或村落附近。分布于荔浦市。

性能主治 味辛，性微寒。清肝明目，和中利湿，解毒消肿。主治目赤肿痛，脘腹胀痛，胁痛，肠痈，水肿，带下，疮疖痈肿。

采收加工 夏季果实成熟时采割，除去杂质，干燥。

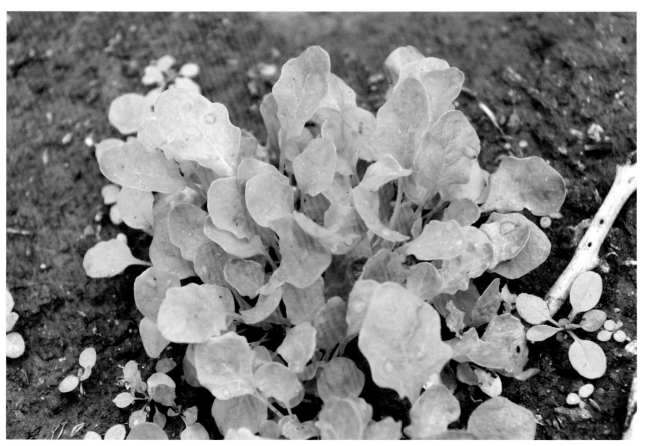

如 意 草

来源 堇菜科如意草 *Viola hamiltoniana* D. Don 的全草。

别名 白三百棒、红三百棒、堇菜、小叶堇菜、堇堇菜。

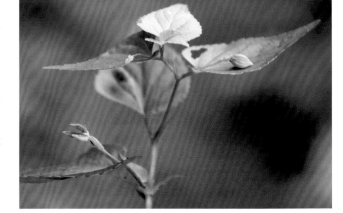

形态特征 多年生草本。根状茎短粗，斜生或垂直，节间缩短，节较密，密生多条须根。地上茎通常数条丛生，稀单一，直立或斜升，平滑无毛。基生叶三角状心形、卵状心形，先端圆或微尖，基部宽心形，两侧垂片平展，边缘具向内弯的浅波状圆齿，两面近无毛；茎生叶少，疏列，与基生叶相似。花小，白色或淡紫色，生于茎生叶的叶腋，具细弱的花梗。蒴果长圆形或椭圆形，先端尖，无毛。种子卵球形，淡黄色，基部具狭翅状附属物。花果期5—10月。

分 布 生于湿草地、山坡草丛、灌丛、杂木林林缘、田野、宅旁等处。分布于全州县、兴安县、灌阳县、龙胜各族自治县、资源县、荔浦市、恭城瑶族自治县、临桂区。

性能主治 味辛、微酸，性寒。清热解毒，散瘀止血。主治疮疡肿毒，乳痈，跌打损伤，开放性骨折，外伤出血，蛇伤。

采收加工 秋季采收，洗净，晒干。

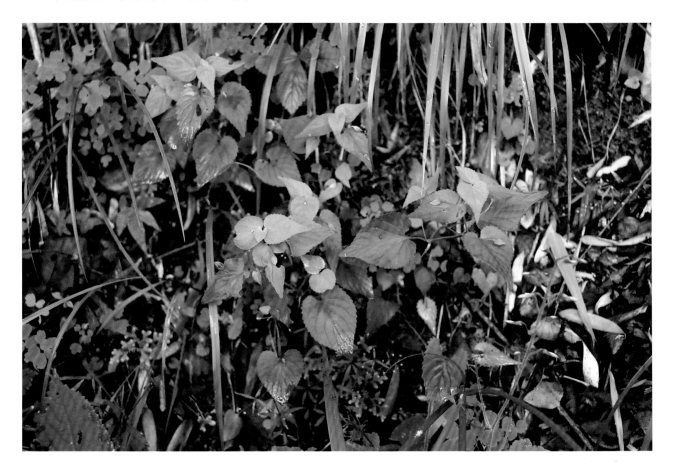

紫 花 地 丁

来源 堇菜科紫花地丁 *Viola yedoensis* Makino 的全草。
别名 堇堇菜、箭头草、地丁、角子。

形态特征 多年生草本。根状茎短，垂直，淡褐色，节密生，有数条淡褐色或近白色的细根。叶多数，基生，莲座状；叶柄在花期通常长于叶片 1 ～ 2 倍，上部具较宽的翅，无毛或被细短毛。花中等大，紫堇色或淡紫色，稀呈白色，喉部色较淡并带有紫色条纹；花梗通常多数，细弱，与叶片等长或高出于叶片，无毛或有短毛。蒴果长圆形无毛。种子卵球形，淡黄色。花果期 4 月中旬至 9 月。

分　布 生于田间、荒地、山坡草丛、林缘或灌丛中。分布于临桂区、灵川县、全州县、永福县、荔浦市、恭城瑶族自治县、龙胜各族自治县、兴安县。

性能主治 味苦、辛，性寒。清热解毒，凉血消肿。主治疔疮肿毒，痈疽发背，丹毒，毒蛇咬伤。

采收加工 夏、秋季采收，除去杂质，晒干。

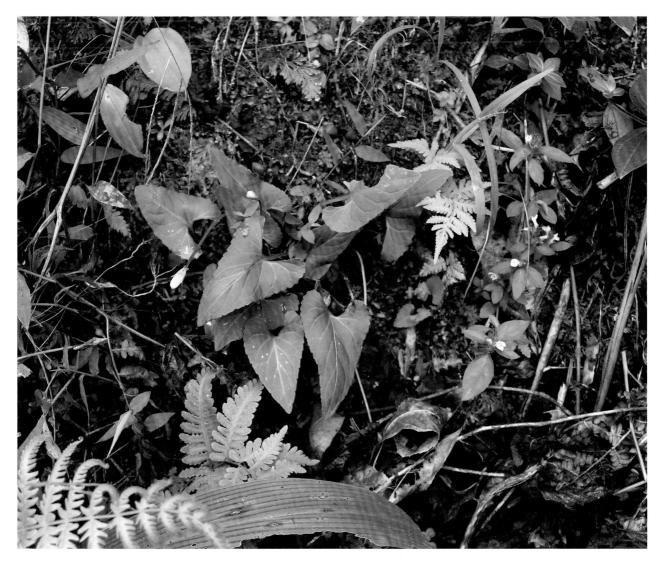

黄花倒水莲

来源 远志科黄花倒水莲 *Polygala fallax* Hemsl. 的根或茎、叶。

别名 黄花参、鸡仔树、吊吊黄、鸭仔兜（恭城瑶语）。

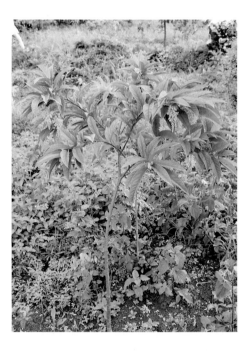

形态特征 灌木或小乔木。根粗壮，多分枝，表皮淡黄色，肉质，味先甜后苦；茎灰色，有浅褐色斑点。单叶互生；叶膜质，披针形至椭圆状披针形，先端渐尖，基部楔形至钝圆，全缘，两面均被短柔毛。花两性，总状花序顶生或腋生，直立，花后延长，下垂，被短柔毛。蒴果阔倒心形至圆形，绿黄色，具半同心圆状凸起的棱，无翅，具缘毛。种子圆形，棕黑色至黑色，密被白色短柔毛，近种脐端具一顶端突起的种阜。花期5—8月，果期8—12月。

分　　布 生于山谷林下水旁阴湿处。分布于阳朔县、临桂区、灵川县、兴安县、永福县、灌阳县、龙胜各族自治县、资源县。

性能主治 味甘、微苦，性平。补虚健脾，散瘀通络。主治劳倦乏力，子宫脱垂，小儿疳积，脾虚水肿，带下清稀，风湿痹痛，腰痛，月经不调，痛经，跌打损伤。

采收加工 茎、叶春、夏季采收，切段晒干；根秋、冬季采挖，切片晒干。

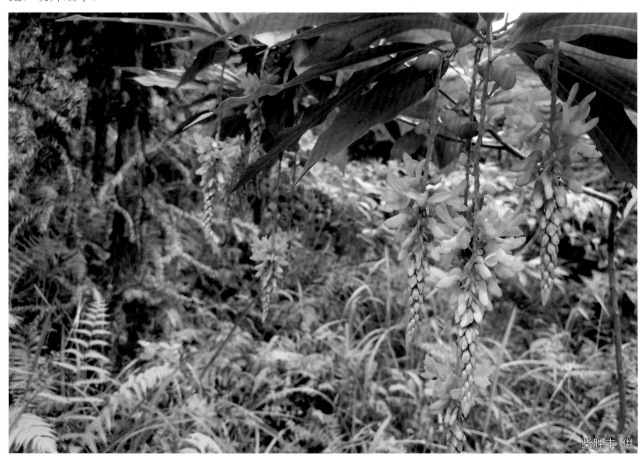

柴胜丰 供

小 草

来源　远志科远志 *Polygala tenuifolia* Willd. 的全草。

别名　远志细草、小鸡腿、小草根、蒌绕、蕀蒬。

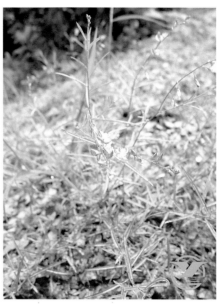

形态特征　多年生草本。主根粗壮，韧皮部肉质，浅黄色。茎多数丛生，直立或倾斜，具纵棱槽，被短柔毛。单叶互生，叶片纸质，线形至线状披针形，先端渐尖，基部楔形，全缘，反卷，无毛或极疏被微柔毛，主脉上面凹陷，背面隆起，侧脉不明显，近无柄。总状花序呈扁侧状生于小枝顶端，细弱，通常略俯垂，少花，稀疏。蒴果圆形，顶端微凹，具狭翅，无缘毛。种子卵形，径约2毫米，黑色，密被白色柔毛，具发达、2裂下延的种阜。花果期5—9月。

分　　布　生于草原、山坡草地、灌丛及杂木林下。分布于龙胜各族自治县、恭城瑶族自治县。

性能主治　味苦、辛，性平。安神益智，交通心肾，祛痰，消肿。主治心肾不交引起的失眠多梦、健忘惊悸、神志恍惚等症。

采收加工　春、夏季采收全草，鲜用或晒干。

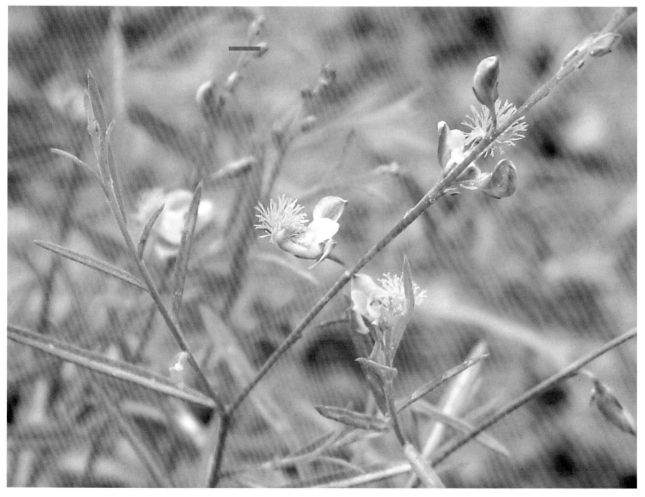

佛 甲 草

来源 景天科佛甲草 *Sedum lineare* Thunb. 的茎叶。

别名 鼠牙半枝莲、禾雀蜊、铁指甲、尖甲草、马屎花。

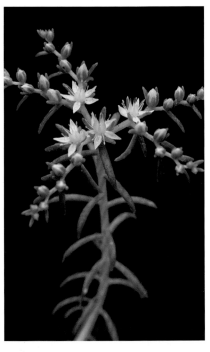

形态特征 多年生肉质草本，全株无毛。根多分枝，须根状。茎纤细倾卧，长 10 ～ 15 厘米，着地部分节节生根。叶 3 ～ 4 片轮生，近无柄，线形至倒披针形，长 2 ～ 2.5 厘米，先端近短尖，基部有短矩。聚伞花序顶生，花黄色，细小；萼片 5 片，无距或有时具假距，线状披针形，长 1.5 ～ 7 毫米，钝头，通常不相等；花瓣 5 片，矩圆形，长 4 ～ 6 毫米，先端短尖，基部渐狭；雄蕊 10 枚，心皮 5 个，成熟时分离，长 4 ～ 5 毫米，花柱短。蓇葖果。种子细小，卵圆形，具小乳状突起。花期 5—6 月，果期 7—8 月。

分　布 生于低山阴处或山坡、山谷岩石缝中。分布于阳朔县、灵川县、全州县、灌阳县、龙胜各族自治县、资源县、平乐县、临桂区。

性能主治 味甘、淡，性寒。清热解毒，利湿，止血。主治咽喉肿痛，目赤肿痛，热毒痛肿，疔疮，丹毒，缠腰火丹，烫火伤，毒蛇咬伤，黄疸，湿热泻痢，便血，崩漏，外伤出血，扁平疣。

采收加工 夏、秋季拔出全株，洗净，置沸水中烫后捞起，晒干或烘干；鲜用随采。

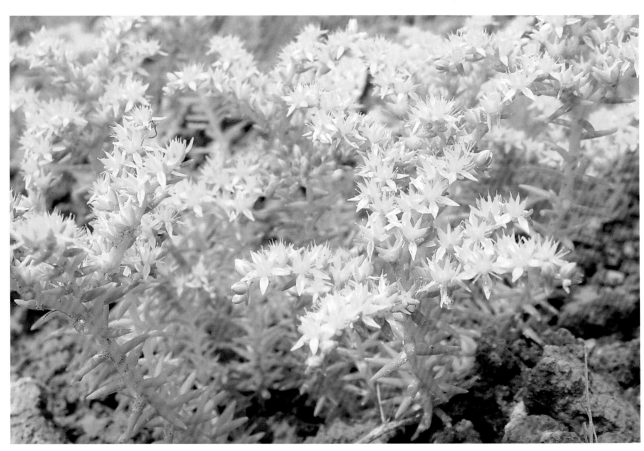

垂 盆 草

来源 景天科垂盆草 *Sedum sarmentosum* Bunge 的全草。
别名 山护花、鼠牙半支、半枝莲、狗牙草、豆瓣菜。

形态特征 多年生草本。不育枝及花茎细，匍匐而节上生根，直到花序之下。3 叶轮生，叶倒披针形至长圆形，先端近急尖，基部急狭，有距。聚伞花序，有 3～5 分枝，花少，宽 5～6 厘米；花无梗；萼片 5 片，披针形至长圆形，先端钝，基部无距；花瓣 5 片，黄色，披针形至长圆形，先端有稍长的短尖；雄蕊 10 枚，较花瓣短；鳞片 10 片，楔状四方形，长 0.5 毫米，先端稍有微缺；心皮 5 个，长圆形，略叉开，有长花柱。种子卵形。花期 5—7 月，果期 8 月。

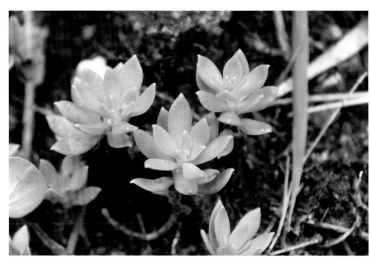

分　布 生于山坡阳处或石上。分布于全州县、临桂区。
性能主治 味甘、淡、微酸，性凉。利湿退黄，清热解毒。主治湿热黄疸，小便不利，痈肿疮疡。
采收加工 四季可采收，晒干或鲜用。

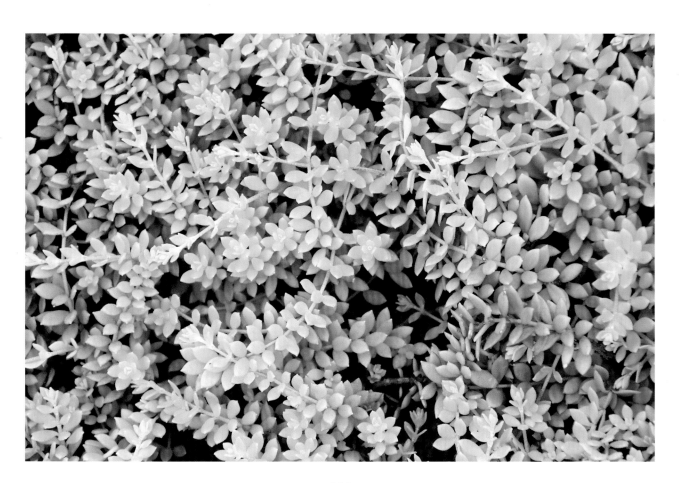

石上开花

来源 景天科石莲 *Sinocrassula indica* (Decne.) Berger 的全草。
别名 岩莲花、红花岩松、岩松、蛇舌莲。

形态特征 二年生草本，无毛。根须状。花茎直立，常被微乳头状突起。基生叶莲座状，匙状长圆形；茎生叶互生，宽倒披针状线形至近倒卵形，上部的渐缩小，渐尖。花序圆锥状或近伞房状；苞片似叶而小；萼片 5 片，宽三角形，先端稍急尖；花瓣 5 片，红色，披针形至卵形，先端常反折；雄蕊 5 枚；鳞片 5 片，正方形，先端有微缺；心皮 5 个，卵形，先端急狭。蓇葖的喙反曲。种子平滑。花期 7—10 月。

分　布 生于海拔 800 ～ 2 400 米山坡岩石上。分布于资源县、荔浦市。

性能主治 味微酸、辛，性微寒。清热解毒，凉血止血，收敛生肌，止咳。主治热毒疮疡，咽喉肿痛，烫伤，痢疾，热淋，血热出血，肺热咳嗽。

采收加工 8—9 月采集，洗净，晒干。

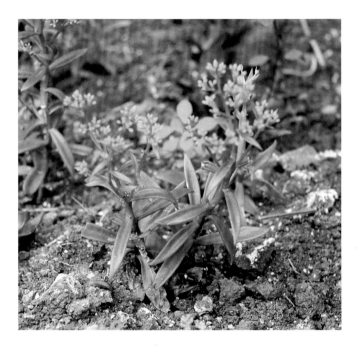

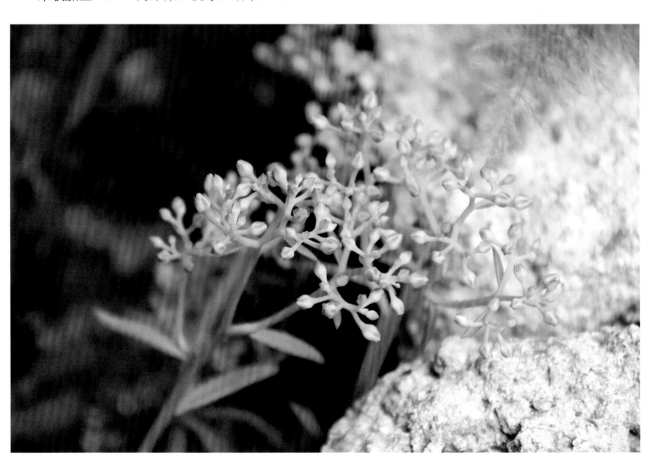

红升麻

来源 虎耳草科落新妇 *Astilbe chinensis* (Maxim.) Franch. et Sav. 的根茎。

别名 金毛三七、阴阳虎、虎麻、水升麻。

形态特征 多年生草本。根状茎横走，粗大呈块状，表面留有叶柄残存物而呈凹凸不平状，有深棕黄色长绒毛和褐色鳞片，须根暗褐色。茎直立，被多数褐色长毛并杂以腺毛。基出叶二至三回三出复叶，具长柄；茎生叶与基生叶相似，惟叶柄较短，基部钻形托叶较窄。开淡红色或红紫色小花，圆锥状花序对茎生叶而生出，花轴上密生深棕色长绒毛，上部尤密，并杂以腺毛。蓇葖果，成熟时呈枯黄色。花期6—7月，果期8—9月。

分　布 生于山坡林下阴湿地或林缘路旁草丛中。分布于灌阳县、资源县、恭城瑶族自治县。

性能主治 味辛、苦，性温。活血止痛，祛风除湿，强筋健骨，解毒。主治跌打损伤，风湿痹痛，劳倦乏力，毒蛇咬伤。

采收加工 夏、秋季采挖，除去杂质，洗净，鲜用或晒干。

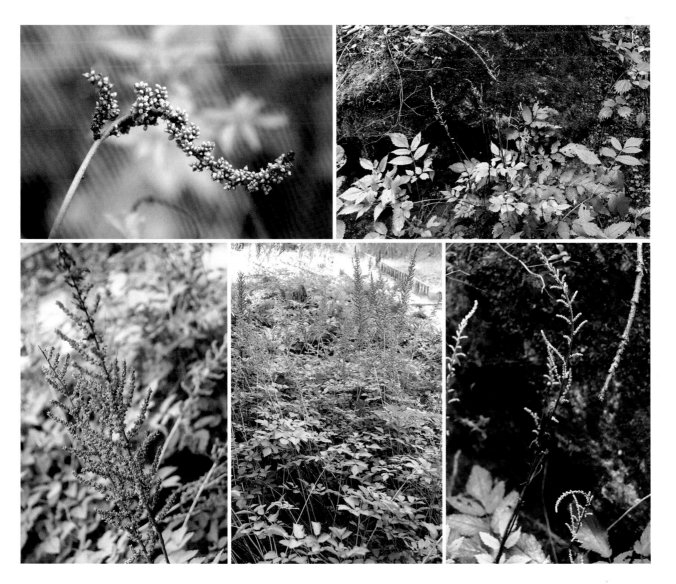

虎耳草

来源 虎耳草科虎耳草 *Saxifraga stolonifera* Curt. 的全草。

别名 石荷叶、耳朵草、天青地红、金线吊芙蓉。

形态特征 多年生草本。鞭匐枝细长，密被卷曲长腺毛，具鳞片状叶。茎被长腺毛，具1～4枚苞片状叶。基生叶具长柄，叶片近心形、肾形至扁圆形，先端钝或急尖，基部近截形、圆形至心形，腹面绿色，被腺毛，背面通常红紫色，被腺毛，有斑点，具掌状达缘脉序，叶柄被长腺毛；茎生叶披针形。聚伞花序圆锥状；花序分枝被腺毛；花梗细弱，被腺毛；花两侧对称。花期5—8月，果期7—11月。

分布 生于林下、灌丛和阴湿岩隙。分布于临桂区、灵川县、兴安县、永福县、灌阳县、龙胜各族自治县及资源县。

性能主治 味苦、辛，性寒，有小毒。疏风，清热，凉血，解毒。主治风热咳嗽，肺痈，吐血风火牙痛，风疹瘙痒，痈疮丹毒，痔疮肿痛，毒虫咬伤，烫伤，外伤出血。

采收加工 四季均可采收，将全草拔出，洗净，晾干。

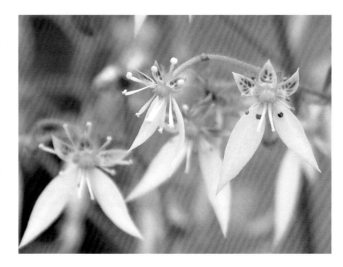

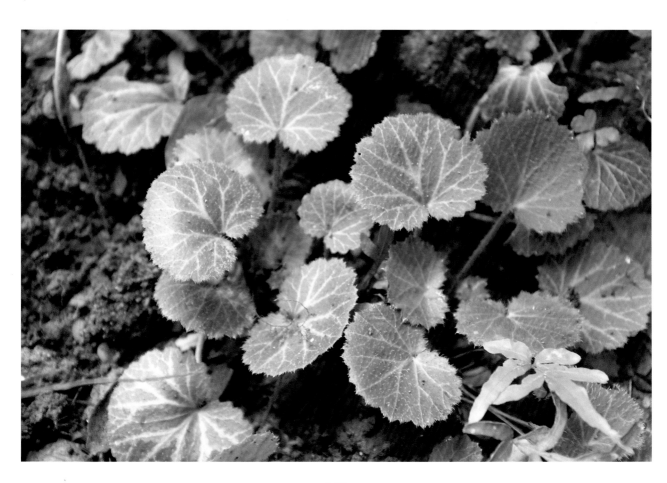

黄 水 枝

来源 虎耳草科黄水枝 *Tiarella polyphylla* D. Don 的全草。

别名 博落、水前胡、防风七、紫背金钱。

　　形态特征 多年生草本。根状茎横走，深褐色。茎不分枝，密被腺毛。基生叶具长柄，叶片心形，先端急尖，基部心形，边缘具不规则浅齿，两面密被腺毛；叶柄长 2 ～ 12 厘米，基部扩大呈鞘状，密被腺毛；托叶褐色；茎生叶通常 2 ～ 3 枚，与基生叶同型，叶柄较短。总状花序密被腺毛；花梗被腺毛。蒴果。种子黑褐色，椭圆球形。花果期 4—11 月。

　　分　　布 生于林下、灌丛和阴湿地。分布于全州县、灌阳县。

　　性能主治 味苦、辛，性寒。清热解毒，活血祛瘀，消肿止痛。主治痈疖肿毒，跌打损伤，咳嗽气喘等。

　　采收加工 4—10 月采收，洗净，晒干或鲜用。

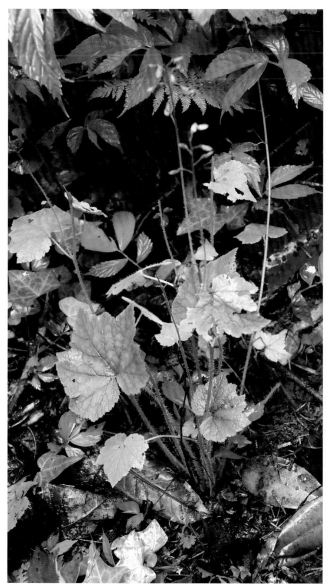 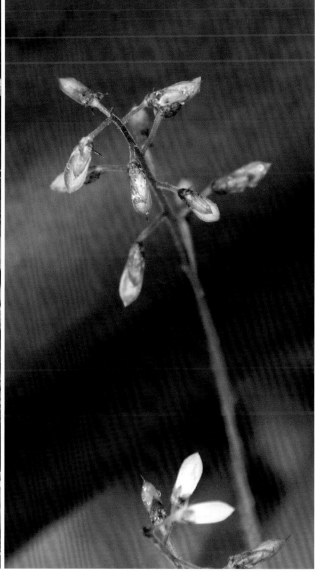

瞿 麦

来源 石竹科石竹 *Dianthus chinensis* L. 的地上部分。

别名 石竹子花、洛阳花、大兰、山瞿麦。

形态特征 多年生草本，全株无毛，带粉绿色。茎由根颈生出，疏丛生，直立，上部分枝。叶片线状披针形，全缘或有细小齿。花单生枝端或数花集成聚伞花序；苞片 4 片，卵形，边缘膜质，有缘毛；花萼圆筒形，有纵条纹，萼齿披针形，直伸，顶端尖，有缘毛；花瓣片倒卵状三角形，顶缘不整齐齿裂，喉部有斑纹，疏生髯毛；雄蕊露出喉部外，花药蓝色；子房长圆形，花柱线形。蒴果圆筒形，包于宿存萼内，顶端 4 裂；种子黑色，扁圆形。花期 5—6 月，果期 7—9 月。

分　布 生于丘陵山地疏林下、林缘、草甸、沟谷溪边。分布于灌阳县、全州县、临桂区。

性能主治 味苦，性寒。利尿通淋，活血通经。主治热淋，血淋，石淋，小便不通，淋沥涩痛，经闭瘀阻。

采收加工 夏、秋季花果期采割，除去杂质，干燥。

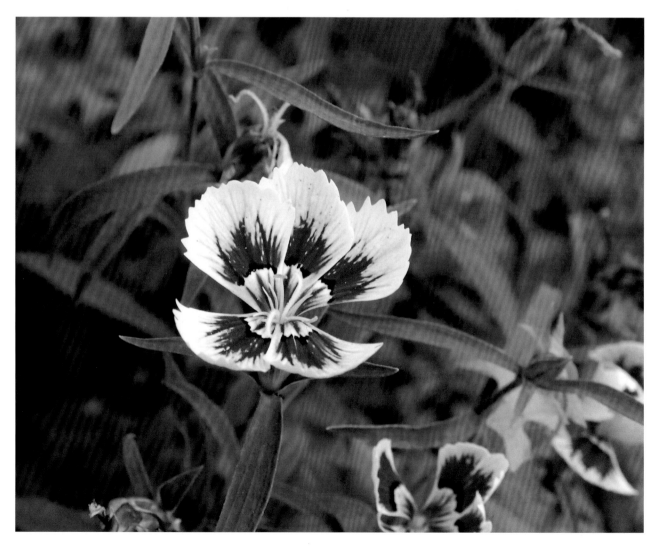

鹅肠草

来源 石竹科牛繁缕 *Myosoton aquaticum* (L.) Moench 的全草。

别名 抽筋草、伸筋藤、伸筋草、壮筋丹、鸡卵菜。

形态特征 二年生或多年生草本。茎多分枝，下部伏卧，上部直立，节膨大，带紫色。叶对生；下部叶有短柄，疏生柔毛，上部叶无柄或抱茎；叶片卵形或卵状心形，先端急尖，基部近心形，全缘，有时有缘毛。二歧聚伞花序顶生，花梗细长，有短柔毛；萼片基部连合，顶端钝，被短柔毛；花瓣白色；子房上位，花柱 5 枚，短线形。蒴果卵形。种子多数，扁圆形，褐色，有瘤状突起。

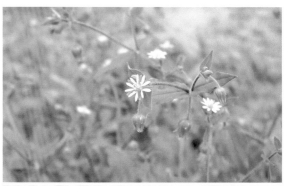

分　布 生于海拔 3 000 米以下的山野阴湿处或路旁田间草地。分布于阳朔县、灵川县、全州县、兴安县、资源县、恭城瑶族自治县、龙胜各族自治县。

性能主治 味甘、酸，性平。清热解毒，散瘀消肿。主治肺热咳喘，痢疾，痈疽，牙痛，月经不调，小儿疳积。

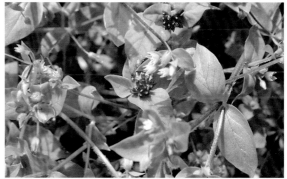

采收加工 春季生长旺盛时采收全草，鲜用或晒干。

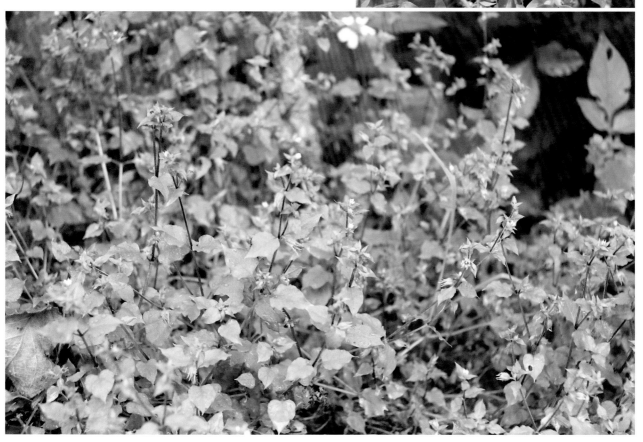

马 齿 苋

来源 马齿苋科马齿苋 *Portulaca oleracea* L. 的地上部分。

别名 马齿草、马苋菜、蚂蚱菜、马齿菜、猪母菜。

形态特征 一年生草本，全株无毛。茎平卧或斜倚，伏地铺散，多分枝，圆柱形，淡绿色或带暗红色。叶互生，有时近对生，叶片扁平，肥厚，倒卵形，似马齿状，顶端圆钝或平截，有时微凹，基部楔形，全缘，上面暗绿色，下面淡绿色或带暗红色，中脉微隆起；叶柄粗短。花无梗，常 3～5 朵簇生枝端，午时盛开。蒴果卵球形，长约 5 毫米，盖裂。种子细小，多数，偏斜球形，黑褐色，有光泽，直径不及 1 毫米，具小疣状凸起。花期 5—8 月，果期 6—9 月。

分布 生于菜园、农田、路旁，为田间常见杂草。分布于阳朔县、灵川县、永福县、荔浦市、恭城瑶族自治县、象山区。

性能主治 味微酸，性寒。清热解毒，凉血止血，止痢。主治热毒血痢，痈肿疔疮，湿疹，丹毒，蛇虫咬伤，便血，痔血，崩漏下血。

采收加工 夏、秋季采收，除去残根和杂质，洗净，略蒸或烫后晒干。

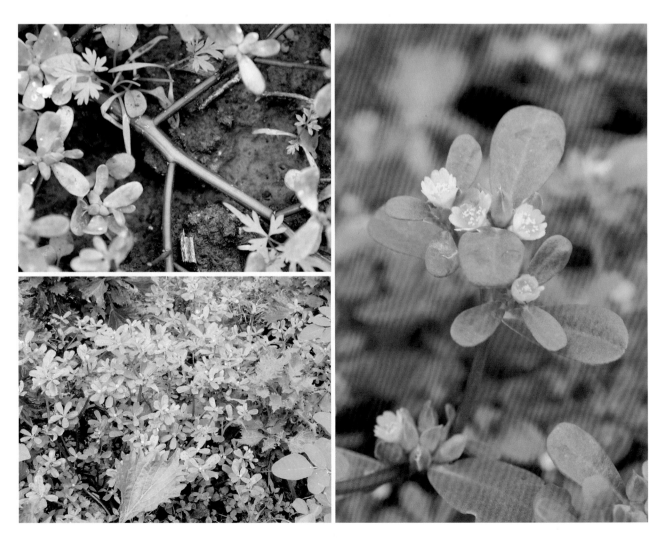

土人参

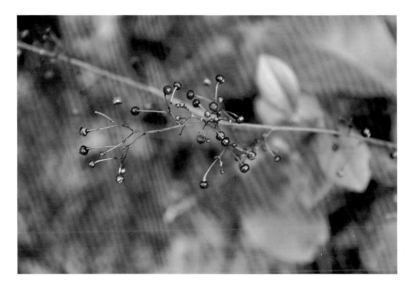

来源 马齿苋科栌兰 *Talinum paniculatum* (Jacq.) Gaertn. 的根。

别名 力参、栌兰、紫人参、红参、假人参。

形态特征 一年生草本，全株无毛。主根粗壮，圆锥形，有少数分枝，皮黑褐色，断面乳白色。茎直立，肉质，基部近木质，圆柱形，有时具槽。叶互生或近对生，具短柄或近无柄，叶片稍肉质，倒卵形或倒卵状长椭圆形，顶端急尖，基部狭楔形，全缘。圆锥花序顶生或腋生，较大形，具长花序梗；花小。蒴果近球形，3瓣裂，坚纸质。种子多数，扁圆形，黑褐色或黑色，有光泽。花期6—7月，果期9—10月。

分　布 生于田野、路边、墙脚石旁、山坡沟边等阴湿处。分布于阳朔县、临桂区、灵川县、全州县、永福县、灌阳县、龙胜各族自治县、资源县、平乐县、荔浦市、恭城瑶族自治县。

性能主治 味甘、淡，性平。补气润肺，止咳，调经。主治气虚乏倦，食少，泄泻，肺痨咳血，眩晕，潮热，盗汗，自汗，月经不调，带下，产妇乳汁不足。

采收加工 8—9月采，挖出后，洗净，除去细根，晒干或刮去表皮，蒸熟晒干。

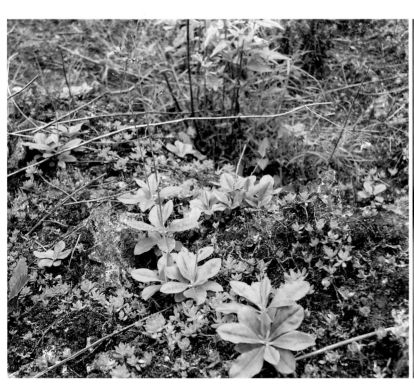

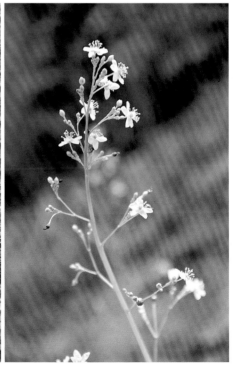

金 线 草

来源 蓼科金线草 *Antenoron filiforme* (Thunb.) Roberty et Vautier 的根或全草。

别名 重阳柳、人字草、九盘龙、毛蓼。

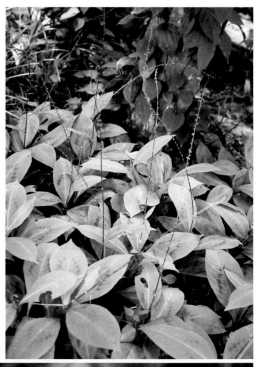

形态特征 多年生直立草本。根茎横走，粗壮，扭曲。茎节膨大。叶互生，托叶销筒状，抱茎，膜质；叶片椭圆形或长圆形，先端短渐尖或急尖，基部楔形，全缘，两面有长糙状毛，散布棕色斑点。穗状花序顶生或腋生；花小，红色。瘦果卵圆形，棕色，表面光滑。花期7—8月，果期9—10月。

分　布 生于路边、林缘阴湿处。分布于临桂区、龙胜各族自治县、资源县、恭城瑶族自治县、象山区、荔浦市、灌阳县、永福县、灵川县。

性能主治 味辛、苦，性凉，小毒。凉血止血，清热利湿，散瘀止痛。主治咳血，吐血，便血，血崩，泄泻，痢疾，胃痛，经期腹痛，产后血瘀腹痛，跌打损伤，风湿痹痛，痈肿。

采收加工 夏、秋季采收，洗净去杂质，晒干或鲜用。

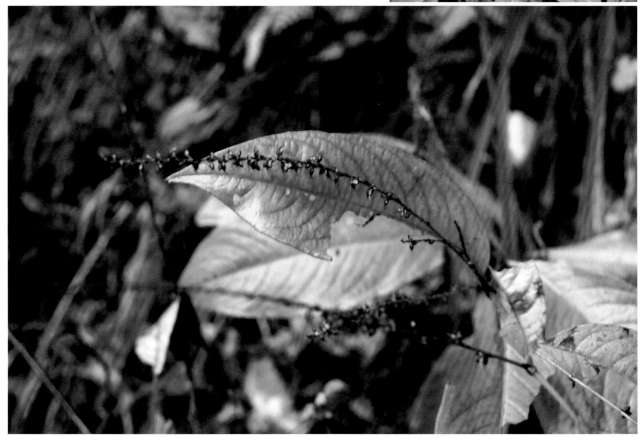

金荞麦

来源 蓼科金荞麦 *Fagopyrum dibotrys* (D. Don) Ham 的根茎。

别名 赤地利、赤薛荔、金锁银开、天荞麦根、开金锁。

形态特征 多年生草本。根状茎木质化，黑褐色。茎直立，分枝，具纵棱，无毛。有时一侧沿棱被柔毛。叶三角形，顶端渐尖，基部近戟形，边缘全缘，两面具乳头状突起或被柔毛；托叶鞘筒状，膜质，褐色，偏斜，顶端截形，无缘毛。花序伞房状，顶生或腋生；苞片卵状披针形，顶端尖，边缘膜质；花梗中部具关节，与苞片近等长。瘦果宽卵形，黑褐色，无光泽。花期 7—9 月，果期 8—10 月。

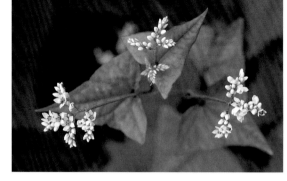

分布 生于路边、沟旁较阴湿地。分布于灵川县、全州县、兴安县、灌阳县、资源县、平乐县、荔浦市、恭城瑶族自治县、阳朔县、龙胜各族自治县。

性能主治 味微辛、涩，性凉。清热解毒，排脓祛瘀。主治肺痈吐脓，肺热喘咳，乳蛾肿痛，蛇虫咬伤，痢疾，风湿痹证，跌打损伤。

采收加工 冬季采挖，除去茎及须根，洗净，晒干。

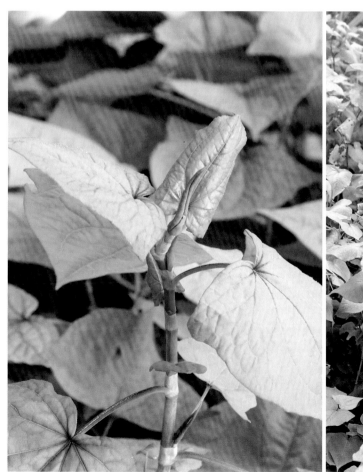
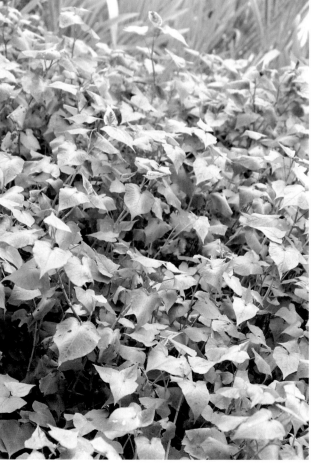

荞麦

来源 蓼科荞麦 *Fagopyrum esculentum* Moench 的种子。

别名 花麦、乌麦、花荞、甜荞、荞子。

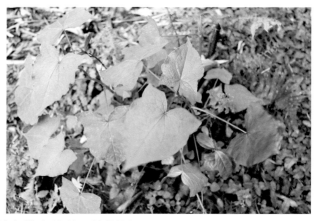

形态特征 一年生草本。茎直立,上部分枝,绿色或红色,具纵棱,无毛或于一侧沿纵棱具乳头状突起。叶三角形或卵状三角形,顶端渐尖,基部心形,两面沿叶脉具乳头状突起;下部叶具长叶柄,上部较小近无梗;托叶鞘膜质,短筒状,顶端偏斜,无缘毛,易破裂脱落。花序总状或伞房状,顶生或腋生;苞片卵形,绿色,边缘膜质;花梗比苞片长,无关节,白色或淡红色。瘦果卵形,顶端渐尖,暗褐色,无光泽,比宿存花被长。花期5—9月,果期6—10月。

分 布 生于荒地、路边。分布于阳朔县、龙胜各族自治县、资源县。

性能主治 味甘、微酸,性寒。健脾消积,下气宽肠,解毒敛疮。主治肠胃积滞,泄泻,痢疾,绞肠痧,白浊,带下,自汗,盗汗,疱疹,丹毒,痈疽发背,瘰疬,烫火伤。

采收加工 霜降前后种子成熟收割,打下种子,除去杂质,晒干。

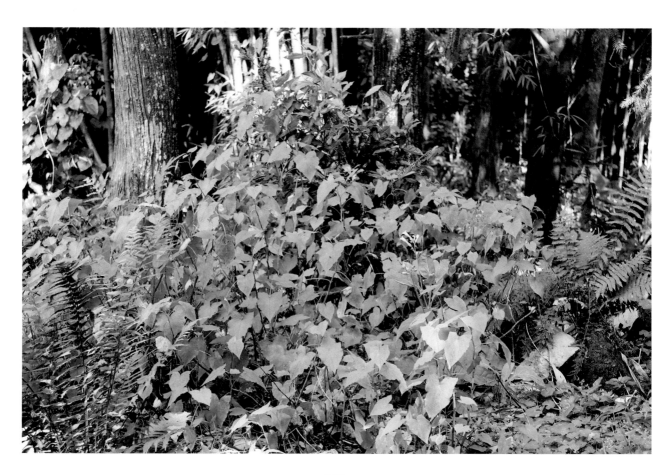

何 首 乌

来源 蓼科何首乌 *Polygonum multiflorum* Thunb. 的块根。
别名 夜交藤、紫乌藤、多花蓼、桃柳藤、九真藤。

形态特征 多年生草本。块根肥厚，长椭圆形，黑褐色。茎缠绕，多分枝，具纵棱，无毛，微粗糙，下部木质化。叶卵形或长卵形，顶端渐尖，基部心形或近心形，两面粗糙，边缘全缘；托叶鞘膜质，偏斜，无毛。花序圆锥状，顶生或腋生，分枝开展，具细纵棱，沿棱密被小突起。瘦果卵形，具3棱，黑褐色，有光泽，包于宿存花被内。花期8—9月，果期9—10月。

分　布 生山谷灌丛、山坡林下、沟边石隙。分布于象山区、阳朔县、临桂区、全州县、兴安县、永福县、灌阳县、资源县、平乐县、荔浦市、恭城瑶族自治县。

性能主治 味苦、甘、涩，性微温。解毒，消痈，截疟，润肠通便。主治疮痈，瘰疬，风疹瘙痒，久疟体虚，肠燥便秘。块根入药，安神，养血，活络。主治血虚头晕目眩，心悸，失眠，肝肾阴虚之腰膝酸软，须发早白，耳鸣，遗精。

采收加工 秋、冬季叶祜萎时采挖，削去两端，洗净，个大的切成块，干燥。

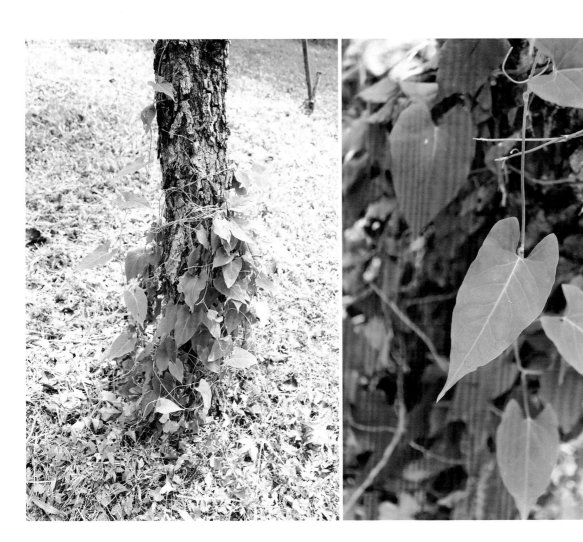

竹 节 蓼

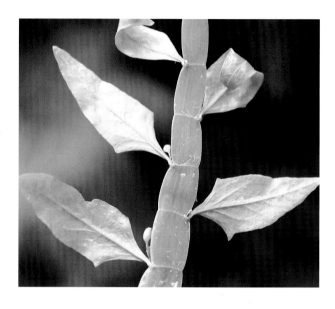

来源 蓼科竹节蓼 *Homalocladium platycladum* (F. Muell. ex Hook) Meisn. 的全草。

别名 百足草、观音竹、铁扭边、上石百足、飞天蜈蚣。

形态特征 多年生直立草本。茎基部圆柱形，木质化，上部枝扁平，呈带状，深绿色，具光泽，有显著的细线条，节处略收缩。托叶鞘退化成线状，分枝基部较窄，先端锐尖；叶多生于新枝上，互生，菱状卵形，先端渐尖，基部楔形，全缘或在近基部有一对锯齿，羽状网脉，无柄。花小，两性，具纤细柄；苞片淡黄棕色。瘦果三角形，包于红色肉质的花被内。花期 9—10 月，果期 10—11 月。

分 布 生于温暖、湿润的阴处。分布于象山区。

性能主治 味甘、淡，性平。清热解毒，散瘀消肿。主治痈疽肿毒，跌打损伤，蛇虫咬伤。

采收加工 全年均可采取，晒干或鲜用。

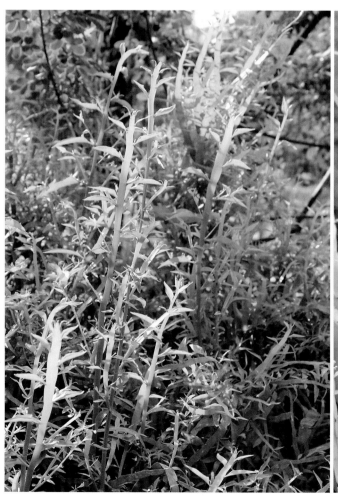

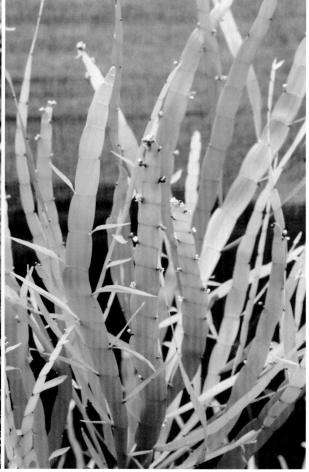

石莽草

来源　蓼科头花蓼 *Polygonum capitatum* Buch.-Ham. ex D. Don 的全草。

别名　省订草、雷公须、火眼丹、骨虫草、小红蓼。

形态特征　多年生草本。茎匍匐，丛生，多分枝，疏生腺毛或近无毛；一年生枝近直立，疏生腺毛。叶片卵形或椭圆形，全缘，边缘具腺毛，两面疏生腺毛，腹面有时具黑色新月形斑点。花序头状，花被 5 深裂，淡红色。瘦果长卵形，熟时黑褐色，密生小点。花期 6—9 月，果期 8—10 月。

分　布　生于山坡、山谷湿地。分布于阳朔县、临桂区、灵川县、兴安县、灌阳县、资源县、平乐县、荔浦市、恭城瑶族自治县。

性能主治　味苦、辛，性凉。清热利湿，活血止痛。主治痢疾，肾盂肾炎，膀胱炎，尿路结石，风湿痛，跌打损伤，湿疹。

采收加工　全年均可采收，鲜用或晒干。

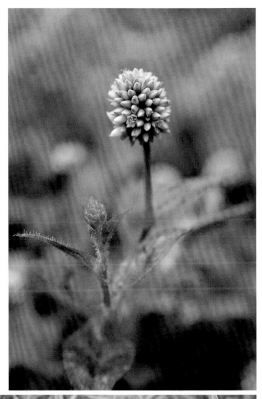

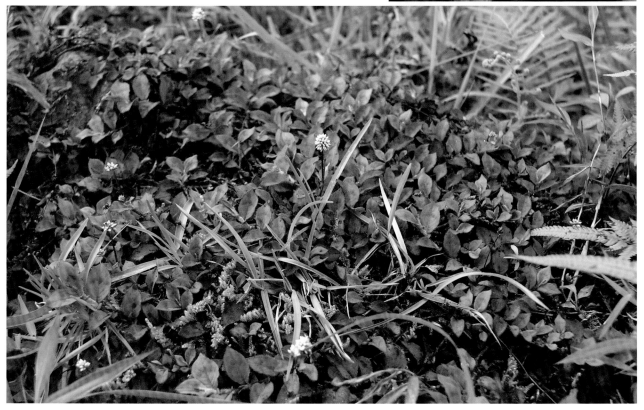

火炭母

来源 蓼科火炭母 *Polygonum chinense* L. 的全草。

别名 火炭毛、乌炭子、运药、地肤蝶、火炭藤。

形态特征 多年生草本。茎直立或披散，通常无毛。叶片卵形或长卵形，边缘全缘，两面无毛，有时背面沿叶脉疏生短柔毛。花序头状，通常数个排成圆锥状，顶生或腋生；花序梗被腺毛；花被5深裂，白色或淡红色，裂片卵形，果时增大，呈肉质，蓝黑色。瘦果宽卵形，熟时黑色。花期7—9月，果期8—10月。

分 布 生于山谷湿地、山坡草地。分布于阳朔县、灵川县、全州县、兴安县、永福县、灌阳县、龙胜各族自治县、资源县、平乐县、恭城瑶族自治县、临桂区。

性能主治 味酸、涩，性凉，有毒。清热解毒，利湿止痒，明目退翳。主治痢疾，肠炎，扁桃体炎，咽喉炎；外用治角膜云翳，子宫颈炎，霉菌性阴道炎，皮炎湿疹。

采收加工 夏、秋季采挖，除去泥沙，晒干或鲜用。

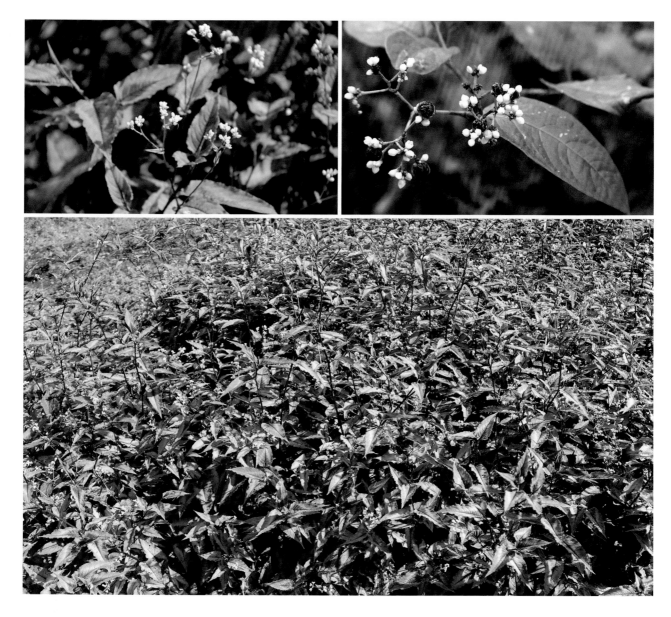

杠 板 归

来源 蓼科杠板归 *Polygonum perfoliatum* L. 的地上部分。

别名 方胜板、刺犁头、蛇不过、五青草、火轮箭。

形态特征 一年生草本。茎攀援，多分枝，沿棱具稀疏的倒生皮刺。叶互生，叶片三角形，薄纸质，腹面无毛，背面沿叶脉疏生皮刺。总状花序呈短穗状，不分枝，顶生或腋生；花被 5 深裂，白色或淡红色，果时增大，呈肉质，蓝黑色。瘦果球形，熟时黑色，有光泽，包于宿存花被内。花期 6—8 月，果期 7—10 月。

分　　布 生于田边、路旁、山谷湿地。分布于象山区、阳朔县、全州县、兴安县、永福县、资源县、平乐县、荔浦市、恭城瑶族自治县。

性能主治 味酸，性微寒。利水消肿，清热解毒，止咳。主治肾炎水肿，上呼吸道感染，百日咳，泻痢，湿疹，毒蛇咬伤。

采收加工 夏、秋季采挖，割取地上部分，鲜用或晒干。

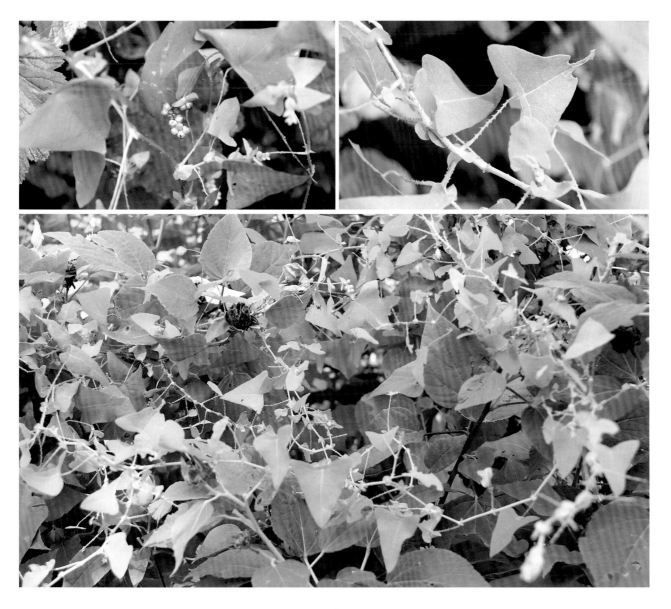

赤 胫 散

来源 蓼科赤胫散 *Polygonum runcinatum* Buch.-Ham. ex D. Don var. *sinense* Hemsl. 的根状茎及全草。

别名 花蝴蝶、花脸莽蛇头草、九龙盘、南蛇头。

形态特征 多年生草本。具根状茎；茎近直立或上升，有毛或近无毛，节部通常具倒生状毛。叶羽裂，顶生裂片较大，三角状卵形，两面疏生糙状毛，具短缘毛，下部叶叶柄具狭翅。头状花序小，紧密，花序梗具腺毛；苞片长卵形，边缘膜质；花被 5 深裂，淡红色或白色。瘦果卵形，黑褐色。花期 4—8 月，果期 6—10 月。

分布 生于山坡草地、山谷路旁。分布于灵川县、灌阳县、资源县、龙胜各族自治县、兴安县。

性能主治 味苦、微酸、涩，性平。清热解毒，活血止痛，解毒消肿。主治痢疾，泄泻，赤白带下，痛经，疮疖，毒蛇咬伤，跌打损伤，劳伤腰痛。

采收加工 夏、秋季采收，扎把，鲜用或晒干。

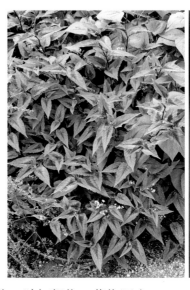
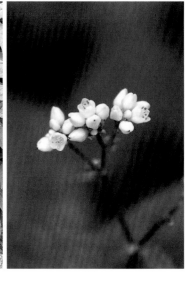

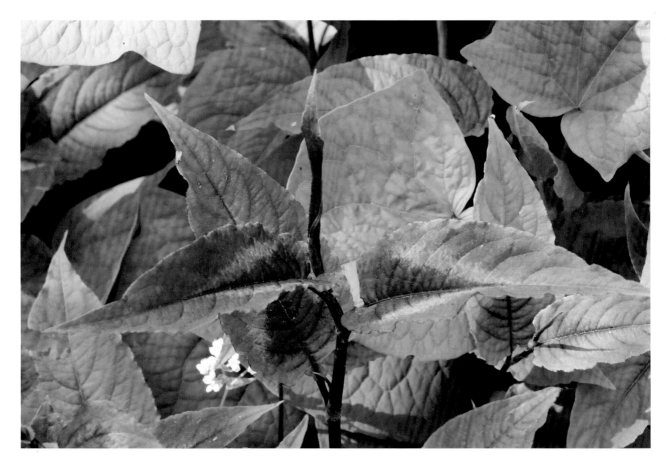

虎 杖

来源 蓼科虎杖 *Polygonum cuspidatum* Sieb. et Zucc. 的根茎和根。
别名 花斑竹、酸筒杆、酸汤梗、苦杖。

形态特征 多年生草本。根状茎粗壮，横走。茎直立，具小突起，无毛，散生红色或紫红斑点。叶片宽卵形或卵状椭圆形，近革质，两面无毛，沿叶脉具小突起。花序圆锥状；花单性，雌雄异株；花被5深裂，淡绿色；雄花花被具绿色中脉，无翅。瘦果长卵形，熟时黑褐色。花期8—9月，果期9—10月。

分　布 生于山坡灌木丛、山谷、路旁、田边湿地。分布于阳朔县、灵川县、全州县、兴安县、永福县、灌阳县、资源县、平乐县、恭城瑶族自治县。

性能主治 味微苦，性微寒。利湿退黄，清热解毒，散瘀止痛，止咳化痰。主治湿热黄疸，淋浊，带下，风湿痹痛，痈肿疮毒，水火烫伤，经闭，跌打损伤，肺热咳嗽。

采收加工 夏、秋季采收，除去须根，洗净，趁鲜切段或厚片，晒干。

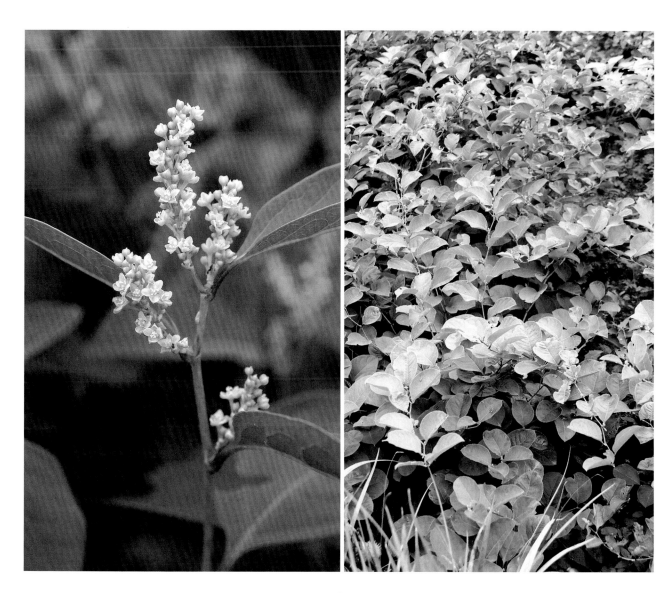

商 陆

| 来源 | 商陆科商陆 *Phytolacca acinosa* Roxb. 的燥根。 |
| 别名 | 土冬瓜、抱母鸡、土母鸡、下山虎、牛大黄。 |

形态特征 多年生草本。根肥大，肉质，倒圆锥形，外皮淡黄色或灰褐色，内面黄白色。茎直立，肉质，绿色或红紫色。叶片薄纸质，椭圆形、长椭圆形或披针状椭圆形。总状花序顶生或与叶对生，密生多花；花白色后渐变为淡红色，心皮 8 枚，分离。果序直立，浆果扁球形，熟时深红紫色或黑色。花期 5—8 月，果期 6—10 月。

分　布 生于山坡林下、林缘路旁。分布于象山区、阳朔县、全州县、兴安县、永福县、灌阳县、龙胜各族自治县、平乐县。

性能主治 味苦，性寒，有毒。逐水消肿，通利二便；外用解毒散结。主治水肿胀满，二便不通；外用治痈肿疮毒。

采收加工 秋季至翌年春季采挖，除去须根和泥沙，切块或切片，晒干或阴干。

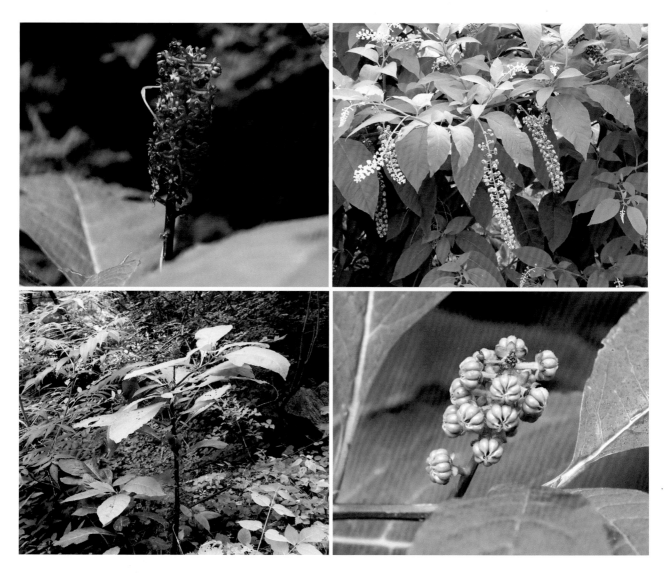

地 肤 子

来源 藜科地肤 *Kochia scoparia* (L.) Schrad. 的果实。

别名 扫帚子、地葵、地麦、铁扫把子、益明。

形态特征 一年生草本。植株几无毛，或仅在花序中有锈色长柔毛。叶较长，为平面叶，通常有 3 条明显的主脉。花两性或雌性；花被近球形，淡绿色，花被裂片近三角形，翅状附属物边缘微波状或具缺刻；花药淡黄色。胞果扇球形。花期 6—9 月，果期 7—10 月。

分　布 生于田边、路旁、荒地等处。分布于兴安县、恭城瑶族自治县。

性能主治 味辛、苦，性寒。清热利湿，祛风止痒。主治小便涩痛，阴痒带下，风疹，湿疹，皮肤瘙痒。

采收加工 秋季割取全草，晒干，打下果实，除去杂质，备用。

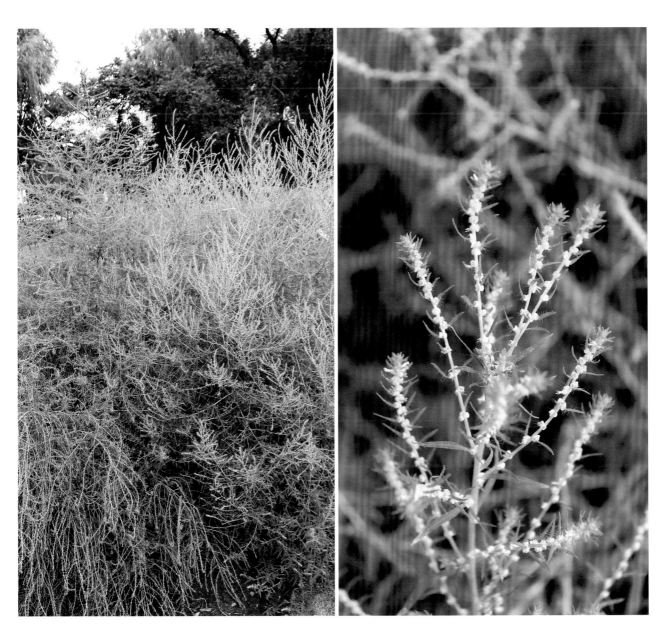

菠菜

来源 苋科菠菜 *Spinacia oleracea* L. 的全草。

别名 角菜、甜菜、赤根菜。

形态特征 一年生草本。茎直立，中空。叶戟形至卵形，全缘或具少数齿状裂片。花单性；雄花集成球形团伞花序，在枝和茎的上部排列成间断的穗状圆锥花序，花被片4片，花丝丝状，扁平；雌花团聚于叶腋，小苞片顶端具小齿。胞果卵形或近圆形，两侧扁，褐色。花期4—6月，果期6月。

分　布 市内各地均有栽培。

性能主治 味甘，性平。养血止血，平肝润燥。主治便血，头痛，目眩，目赤，夜盲症等。

采收加工 冬、春季采收，除去泥土、杂质，洗净鲜用。

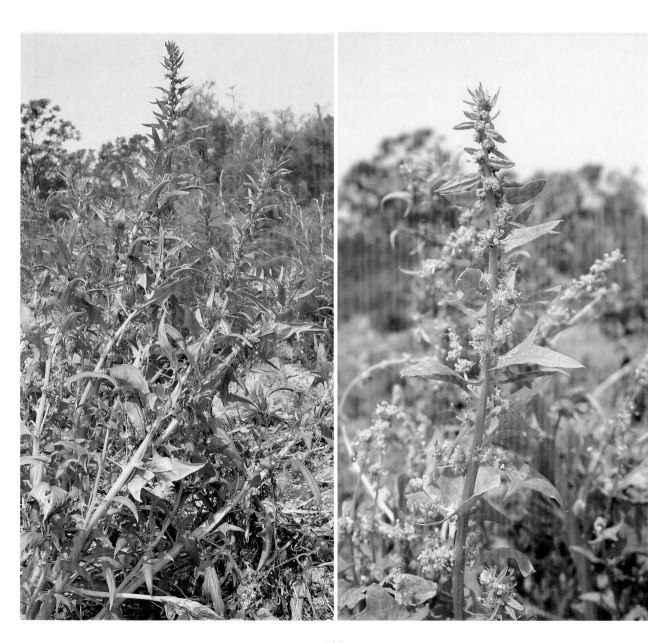

倒 扣 草

来源 苋科土牛膝 *Achyranthes aspera* L. 的全草。

别名 牛七风、白牛膝、鹅膝。

形态特征 多年生草本。根细长，土黄色。茎四棱形，有柔毛，节部稍膨大，分枝对生。叶对生，叶片纸质，宽卵状倒卵形或椭圆状长圆形，全缘或波状缘，两面密生粗毛。穗状花序顶生，直立；总花梗具棱角，粗壮，坚硬，密生白色伏贴或开展柔毛；花长 3～4 毫米，疏生；苞片披针形。花被片披针形。胞果卵形。种子卵形，不扁压，棕色。花期 6—8 月，果期 10 月。

分　布 生于山坡疏林或村庄附近空旷地。分布于象山区、阳朔县、灵川县、兴安县、龙胜各族自治县、荔浦市、恭城瑶族自治县、全州县、永福县。

性能主治 味苦、酸，性微寒。活血化瘀，利尿通淋，清热解表。主治经闭，痛经，月经不调，跌打损伤。

采收加工 夏、秋季采收全株，洗净，鲜用或晒干。

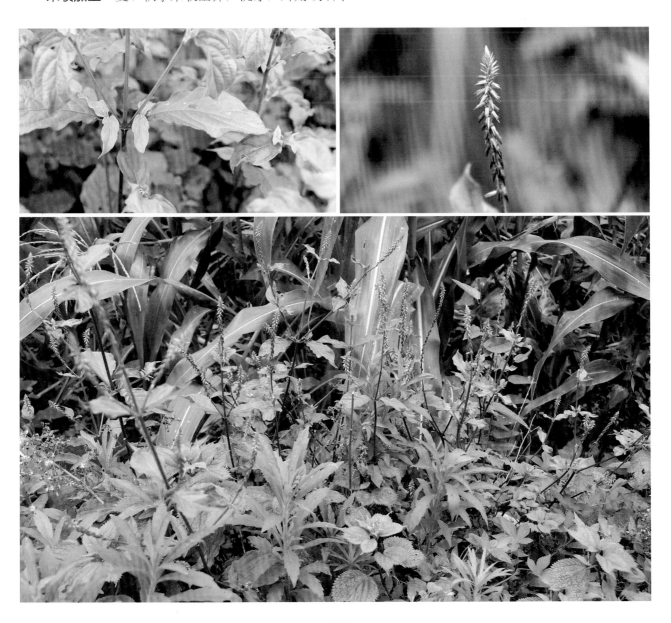

牛 膝

来源 苋科牛膝 *Achyranthes bidentata* Bl. 的根。

别名 怀牛膝、山苋菜、对节草。

形态特征 多年生草本。根圆柱形，土黄色。茎有棱角或四方形，绿色或带紫色，分枝对生。叶椭圆形或椭圆披针形，先端渐尖，两面有柔毛。穗状花序顶生及腋生；有白柔毛，花多数，密生。花期7—9月，果期9—10月。

分 布 生于山坡林下。分布于阳朔县、灵川县、全州县、兴安县、灌阳县、龙胜各族自治县、平乐县、恭城瑶族自治县。

性能主治 味苦、甘、酸，性平。逐瘀通经，补肝肾，强筋骨，利尿通淋，引血下行。主治经闭，痛经，腰膝酸痛，筋骨无力，淋证，水肿，牙痛，口疮，吐血。

采收加工 冬季茎叶枯萎时采挖，除去须根及泥沙，将顶端切齐，晒干。

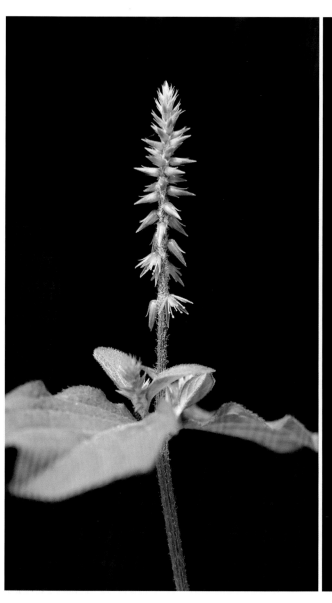
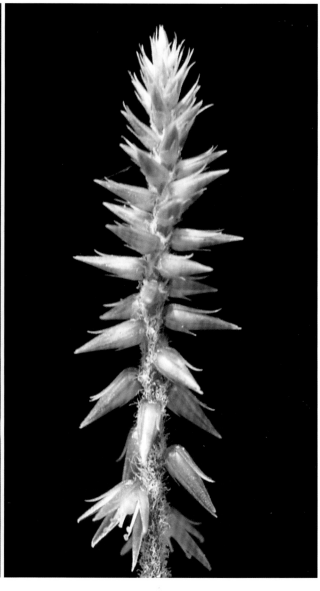

苋 实

来源 苋科苋 *Amaranthus tricolor* L. 的种子。
别名 苋菜、苋子、苋菜子。

形态特征 一年生草本。叶片卵形、菱状卵形或披针形，绿色或常成红色、紫色、黄色或杂色；叶柄绿色或红色。花簇腋生，或同时具穗状下垂的顶生花簇；花被片绿色或黄绿色。胞果卵状矩圆形，包裹在宿存花被片内。花期5—8月，果期7—9月。

分　　布 市内各地均有分布或栽培。

性能主治 味甘，性寒。清肝明目，通利二便。主治视物昏暗，二便不利。

采收加工 秋季采收地上部分，晒后搓揉脱下种子，扬净，晒干。

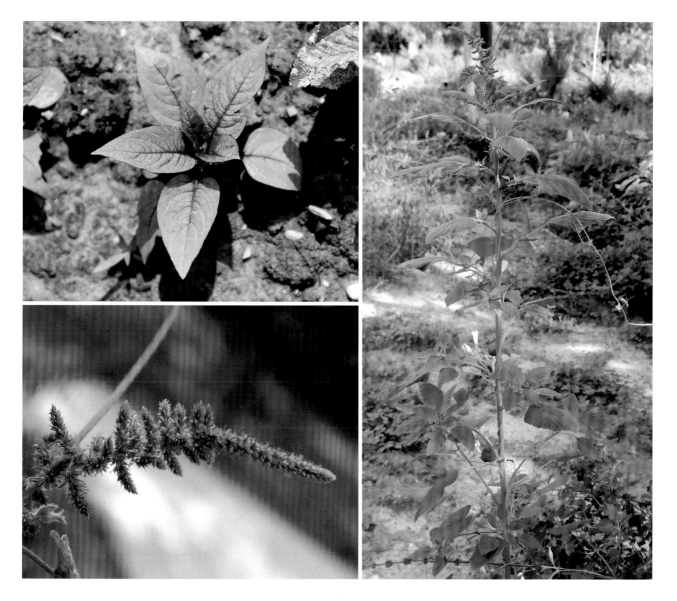

青 葙 子

来源 苋科青葙 *Celosia argentea* L. 的种子。

别名 野鸡冠花、狗尾花、狗尾苋。

形态特征 一年生草本。全体无毛。茎直立，有分枝，绿色或红色，具鲜明条纹。叶片矩圆披针形、披针形或披针状条形，少数卵状矩圆形，绿色常带红色。花多数，密生，在茎端或枝端成单一、无分枝的塔状或圆柱状穗状花序。胞果小，包裹在宿存花被片内。花期5—8月，果期6—10月。

分　　布 生于平原、田边、丘陵、山坡。市内各地均有分布。

性能主治 味苦、辛，性寒。清虚热，除骨蒸，解暑热，截疟，退黄。主治温邪伤阴，夜热早凉，阴虚发热，暑邪发热，疟疾寒热，湿热黄疸。

采收加工 秋季果实成熟时采割植株或摘取果穗，晒干，收集种子，除去杂质。

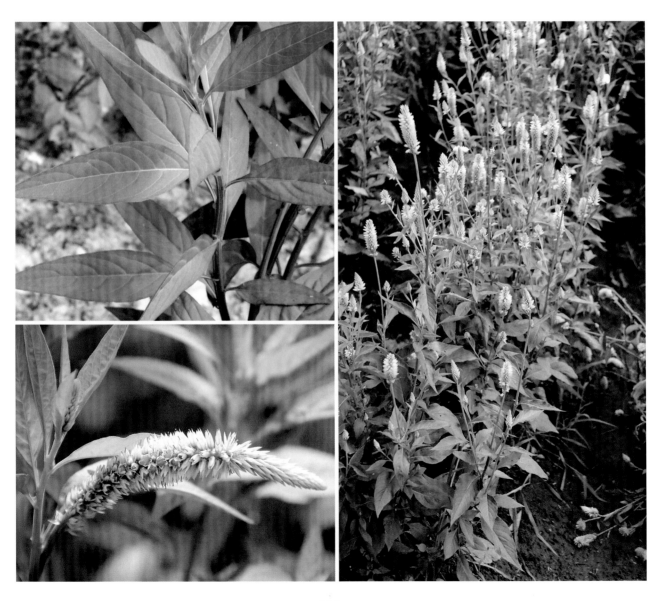

鸡冠花

来源 苋科鸡冠花 *Celosia cristata* L. 的花序。

别名 鸡谷子花、老来少、鸡冠头。

形态特征 一年生直立草本。单叶互生；叶片长卵形至卵状披针形，全缘。穗状花序顶生，成扁平肉质鸡冠状、卷冠状或羽毛状，中部以下多花；花被片淡红色至紫红色、黄白或黄色；花被片5片；雄蕊5枚。胞果卵形，包于宿存花被内。花期5—8月，果期8—11月。

分　布 市内各地均有分布或栽培。

性能主治 味甘、涩，性凉。收敛止血，止带、止痢。主治吐血，崩漏，便血，赤白带下，久痢不止。

采收加工 8—9月采收，把花序连一部分茎秆割下，捆成小把晒或晾干后，剪去茎秆即可。

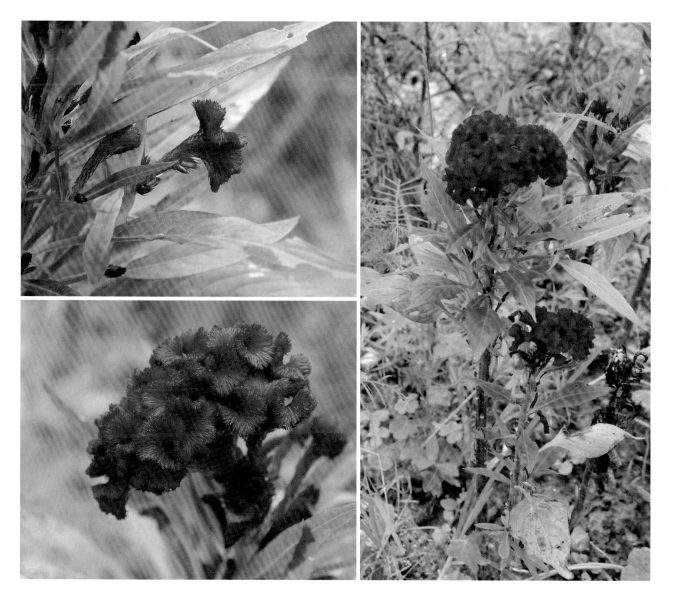

过 山 青

来源 亚麻科石海椒 *Reinwardtia indica* Dumort. 的枝叶。

别名 米汤菜、迎春草、白骨树、小王不留行。

形态特征 小灌木。叶纸质，椭圆形或倒卵状椭圆形；托叶小，早落。花序顶生或腋生，或单花腋生；花黄色，旋转排列；雄蕊 5 枚，花丝下部两侧扩大成翅状或瓣状，基部合生成环；退化雌蕊 5 枚，锥尖状，与雄蕊互生；腺体 5 个，与雄蕊环合生；花柱 3 枚，柱头头状。蒴果球形，3 裂。花果期为 4 月至翌年 1 月。

分 布 生于海拔 1 000～2 700 米的林下、山坡灌丛、路旁和沟坡潮湿处。分布于灵川县。

性能主治 味甘，性寒。清热利尿。主治小便不利，肾炎，黄疸。

采收加工 春、夏季采摘嫩枝叶，鲜用或晒干。

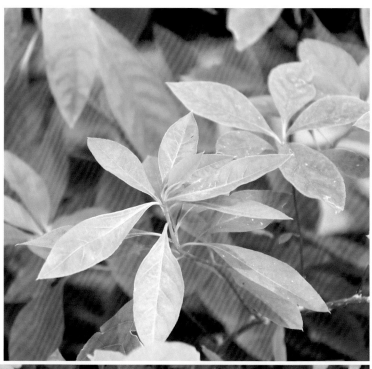

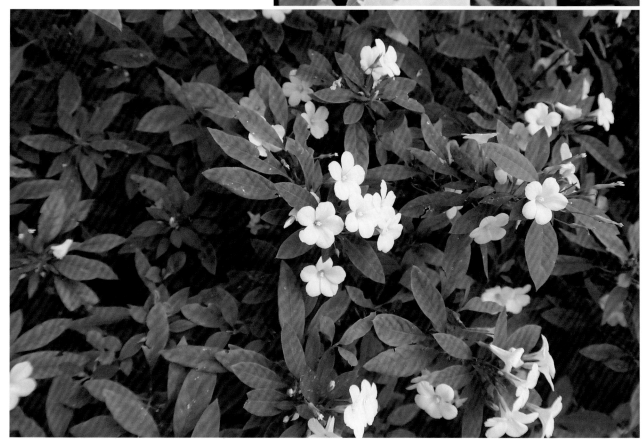

阳 桃

来源 酢浆草科阳桃 *Averrhoa carambola* L. 的果实。
别名 杨桃、三棱子、木踏子、酸桃。

形态特征 乔木。奇数羽状复叶，互生；小叶5～13片，全绿，卵形或椭圆形，基部歪斜。聚伞花序或圆锥花序，生于叶腋或枝干上，花枝和花蕾深红色；花瓣长8～10毫米，淡紫红色，有时为粉红色或白色；雄蕊5～10枚；子房5室，花柱5枚。浆果肉质，常5棱，淡绿色或蜡黄色。花期4—12月，果期7—12月。

分　布 基本为人工栽培。市内各地均有栽培。

性能主治 味酸、甘，性寒。清热生津，利尿解毒。主治风热咳嗽，咽痛，烦渴，石淋，牙痛，酒毒。

采收加工 8—9月果实成黄绿色时采摘，鲜用。

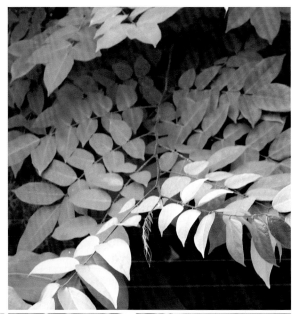

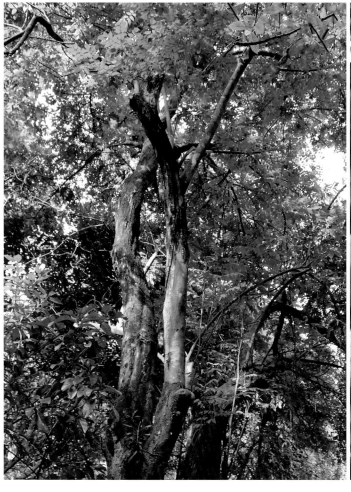

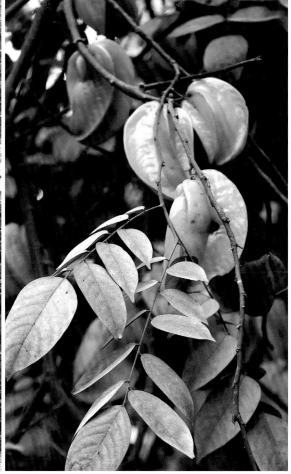

急 性 子

来源 凤仙花科凤仙花 *Impatiens balsamina* L. 的种子。
别名 指甲花、金凤花。

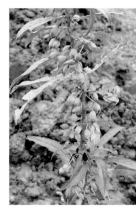
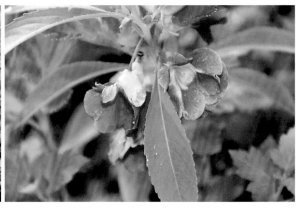

形态特征 一年生草本。茎粗壮，肉质，直立，具多数纤维状根，下部节常膨大。叶互生；叶片披针形、狭椭圆形或倒披针形。花单生或 2～3 朵簇生于叶腋，白色、粉红色或紫色，单瓣或重瓣。蒴果宽纺锤形，两端尖，密被柔毛。种子多数，圆球形，黑褐色。花期 7—10 月。

分 布 生于山坡草地、路边、田边。分布于临桂区、兴安县、灌阳县、龙胜各族自治县、荔浦市。

性能主治 味微苦、辛，性微温。破血，软坚，消积。主治经闭，噎膈。

采收加工 夏、秋季果实即将成熟时采收，晒干，除去果皮和杂质。

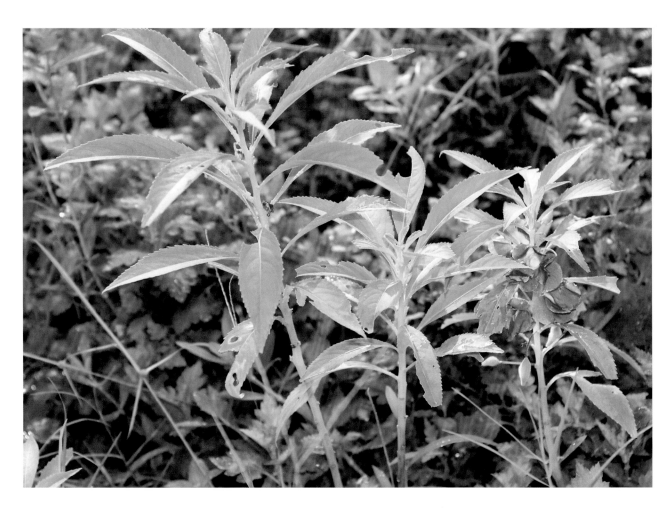

千 屈 菜

来源 千屈菜科千屈菜 *Lythrum salicaria* L. 的全草。

别名 水槟榔、对叶莲、对牙草、败毒草。

形态特征 多年生草本。全株被灰白色或白色的绒毛或粗毛。根茎横卧于地下，粗壮。叶对生或三叶轮生，披针形或阔披针形；叶片无柄。花簇生；花梗及总梗极短；花瓣红紫色或淡紫色；雄蕊12枚，6长6短，排成2轮；雄蕊与花柱有长、中、短3种类型。蒴果扁圆形。花期7—9月，果期9—10月。

分 布 生于河岸、湖畔、溪沟边和潮湿草地。分布于临桂区、全州县、兴安县、灌阳县、荔浦市、阳朔县、灵川县。

性能主治 味苦，性寒。清热解毒，收敛止血。主治痢疾，便血，血崩。

采收加工 秋季采收全草，洗净，切碎，鲜用或晒干。

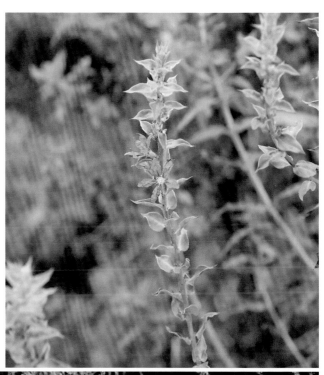

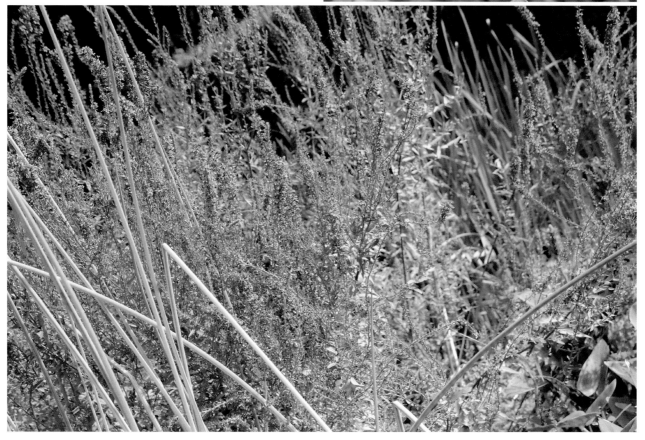

石 榴 皮

来源 千屈菜科石榴 *Punica granatum* L. 的果皮。

别名 钟石榴、西榴皮、石榴壳、酸榴皮。

形态特征 落叶灌木或乔木。叶通常对生，纸质，披针形。花大，1～5朵生于枝顶；萼筒长2～3厘米，红色或淡黄色，裂片卵状三角形，外面近顶端有一黄绿色腺体，边缘有小乳突；花瓣大，红色、黄色或白色；雄蕊多数，花丝细弱；子房下位。浆果近球形，直径5～12厘米，通常为淡黄褐色或淡黄绿色，有时白色。花期5—6月，果期9—10月。

分　布 市内各地均有栽培。

性能主治 味酸、涩，性温。涩肠止泻，止血，驱虫。主治久泄，久痢，便血，崩漏，带下，虫积腹痛。

采收加工 秋季果实成熟，顶端开裂时采摘，除去种子及隔瓤，切瓣晒干，或微火烘干。

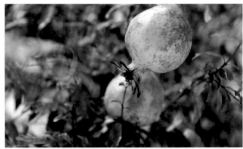

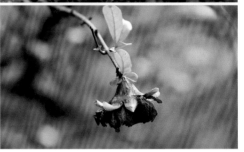

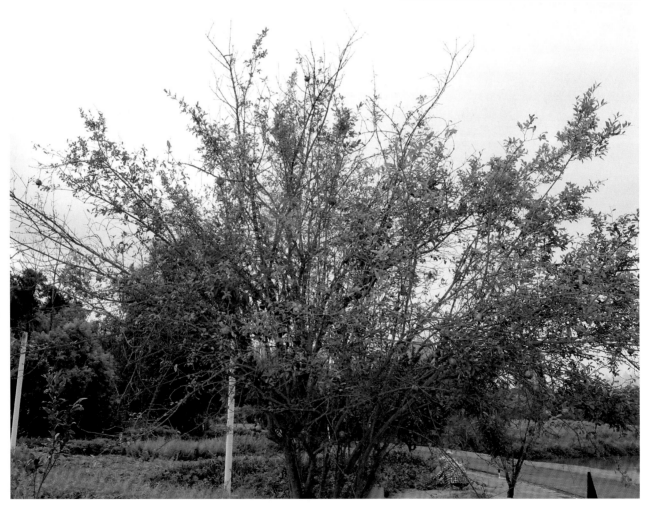

草 龙

来源 柳叶菜科草龙 *Ludwigia hyssopifolia* (G. Don) Exell 的全草。

别名 针筒草、小钥匙筒、香须公、水仙桃。

形态特征 一年生直立草本。茎直立，具 3 ～ 4 棱，分枝纤细。叶披针形至线性。花腋生，萼片 4 片，卵状披针形；花瓣 4 片，黄色，长 2 ～ 4 毫米，倒卵形或近椭圆形；雄蕊 8 枚，淡黄绿色，花丝不等长；花盘稍隆起，围绕雄蕊基部有蜜腺。蒴果近无梗。花果期几乎四季。

分 布 生于海拔 200 ～ 750 米田边、水沟、河滩、塘边等湿润向阳处。分布于灵川县、兴安县、永福县、临桂区。

性能主治 味辛、微苦，性凉。发表清热，解毒利尿，凉血止血。主治感冒发热，咽喉肿痛，牙痛，口舌生疮。

采收加工 夏、秋季采收地上部分，洗净，鲜用或晒干。

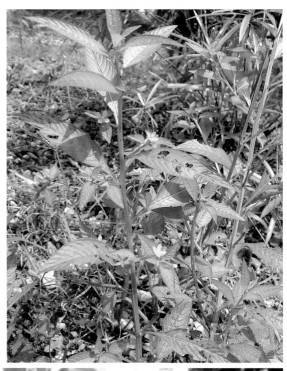

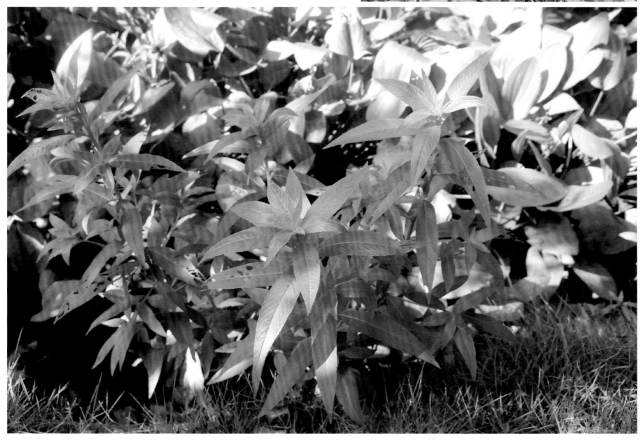

了哥王

来源 瑞香科了哥王 *Wikstroemia indica* (L.) C. A. Mey. 的茎叶。

别名 九信菜、九信药、鸡仔麻、南岭荛花。

形态特征 灌木。小枝红褐色，无毛。叶对生；叶片纸质至近革质，倒卵形、椭圆状长圆形或披针形，干时棕红色，无毛，侧脉细密。花黄绿色，数朵组成顶生头状总状花序，花序梗长 5 ～ 10 毫米，无毛，花梗长 1 ～ 2 毫米；花被筒状，近无毛，裂片 4 片，宽卵形至长圆形。果椭圆形，成熟时红色至暗紫色。花果期夏、秋季。

分　布 生于开旷林下或石山上。分布于象山区、阳朔县、临桂区、灵川县、全州县、兴安县、永福县、灌阳县、平乐县。

性能主治 味苦、辛，性微寒，有毒。清热解毒，散瘀逐水。主治支气管炎，肺炎，腮腺炎，淋巴结炎，风湿痛，晚期血吸虫病腹水。

采收加工 全年均可采收，洗净，切段，晒干或鲜用。

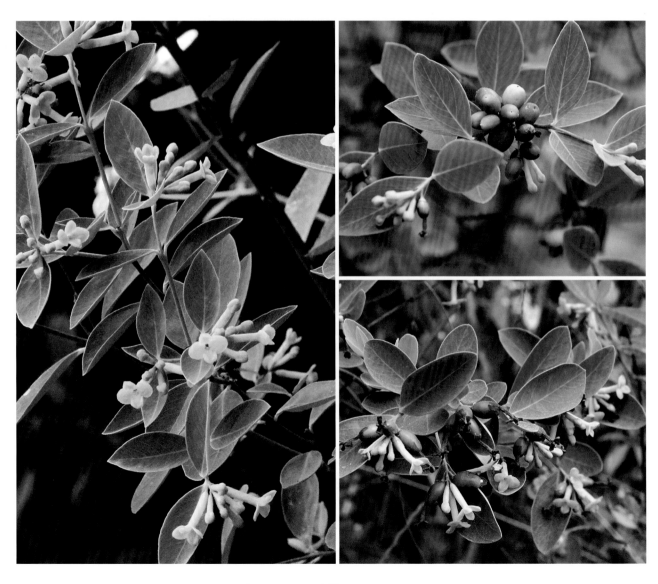

山栀茶

来源 海桐花科海金子 *Pittosporum illicioides* Makino 的根或根皮。

别名 满山香、五月上树风、野桂花。

形态特征 常绿灌木。叶单生于枝顶，3～8片簇生呈假轮生状，薄革质，倒卵状披针形；侧脉6～8对。伞形花序顶生，有花2～10朵，花梗纤细；苞片细小，早落；萼片卵形，长约2毫米；子房长卵形，被糠秕或有微毛；胎座3个，位于果片中部。蒴果圆球形。花期4—5月，果期10月。

分　　布 生于山沟边、林下、岩石旁及山坡杂木林中。分布于灵川县、资源县、恭城瑶族自治县、龙胜各族自治县、兴安县、永福县、临桂区。

性能主治 味苦、辛，性温。宁心益肾，解毒。主治风湿痹痛，骨折，胃病，失眠，毒蛇咬伤。

采收加工 全年可采收根，除去泥土，切片，晒干；根皮，剥取皮部，切段，晒干或鲜用。

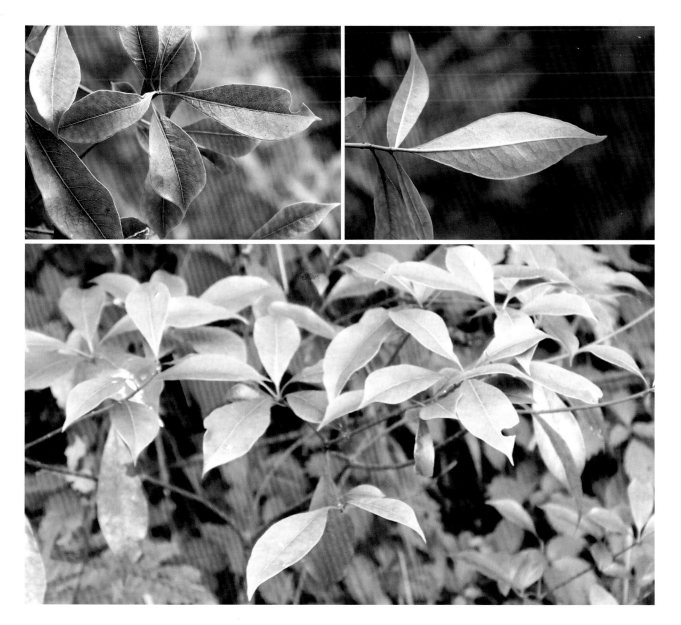

鸡 蛋 果

来源 西番莲科鸡蛋果 *Passiflora edulis* Sims 的果实。

别名 香木鳖、神仙果、土罗汉果、洋石榴。

形态特征 草质藤本，有臭味。叶膜质，宽卵形至长圆状卵形，3 深裂；叶柄无腺体。聚伞花序退化仅存 1 花；花直径 2～3 厘米；白色或淡紫色，具白斑；苞片 3 片，羽状细裂，裂片顶端具头状细毛。浆果卵圆球形。花期 7—8 月，果期翌年 4—5 月。

分 布 常逸生于海拔 120～500 米草坡、路旁。市内各地均有栽培。

性能主治 味甘、酸，性平。清肺止咳，解毒消肿。主治肺热咳嗽，小便浑浊，外伤性眼角膜炎，淋巴结炎。

采收加工 8—10 月当果皮紫色时即成熟，分批采收，鲜用或晒干。

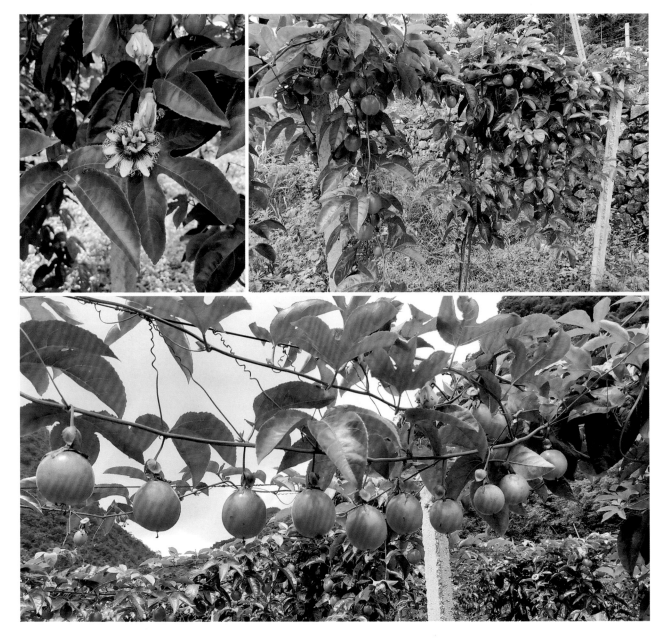

绞 股 蓝

来源 葫芦科绞股蓝 *Gynostemma pentaphyllum* (Thunb.) Makino 的全草。
别名 盘王茶、五叶参。

形态特征 常绿草质藤本。茎细弱，具纵棱及槽。鸟足状 5～7 小叶，膜质或纸质。卷须纤细，2 歧，稀单一。花雌雄异株；雄花圆锥花序，绿白色；雌花圆锥花序远较雄花短小，花萼及花冠似雄花。果肉质不裂，球形，熟后黑色。种子卵状心形。花期 3—11 月，果期 4—12 月。

分　布 生于沟谷林下、山坡或灌丛中。分布于全州县、兴安县、永福县、灌阳县、资源县、荔浦市、恭城瑶族自治县、龙胜各族自治县、临桂区、灵川县。

性能主治 味苦、微甘，性寒。清热解毒，止咳祛痰，益气养阴，延缓衰老。主治胸膈痞闷，痰阻血瘀，心悸气短，眩晕头痛，健忘耳鸣，自汗乏力，高脂血症，单纯性肥胖，老年咳嗽。

采收加工 夏、秋季采收，除去杂质，洗净，晒干。

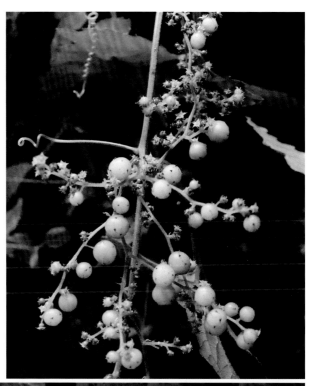

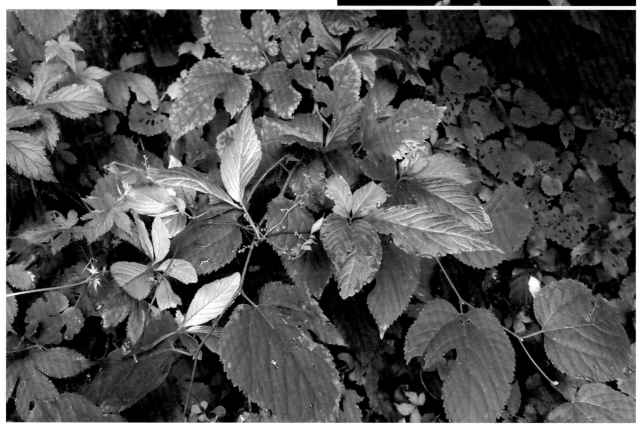

苦 瓜 根

来源 葫芦科苦瓜 *Momordica charantia* L. 的根。
别名 凉瓜、锦荔枝。

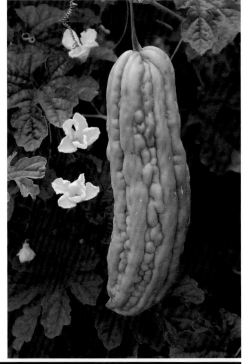

形态特征 一年生攀援草本。多分枝，茎枝被细柔毛。卷须不分枝，纤细，被微柔毛。叶柄细；叶片卵状或椭圆状肾形或近圆形，膜质，上面绿色，背面淡绿色，脉上被明显的微柔毛；裂片卵状长圆形。雌雄同株，雄花单生，有柄，苞片肾状圆心形，萼筒钟形，5 裂，裂片卵状披针形，花冠黄色；雌花单生，有柄，子房纺锤形，具刺瘤，花柱细长，柱头 3 枚。果实长椭圆形、卵形或两端狭窄，成熟时橘黄色。种子椭圆形，扁平。花期 6—7 月，果期 9—10 月。

分　布 市内各地均有栽培。

性能主治 味苦，性寒。清湿热，解毒。主治湿热泻痢，便血，风火牙痛。

采收加工 夏、秋季采挖根部，洗净，切段，鲜用或晒干。

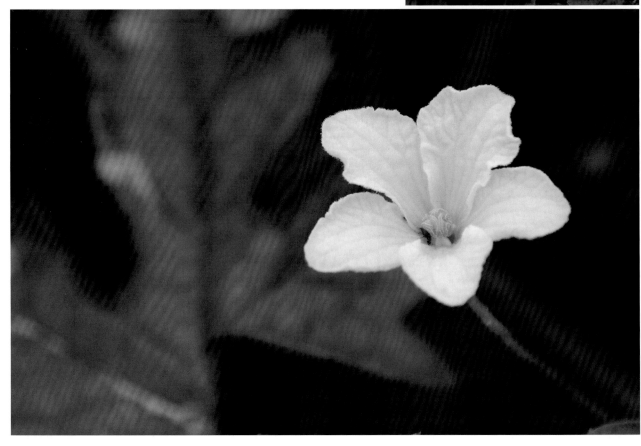

木 鳖 子

| 来源 | 葫芦科木鳖子 *Momordica cochinchinensis* (Lour.) Spreng. 的种子。 |
| 别名 | 木必藤、木鳖瓜、土木鳖、鸭屎瓜子。 |

形态特征 多年生草质藤本。具块状根。叶片卵状心形或宽卵状圆形，质稍硬。雌雄异株；苞片无梗，兜状，圆肾形；花冠黄色。果实卵球形，成熟时红色。种子卵形或方形，干后褐色。花期 6—8 月，果期 8—10 月。

分　　布 生于海拔 450～1 100 米的山沟、林缘及路旁。分布于临桂区、兴安县、平乐县、荔浦市、恭城瑶族自治县、临桂区。

性能主治 味苦、甘，性凉，有毒。散结消肿，攻毒疗疮。主治痔漏，秃疮。

采收加工 冬初采集果实，沤烂果肉，洗净种子，晒干备用。

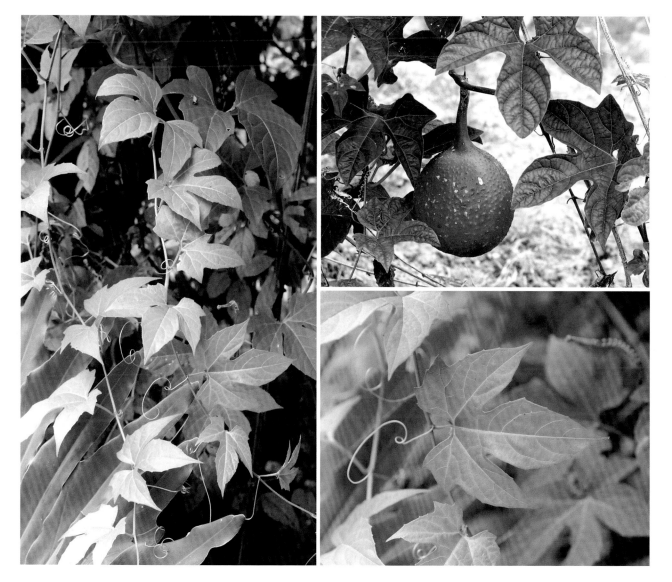

罗 汉 果

来源 葫芦科罗汉果 *Siraitia grosvenorii* (Swingle) C. Jeffrey ex A. M. Lu et Z. Y. Zhang 的果实。

别名 拉汉果、假苦瓜、罗汉表、裸龟巴。

形态特征 藤本。茎暗紫色，长3～10米。单叶互生。雌雄异株；雄花为腋生的总状花序，雌花单生于叶腋，花柄长0.7～1.5厘米；萼管长椭圆形，密被短绒毛和红色腺毛，上部略小；花瓣5枚，分离，近倒卵形或长披针形；子房下位，与萼管合生，花柱3枚，绿色，柱头2分叉，有3枚退化的雄蕊，黄色。瓠果矩圆形。种子淡黄色，扁长圆形。花期6—8月，果期9—11月。

分 布 生于海拔400～1 400米以上的山坡、林下及河边湿地、灌丛。分布于永福县、临桂区、龙胜各族自治县、兴安县、资源县。

性能主治 味甘，性凉。清热润肺，利咽开音，滑肠通便，主治肺热燥咳，咽痛失音，肠燥便秘。

采收加工 秋、冬季果柄变为黄褐色、果皮转呈淡黄色、果实较富于弹性时采收。采回的鲜果，摊放在阴凉通风处3～5天，使其完成"后熟"。在果皮大部分呈淡黄色时，可用传统烘烤法、低温微波干燥法加工至干果。

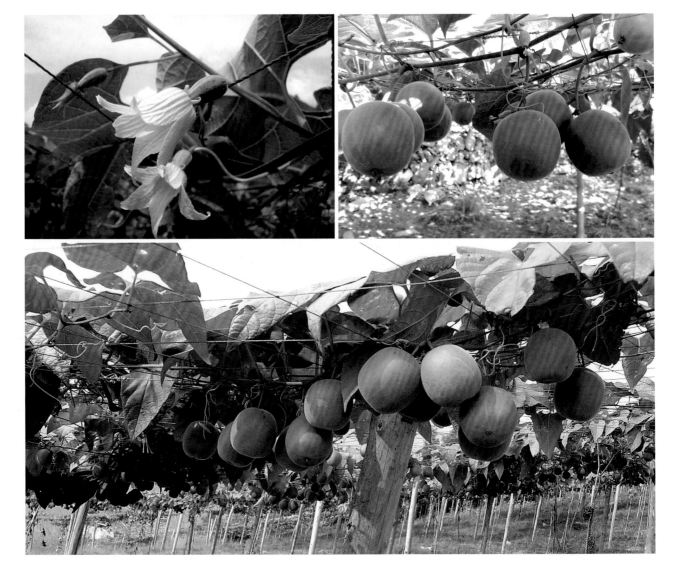

栝楼

来源 葫芦科栝楼 *Trichosanthes kirilowii* Maxim. 的果实。

别名 瓜蒌、小栝楼、野苦瓜、鸭屎瓜。

形态特征 多年生攀援藤本。叶片纸质，近圆形。雌雄异株；花冠白色，裂片倒卵形。果实椭圆形或圆形，成熟时黄褐色或橙色。种子卵状椭圆形，扁平，淡黄褐色。花期5—8月，果期8—10月。

分　布 生于海拔200～1 800米的山坡林下、灌丛中。分布于兴安县、资源县、永福县。

性能主治 果实味甘、微苦，性寒。清热祛痰，宽胸散结，润喉滑肠。主治肺热咳嗽，痰黄稠浊，胸痹心痛，大便秘结。

采收加工 秋末果实变为淡黄时采收，悬挂通风处阴干，按成熟情况，成熟一批，采收一批。

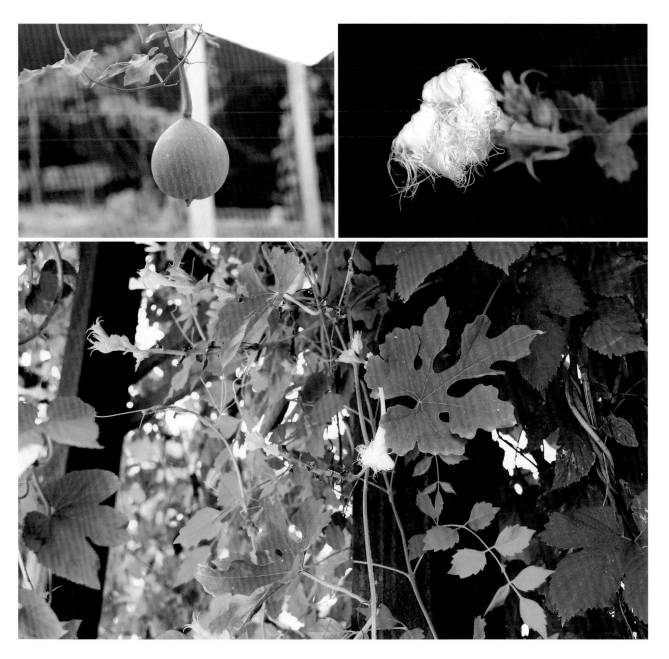

红 天 葵

来源 秋海棠科紫背天葵 *Begonia fimbristipula* Hance 的球茎或全株。
别名 红水葵、散血子。

形态特征 多年生小草本。根茎球状，直径7～8毫米。基生叶常1枚，叶片两侧略不相等，宽卵形，先端急尖或渐尖状急尖，基部略偏斜，腹面绿色，常有白色小斑点，背面紫色。花葶高6～18毫米；花粉红色，二至三回二歧聚伞状花序；雄花萼片2片，花瓣2片，雄蕊极多；雌花较小，花柱3，2裂。蒴果具不等的3翅。种子极多数。花期4—5月，果期6月。

分　布 生于山地悬崖石缝中、山顶林下潮湿岩石上和山坡林下。分布于阳朔县、临桂区、灵川县、兴安县、灌阳县、龙胜各族自治县、资源县。

性能主治 味甘，性凉。清热凉血，散瘀消肿，止咳化痰。主治肺热咳嗽，中暑发烧，咯血，淋巴结结核；外用治扭挫伤，烧烫伤，骨折。

采收加工 球茎春、夏季挖取，洗净，晒干或鲜用；全株夏、秋季采收，洗净，晒干或鲜用。

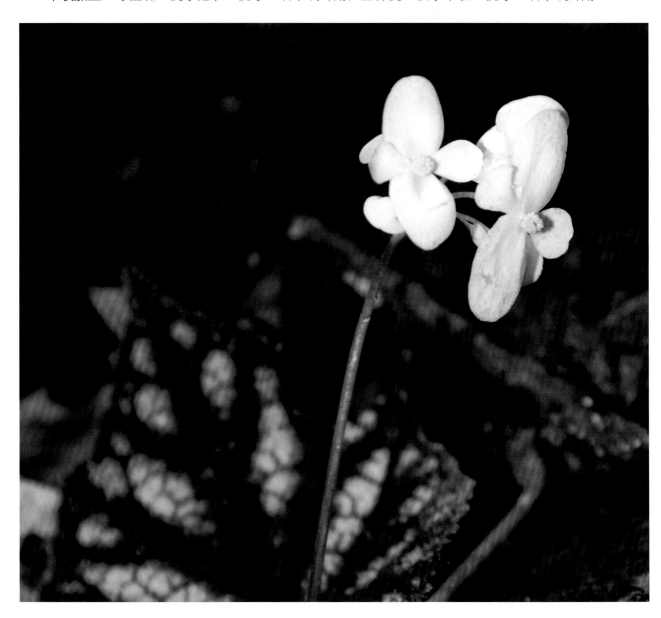

水八角

来源　秋海棠科掌裂叶秋海棠 *Begonia pedatifida* Lévl. 的根茎。

别名　花鸡公、酸猴儿、蜈蚣七、水蜈蚣、虎爪龙。

形态特征　多年生肉质草本。根状茎粗而横走。通常有 1～2 叶；叶柄长超过叶片近 2 倍，疏被褐色长柔毛；叶片近圆形，掌状深裂达基部不远处，基部心形，近对称；裂片 5～6 片，长圆状披针形。二歧聚伞花序，有 5～6 花，总花梗从根茎生出，无毛；花淡红色；子房 2 室。蒴果，有 3 翅，其中有 1 翅特别大，长圆形。花期 6—7 月，果期 9—10 月。

分　　布　生于林下的阴湿地。分布于灌阳县、资源县、荔浦市。

性能主治　味酸，性凉。活血止血，利湿消肿，止痛，解毒。主治吐血，尿血，崩漏，外伤出血，水肿，胃痛。

采收加工　9—10 月采挖，除去茎叶、须根及泥沙，洗净，切片，晒干或鲜用。

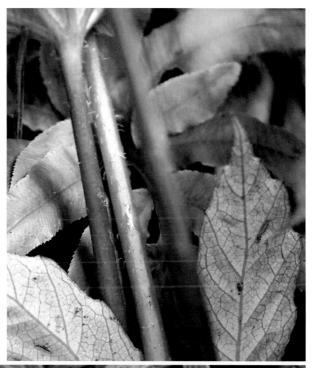

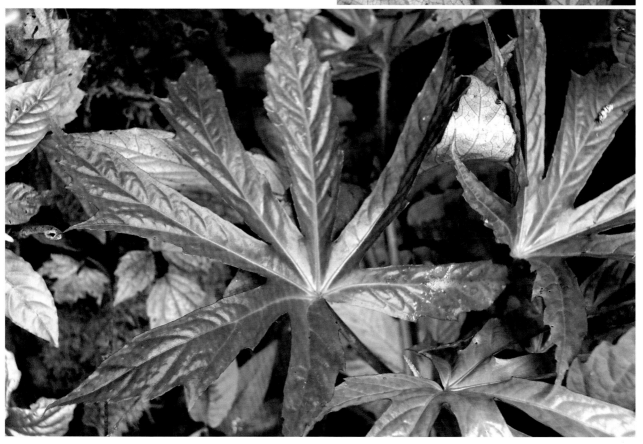

量天尺

来源 仙人掌科量天尺 *Hylocereus undatus* (Haw.) Britt. et Rose 的茎。
别名 霸王鞭、过江龙、番鬼莲、七星剑花。

形态特征 攀援肉质灌木。具气根。茎具三角或棱。花漏斗状；花托及花托筒密被淡绿色或黄绿色鳞片；萼状花被片黄绿色；瓣状花被片白色，长圆状倒披针形。浆果红色，长球形，果肉白色。种子倒卵形，黑色。花果期 7—12 月。

分　　布 市内各地均有栽培。

性能主治 味甘、淡，性凉。舒筋活络、解毒消肿。主治跌打骨折，疮肿，烧烫伤。

采收加工 全年均可采收，洗净，去皮、刺，鲜用。

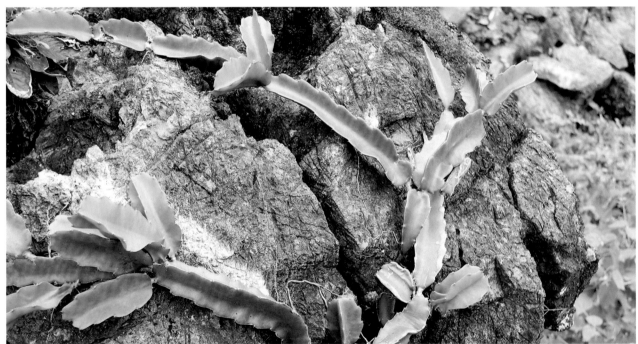

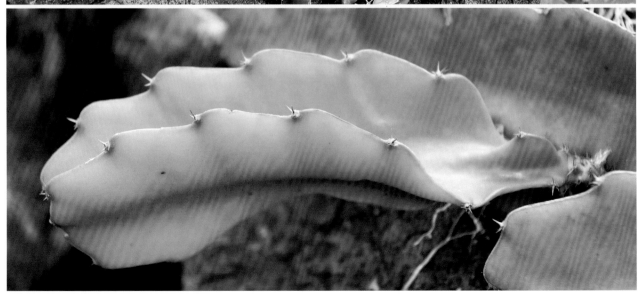

神 仙 掌 花

来源 仙人掌科仙人掌 *Opuntia stricta* (Haw.) Haw. var. *dillenii* (Ker-Gawl.) Benson 的花。
别名 观音掌、霸王树、玉英、麒麟花。

形态特征 丛生肉质灌木。刺黄色，粗钻形。花被片开展，黄色至橙红色，雄蕊开展，短于内轮花被片，花丝淡绿色至黄色。浆果倒卵球形，每侧具 5 ～ 10 个钻形刺的小果，顶端凹陷，基部多少狭缩成柄状。种子扁圆形。花果期 6—12 月。

分　布 市内各地均有栽培。

性能主治 味甘，性凉。凉血止血。主治吐血。

采收加工 春、夏季花开时采收，置通风处晾干。

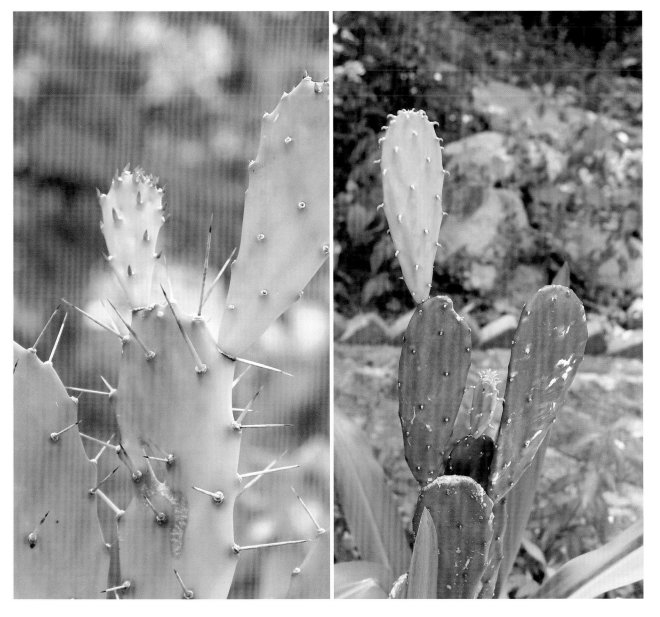

厚 皮 香

来源 山茶科厚皮香 *Ternstroemia gymnanthera* (Wight et Arn.) Beddome 的叶或全株。

别名 白花果、秤杆红、猪血柴。

形态特征 灌木或小乔木。树皮灰褐色。单叶互生，常数枚簇生枝端；叶片革质，长圆状倒卵形或椭圆形，全缘。花两性，单生叶腋或簇生小枝顶端；淡黄色；小苞片 2 片，卵状三角形；萼片 5 片，卵圆形；花瓣 5 片，倒卵形；雄蕊多数，排成两轮；子房上位，2～3 室，花柱 1 枚，粗短，柱头 3 裂。蒴果为干燥的浆果状，近球形或椭圆状卵形，黄色。种子红色。花期 7—8 月，果期 8—10 月。

分　　布 生于海拔 700～3 500 米山坡、路旁、杂木林或灌丛中。分布于阳朔县、灵川县、龙胜各族自治县。

性能主治 味苦，性凉，有小毒。清热解毒，散瘀消肿。主治疮痈肿毒，乳痈。

采收加工 叶或全株全年均可采收，切碎，晒干或鲜用。

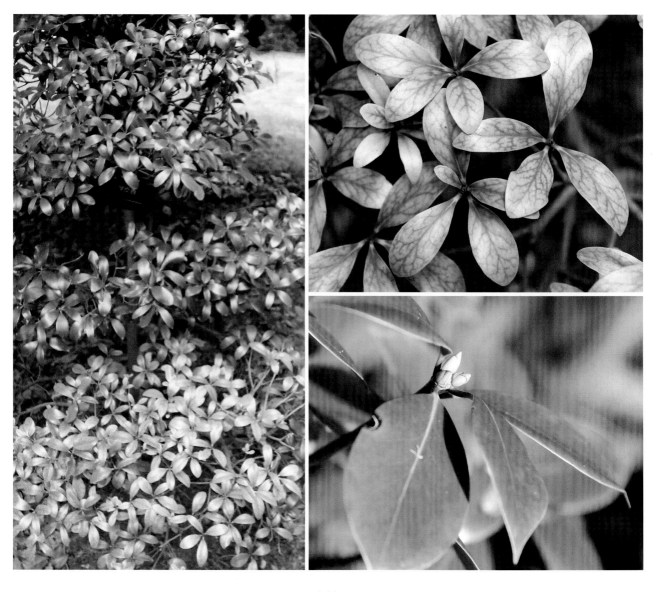

猕 猴 桃

来源 猕猴桃科中华猕猴桃 *Actinidia chinensis* Planch. 的果实。

别名 甜梨、藤梨、公洋桃、山洋桃。

形态特征 藤本。植株各部分的毛均为黄褐色或锈色。叶倒卵形，基部钝形或截形，侧脉直线形，上段常分叉。聚伞花序，1～3朵花；花初开放时白色，开放后变淡黄色，有香气；萼片3～7片；花瓣5片，有短距；花药黄色。果实柱状圆球形或倒卵形。花期6—7月，果期8—9月。

分　　布 生于海拔达1 850米的林内或灌丛中。分布于兴安县、龙胜各族自治县、资源县、全州县。

性能主治 味酸、甘，性寒。解热，止渴，健胃。主治烦热，消渴，肺热干咳，消化不良。

采收加工 9月中、下旬至10月上旬采摘成熟果实，鲜用或晒干。

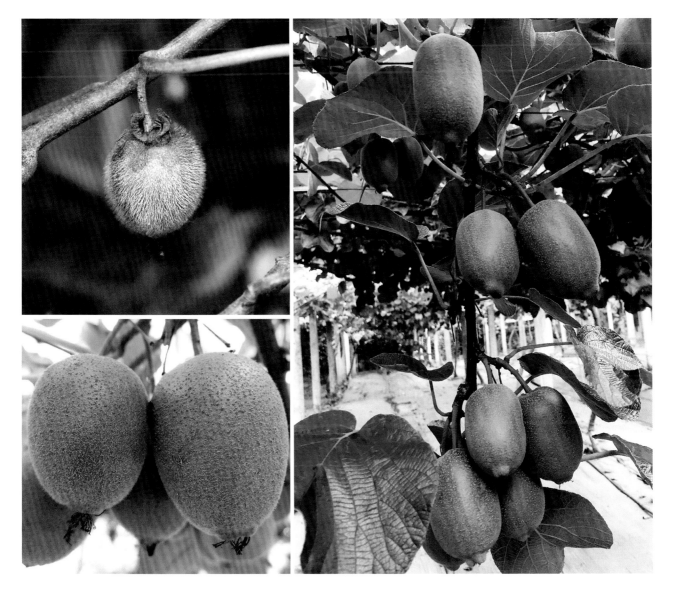

天香炉

来源 野牡丹科金锦香 *Osbeckia chinensis* L. 的全草或根。

别名 金香炉、大香炉。

形态特征 直立草本或亚灌木，高 20～60 厘米。茎四棱形，具紧贴的糙状毛。叶片坚纸质，线性或线状披针形，全绿，两面被糙状毛，3～5 基出脉，于背面隆起。头状花序顶生，有花 2～8（10）朵，无花梗，花瓣4片，淡紫红色或粉红色，倒卵形。蒴果紫红色，卵状球形，4纵裂。花期7—9月，果期9—11月。

分　布 生于草坡、路旁、田埂或疏林向阳处。分布于阳朔县、资源县、龙胜各族自治县、全州县、临桂区、灵川县。

性能主治 味辛，性平。化痰利湿，祛痰止血，解毒消肿。主治咳嗽，哮喘，痢疾，泄泻，吐血，咯血，便血，经闭，风湿骨痛，跌打损伤。

采收加工 夏、秋季采挖全草，或去掉地上部分，留根，洗净，鲜用或晒干。

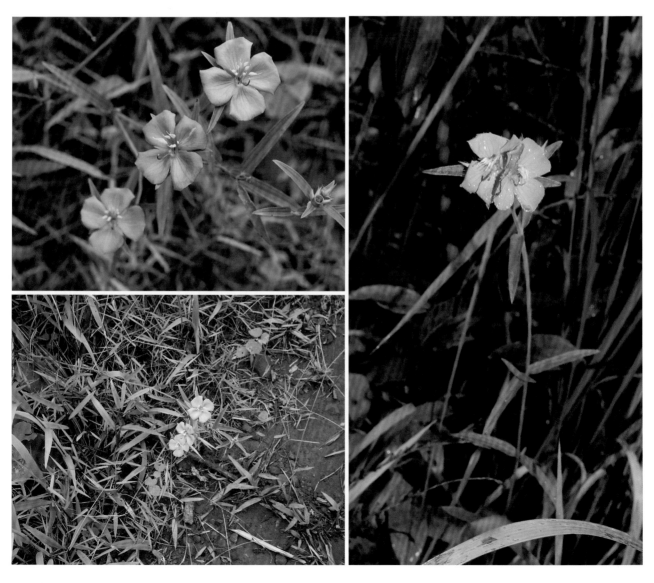

田 基 黄

来源 藤黄科地耳草 *Hypericum japonicum* Thunb. ex Murray 的全草。

别名 地耳草、斑鸠窝、雀舌草、蛇查口、合掌草。

形态特征 草本，全株无毛。根多须状。茎丛生，直立或斜上，有 4 棱，基部节处生细根。单叶对生，无叶柄，叶片卵形或广卵形，基部心形抱茎，斜上，全缘，有微细透明腺点。聚伞花序成叉状分歧，花小，花梗线状，萼片 5 片，披针形或椭圆形，上部有腺点；花瓣 5 片，黄色，卵状长椭圆形，雄蕊 5～30 枚，基部连合成 3 束，花丝丝状，基部合生；花柱 3 枚，丝状。蒴果椭圆形，成熟时开裂为 3 果瓣，外围近等长的宿萼。种子多数。花期 5—6 月，果期 9—10 月。

分　布 生于田野较湿润处。分布于阳朔县、兴安县、永福县、灌阳县、龙胜各族自治县、资源县、平乐县、荔浦市、恭城瑶族自治县。

性能主治 味甘、微苦，性凉。清热利湿，解毒，散瘀消肿。主治湿热黄疸，泄泻，痢疾，肠痈，痈疖肿毒，乳蛾，口疮，目赤肿痛，毒蛇咬伤，跌打损伤。

采收加工 春、夏季开花时采收全草，晒干或鲜用。

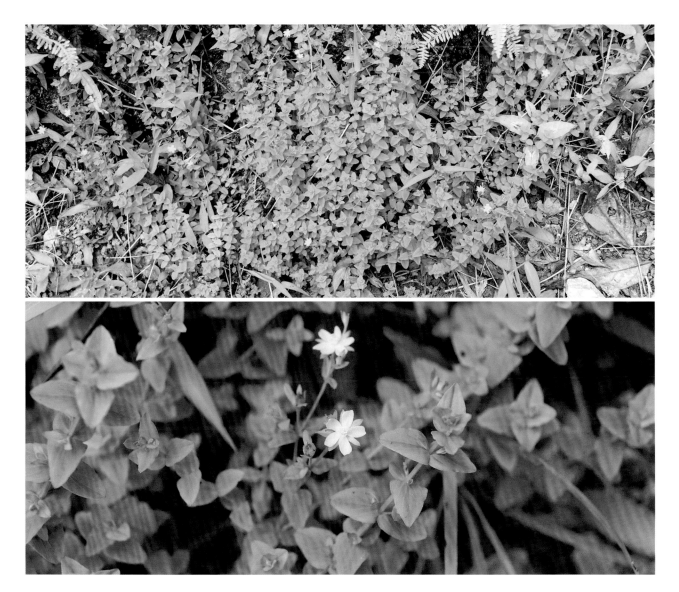

金纳香

来源　椴树科长钩刺蒴麻 *Triumfetta pilosa* Roth 的根和叶。
别名　牛虱子、小桦叶、梗麻、毛葱根。

形态特征　半灌木。分枝有淡黄色星状毛。叶卵形、狭卵形或披针形，下部叶有时 3 浅裂，边缘有不整齐的锯齿，基部常具 3～5 脉，两面均被星状柔毛；叶柄被长柔毛；托叶锥形。聚伞花序，腋生；花黄色，萼片 5 片，线形，顶端具细尖，有疏星状毛；花瓣 5 片，与萼片近等长，圆状匙形，基部被纤毛；雄蕊 10 枚。蒴果球形，密生刺，顶端钩状反曲，有平展的糙毛。种子 8 颗。花期 7—9 月。果期 8—12 月。

分　　布　生于干燥阳坡灌丛、路旁及田坎上。分布于灵川县、全州县、永福县、龙胜各族自治县、平乐县、荔浦市、恭城瑶族自治县、兴安县。

性能主治　味甘、微辛，性温。活血行气，散瘀消肿。主治月经不调，癥积疼痛，跌打损伤。

采收加工　根秋、冬季采挖，洗净泥土，切片晒干；叶春季采收，晒干。

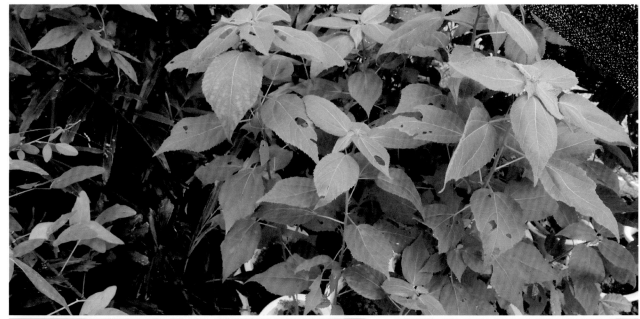

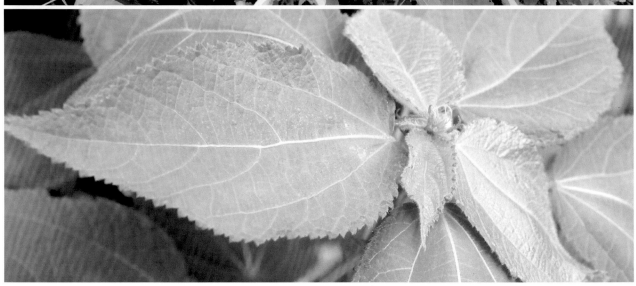

山芝麻

来源 梧桐科山芝麻 *Helicteres angustifolia* L. 的根或全株。

别名 岗油麻、岗脂麻、田油麻、仙桃草、野芝麻。

形态特征 小灌木。小枝、叶、花、蒴果被毛。叶互生，叶片狭长圆形或条状披针形，全缘。聚伞花序腋生，有花 2 至数朵；花梗通常有锥尖状的小苞片 4 片；花萼管状，5 裂，裂片三角形；花瓣 5 片，不等大，淡红色或紫红色，比萼略长，基部有 2 个耳状附属体；雄蕊 10 枚，退化雄蕊 5 枚，线形，甚短；子房 5 室，较花柱略短，每室有胚珠约 10 个。蒴果卵状长圆形。种子小，褐色，有椭圆形小斑点。花期几乎全年。

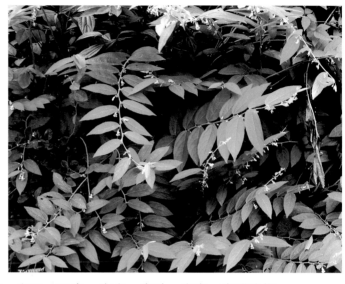

分　布 生于荒山、丘陵、荒坡、路边。分布于象山区。

性能主治 味苦，性凉，有小毒。清热解毒。主治感冒发热，肺热咳嗽，咽喉肿痛，麻疹，疟腮，肠炎，痢疾，痈肿，瘰疬，毒蛇咬伤。

采收加工 根夏、秋季采挖；全株全年可采。洗净，切段，晒干。

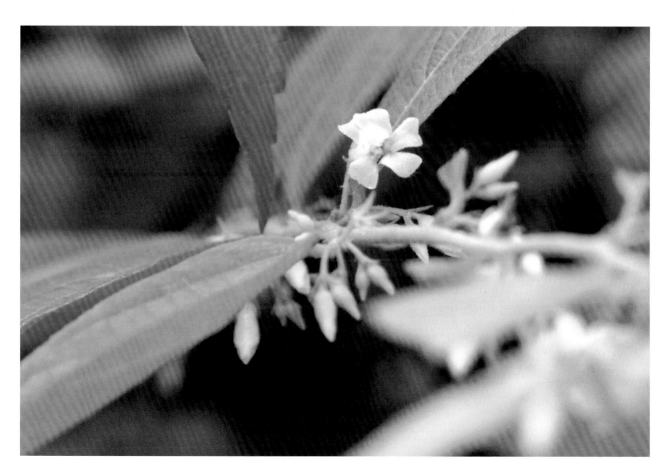

木 达 地 黄

来源 梧桐科马松子 *Melochia corchorifolia* L. 的茎叶。
别名 马松子、野路葵、野棉花秸、假络麻。

形态特征 亚灌木草本。枝黄褐色，被星状短柔毛。叶互生，叶柄被柔毛；托叶条形，被毛；叶片膜质或薄纸质，卵形、长圆状卵形或披针形，边缘有锯齿，上面近于无毛，下面被星状短柔毛。伞形花序顶生或腋生；小苞片条形，混生在花序内；萼钟状，5 浅裂，外面被毛，内面无毛，裂片三角形；花瓣5 片，白色或淡红色，长圆形，雄蕊 5 枚，下部连合成筒，花柱 5 枚，线状。蒴果圆球形，具 5 棱，被长柔毛，每室具种子 1～2 颗。种子卵形，略成三角状，褐黑色。花期夏、秋季。

分　布 生于田野或低丘陵旷野间。分布于阳朔县、临桂区、全州县、兴安县、永福县、平乐县、恭城瑶族自治县、象山区、龙胜各族自治县。

性能主治 味淡，性平。清热利湿，止痒。主治急性黄疸性肝炎，皮肤痒疹。

采收加工 夏、秋季采收，扎成把，晒干。

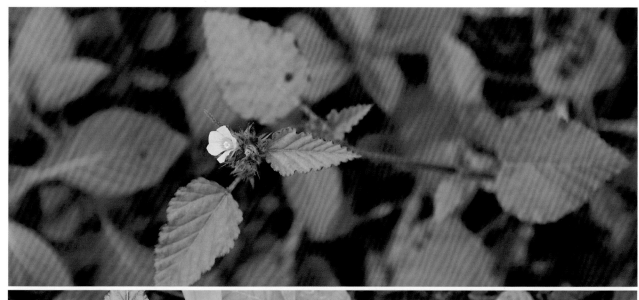

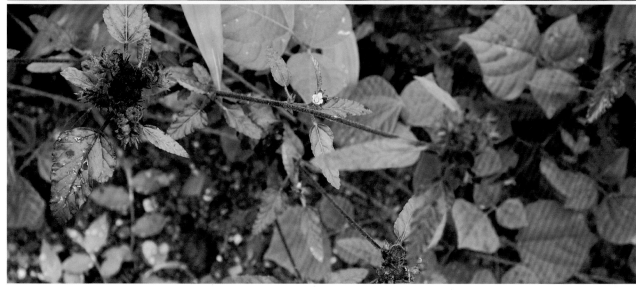

半枫荷根

来源 梧桐科翻白叶树 *Pterospermum heterophyllum* Hance 的根。

别名 枫荷桂、半边枫荷、阴阳叶、三不怕、铁巴掌。

形态特征 乔木。树皮灰色或灰褐色；小枝被黄褐色短柔毛。叶互生，幼叶盾状，掌状 3 ～ 5 裂，上面几无毛，下面密被黄褐色星状短系毛；成熟叶长圆形至卵状长圆形，上面秃净，下面密被黄褐色短柔毛。花单生或 2 ～ 4 朵组成腋生的聚伞花序；小苞片鳞片状，与萼紧靠；花青白色；萼片 5 片，条形，两面均被柔毛；花瓣 5 片，倒披针形，与萼片等长；雄蕊 15 枚，退化雄蕊 5 枚，线状；子房 5 室，被长柔毛，花柱无毛。蒴果木质，长圆状卵形。种子具膜质翅。花期秋季。

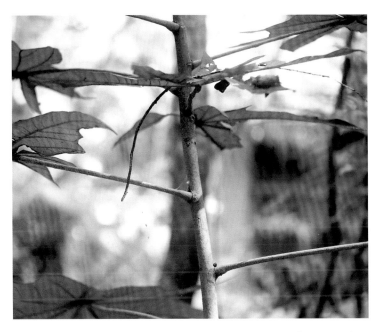

分　布 生于山野间或栽培。分布于阳朔县、平乐县、荔浦市、恭城瑶族自治县、临桂区。

性能主治 味苦、甘，性微温。祛风除湿，活血通络。主治风湿痹痛，手足麻木，腰肌劳损，脚气，跌打损伤。

采收加工 全年均可采收，挖取根部，除去须根及泥沙，切片，晒干。

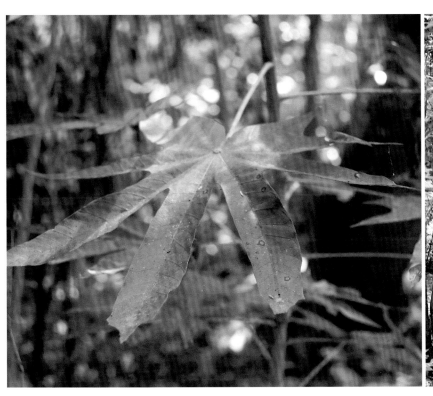

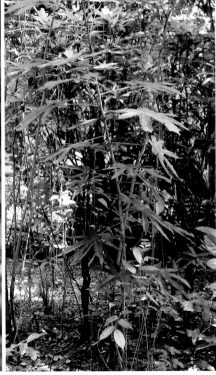

红 郎 伞

来源 梧桐科假苹婆 *Sterculia lanceolata* Cav. 的叶。
别名 个则王。

形态特征 乔木。小枝幼时被毛。叶椭圆形、披针形或椭圆状披针形，顶端急尖，基部钝形或近圆形，上面无毛，下面几无毛；叶柄长 2.5 ～ 3.5 厘米。圆锥花序腋生，长 4 ～ 10 厘米，密集且多分枝；花淡红色，萼片 5 枚。蓇葖果鲜红色，长卵形或长椭圆形，顶端有喙，基部渐狭，密被短柔毛。种子黑褐色，椭圆状卵形，直径约 1 厘米，每果有种子 2 ～ 4 颗。花期 4—6 月。

分　　布 生于山谷溪旁。分布于阳朔县、临桂区、永福县、平乐县。

性能主治 味辛，性温。散瘀止痛。主治跌打损伤肿痛。

采收加工 夏、秋季采叶，鲜用或晒干。

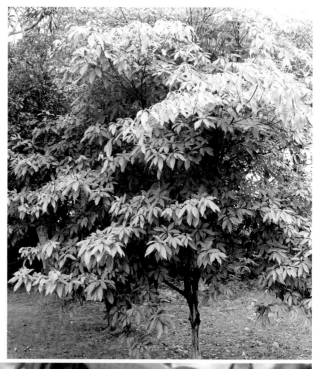

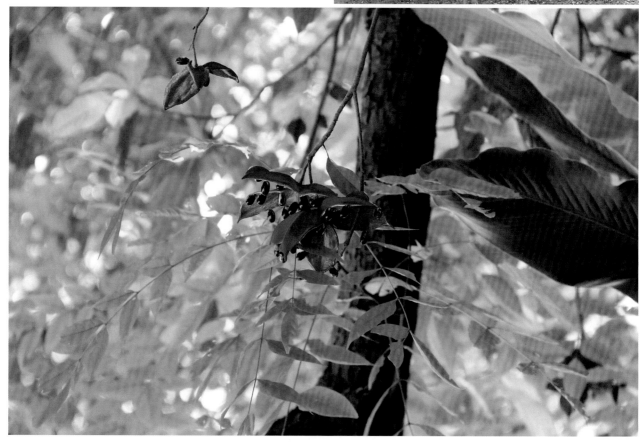

凤 眼 果

来源 梧桐科苹婆 *Sterculia nobilis* Smith 的种子。

别名 罗晃子、苹婆果、假九层皮、潘安果、红皮果。

形态特征 乔木。树皮黑褐色。叶互生，叶片薄革质，长圆形或椭圆形，无毛。圆锥花序顶生或腋生，有短柔毛；花单性，无花冠；花萼淡红色，钟状，被短柔毛，5 裂，裂片条状披针形，先端渐尖且向内曲；雄花雌雄蕊柄弯曲，无毛，花药黄色；雌花略大，子房圆球形，密被毛，花柱弯曲，柱头 5 浅裂。蓇葖鲜红色，厚革质，长圆状卵形，先端有喙，每果内有种子 1～4 颗。种子椭圆形或长圆形，黑褐色。花期 4—5 月，少数植株在 10—11 月可第 2 次开花。

分　　布 生于山坡林内或灌丛中，亦有栽培。分布于荔浦市。

性能主治 味甘，性平。和胃消食，解毒杀虫。主治反胃吐食，虫积腹痛，疝痛，小儿烂头疡。

采收加工 果实成熟时采收，剥取种子晒干备用。

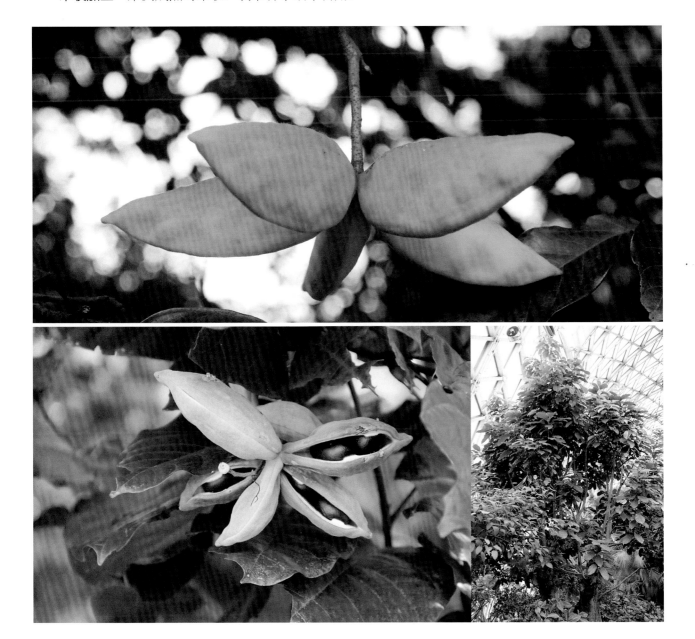

秋 葵

来源 锦葵科咖啡黄葵 *Abelmoschus esculentus* (L.) Mocnch 的根、叶、花或种子。
别名 毛茄、黄蜀葵。

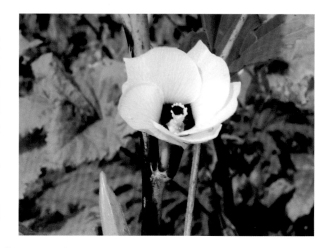

形态特征 一年生草本。茎圆柱形，疏生散刺。叶互生，被长硬毛；托叶线形，被疏硬毛。叶掌状 3～7 裂，裂片阔至狭，两面均被疏硬毛，边缘具粗齿及凹缺。花单生于叶腋间，疏被糙硬毛；花萼钟形，较长于小苞片，密被星状短绒毛；花黄色，内面基部紫色，花瓣倒卵形。蒴果筒状尖塔形，先端具长喙，疏被糙硬毛。种子球形，多数。花期 5—9 月。

分　布 广泛栽培于热带和亚热带地区。分布于象山区。

性能主治 味淡，性寒。利咽，通淋，下乳，调经。主治喉痛，淋病，产后乳汁稀少，月经不调。

采收加工 根 11 月到翌年 2 月前挖取，抖去泥土，晒干或烘干；叶 9—10 月采收，晒干；花 6—8 月采摘，晒干；种子 9—10 月果成熟时采摘，脱粒，晒干。

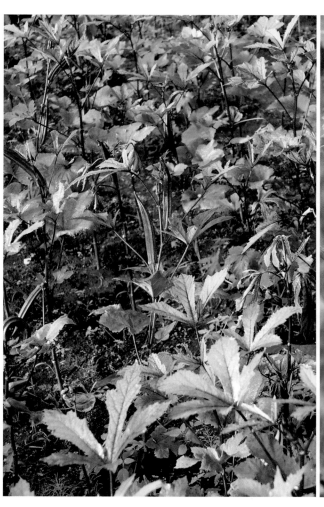

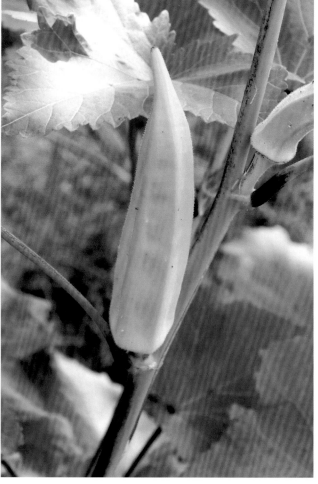

黄蜀葵花

来源 锦葵科黄蜀葵 *Abelmoschus manihot* (L.) Medic. 的花冠。
别名 侧金盏花。

形态特征 一年生或多年生草本，疏被长硬毛。叶互生，托叶披针形。叶掌状 5～9 深裂，裂片长圆状披针形，边缘具粗钝锯齿。花单生于枝端叶腋；小苞片 4～5 片，卵状披针形，长 15～25 毫米，宽 4～5 毫米，萼佛焰苞状，5 裂，近全缘，较长于小苞片，果时脱落；花大，淡黄色，内面基部紫色，直径约 12 厘米；雄蕊柱长 1.5～2 厘米，花药近无柄；柱头紫黑色，匙状盘形。蒴果卵状椭圆形，长 4～5 厘米，直径 2.5～3 厘米。种子多数，肾形，被柔毛组成的条纹多条。花期 8—10 月。

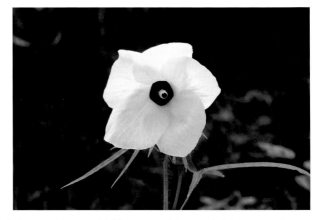

分　布 生于山谷草丛、田边或沟旁灌丛间。分布于阳朔县、临桂区、灵川县、全州县、兴安县、资源县、象山区。

性能主治 味甘，性寒。清利湿热，消肿解毒。主治湿热壅遏，淋浊水肿，外治痈疽肿毒，水火烫伤。

采收加工 夏、秋季花开时采摘，及时干燥。

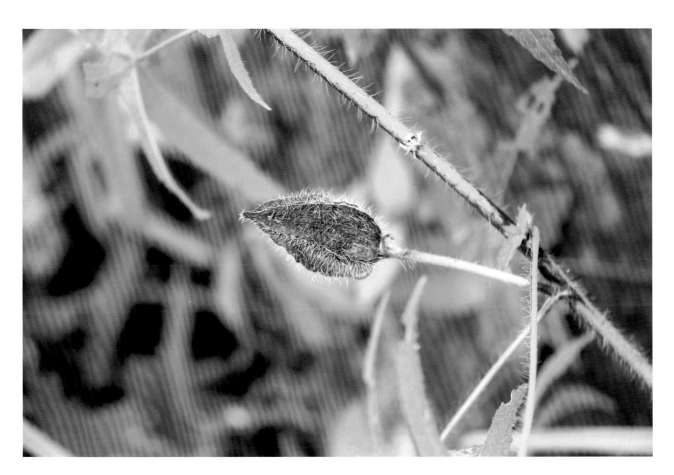

苘 麻

来源 锦葵科苘麻 *Abutilon theophrasti* Medic. 的全草或叶。
别名 白麻、青麻、野棉花、叶生毛、磨盘单。

形态特征 一年生亚灌木状草本。茎枝被柔毛。叶互生，被星状细柔毛，叶片圆心形，两面均被星状柔毛，边缘具细圆锯齿。花单生于叶腋，被柔毛，近顶端具节；花萼杯状，密被短绒毛，裂片5片，卵形，花黄色，花瓣倒卵形，雄蕊柱平滑无毛。心皮15～20个，先端平截，具扩展、被毛的长芒2，排列成轮状，密被软毛。蒴果半球形，被粗毛，顶端具长芒2。种子肾形，褐色，被星状柔毛。花期7—8月。

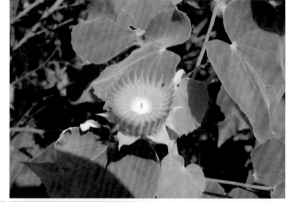

分　　布 生于路旁、荒地和田野间。分布于荔浦市、象山区、阳朔县。

性能主治 味苦，性平。清热利湿，解毒开窍。主治痢疾、中耳炎、耳鸣、耳聋、睾丸炎、化脓性扁桃体炎、痈疽肿毒。

采收加工 全草或叶夏季采收，鲜用或晒干。

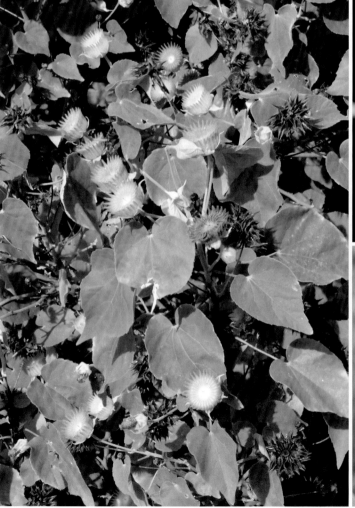

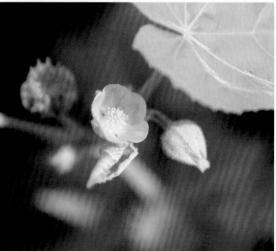

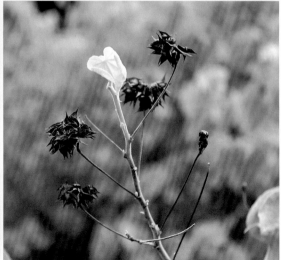

芙 蓉 根

来源 锦葵科木芙蓉 *Hibiscus mutabilis* L. 的根或根皮。
别名 芙蓉花、拒霜花、木莲、地芙蓉、华木。

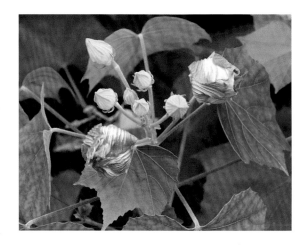

形态特征 落叶灌木或小乔木。小枝、叶柄、花梗和花萼均密被星状毛与直毛相混的细绵毛。叶互生，托叶披针形，叶宽卵形至卵圆形或心形，常5～7裂，裂片三角形，先端渐尖，具钝圆锯齿，主脉7～11条。花单生于枝端叶腋间，茎端具节；小苞片8片，线形，基部合生；萼钟形，裂片5片，卵形，渐尖；花初开时白色或淡红色，后变深红色，花瓣近圆形，雄蕊柱长2.5～3厘米，无毛；花柱5枚，疏被毛。蒴果扁球形，被淡黄色刚毛和绵毛。种子肾形，背面被长柔毛。花期8—10月。

分　　布 生于山坡、路旁或水边沙质壤土上。分布于临桂区、全州县、兴安县、永福县、灌阳县、龙胜各族自治县、荔浦市、恭城瑶族自治县、象山区。

性能主治 味辛、微苦，性凉。清热解毒，凉血消肿。主治痈疽肿毒初起，臁疮，目赤肿痛，肺痈，咳喘，赤白痢疾，带下，肾盂肾炎。

采收加工 秋季采挖，或剥取根皮，洗净，切片，晒干。

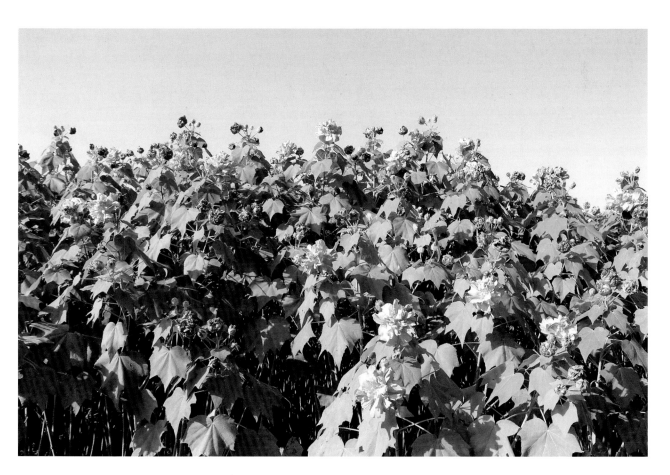

拔 毒 散

来源　锦葵科拔毒散 *Sida szechuensis* Matsuda 的枝叶。
别名　王不留行、小尼马庄柯、巴掌叶、小拔毒、尼马庄柯。

形态特征　直立亚灌木。小枝被星状长柔毛。叶二型；叶柄被星状柔毛；托叶钻形，较短于叶柄；下部的叶宽菱形至扇形，边缘具 2 齿，上部的叶长圆状椭圆形至长圆形，上面疏被星状毛或糙伏毛至几无毛，下面密被灰色星状毡毛。花单生或簇生于小枝端，花梗密被星状黏毛，中部以上具节；萼杯状，裂片三角形，疏被星状柔毛；花黄色，花瓣倒卵形，雄蕊被长硬毛。果近圆球形，疏被星状柔毛，具短芒。种子黑褐色，平滑，种脐被白色柔毛。花期 6—11 月。

分　　布　生于荒坡灌丛、松林边、路旁和沟谷边。分布于临桂区。

性能主治　味苦，性微寒。下乳，活血，利湿，解毒。主治乳汁不下，乳痈，痈肿，小便淋涩，泄泻，痢疾，闭经，跌打骨折。

采收加工　秋季采收，鲜用或晒干。

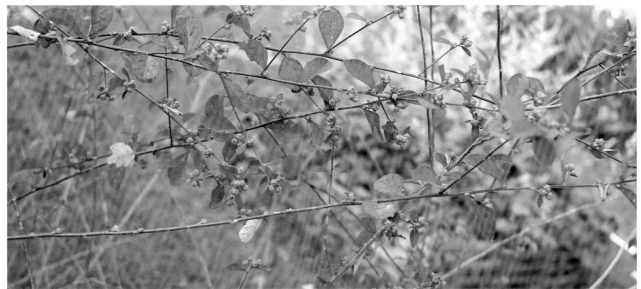

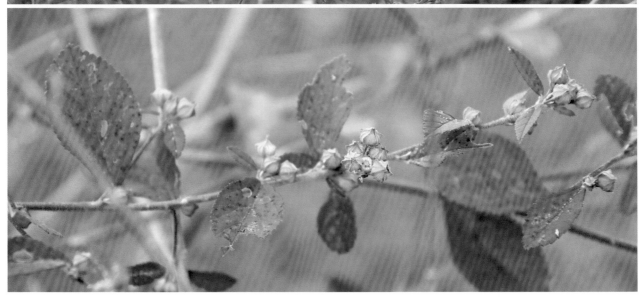

地桃花

来源 锦葵科地桃花 *Urena lobata* L. 的根或全草。

别名 肖梵天花、野棉花、狗脚迹、大梅花树、刺头婆。

形态特征 直立亚灌木。全株被柔毛及星状毛。叶互生，下部叶近圆形，上部叶椭圆形，边缘具细锯齿，掌状网脉，中脉基部有一腺体。花单生叶腋或丛生；副萼5裂，裂片三角形；花萼5裂，裂片较副萼小；花瓣5片，粉红色，椭圆形，基部与雄蕊管相连合；雄蕊合生，花丝连成管状，管口具浅齿，花药紫红色；雌蕊1枚，花柱圆柱状，柱头红色。蒴果扁球形，自中轴分裂为5，具细毛和勾刺，分蒴中各有种子1颗。花期5—12月。果期6月至翌年1月。

分　布 生于山野、路边、荒坡、干旱旷地。分布于兴安县、灌阳县、龙胜各族自治县、平乐县、荔浦市、恭城瑶族自治县、象山区。

性能主治 味甘、辛，性凉。祛风活血，清热利湿，解毒消肿。根主治风湿关节痛、感冒、疟疾、肠炎、痢疾、小儿消化不良、带下等症。全草外用治跌打损伤、骨折、毒蛇咬伤、乳腺炎。

采收加工 秋季采挖，洗净切碎晒干。

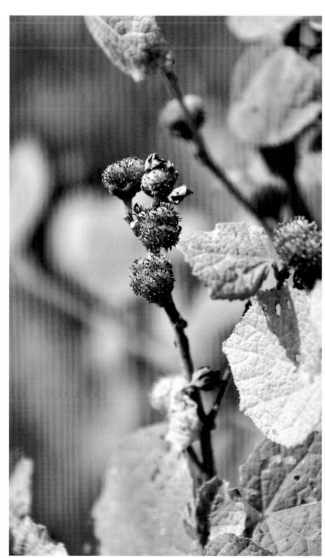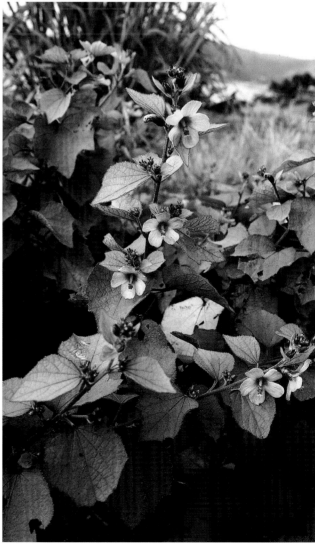

东方古柯

来源 古柯科东方古柯 *Erythroxylum sinense* C. Y. Wu 的叶。
别名 古柯、细叶接骨丹。

形态特征 灌木或小乔木。小枝无毛，黑褐色。叶互生，叶片长圆状椭圆形或披针形，干时背面稍粉而微褐色，侧脉不很明显。化 1～3 朵簇生于叶腋内；萼深裂达 3/4，裂片披针形或半卵形；花瓣卵状长圆形，里面有舌状附属体 2 枚；雄蕊管在长花柱花中的约与花萼等长或稍短于花萼，在短花柱花中的长于花萼；子房长圆形，在长花柱花中的长约为雄蕊管的 2 倍，花柱合生。核果锐三棱状长圆形，稍弯，先端钝形。花期 5—6 月，果期 5—11 月。

分　布 生于山地林中。分布于灵川县、兴安县、灌阳县、荔浦市、龙胜各族自治县、全州县。

性能主治 味微苦、涩，性温。定喘，止痛，健脾。主治哮喘，骨折疼痛，疟疾，神疲乏力。

采收加工 全年可采，洗净，鲜用或晒干。

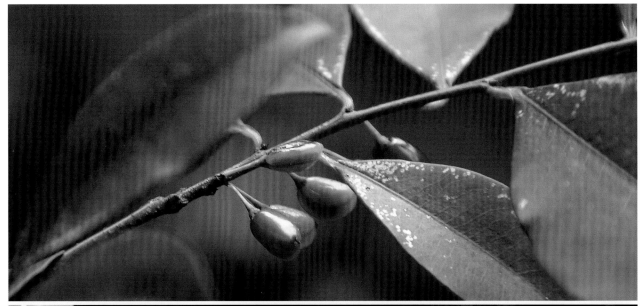

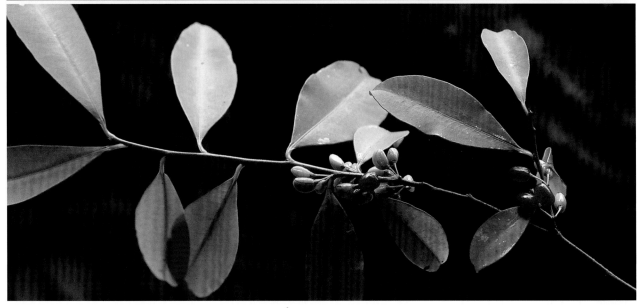

铁 苋

来源 大戟科铁苋菜 *Acalypha australis* L. 的全草。

别名 人苋、海蚌含珠、撮斗撮金珠、六合草、半边珠。

形态特征 草本。茎直立分枝，被微柔毛。叶互生；叶片卵状菱形或卵状椭圆形，基出脉 3 条，边缘有钝齿，两面均粗糙无毛。穗状花序腋生；花单性，雌雄同株；通常雄花序极短，生于极小苞片内；雌花序生于叶状苞片内；苞片展开时肾形，合时如蚌，边缘有钝锯齿，基部心形；花萼四裂；无花瓣；雄蕊 7 ～ 8 枚；雌花 3 ～ 5 朵；子房被疏柔毛，3 ～ 4 室；花柱羽状分裂至基部。蒴果小，三角状半圆形，被粗毛。种子卵形，灰褐色。花期 5—7 月，果期 7—10 月。

分　布 生于旷野、路边较湿润的地方。分布于象山区、阳朔县、灵川县、全州县、兴安县、永福县、灌阳县、龙胜各族自治县、平乐县、恭城瑶族自治县。

性能主治 味苦、涩，性凉。清热利湿，凉血解毒，消积。主治痢疾，泄泻，吐血，衄血，尿血，崩漏，小儿疳积，痈疖疮疡，皮肤湿疹。

采收加工 5—7 月采收，除去泥土，晒干或鲜用。

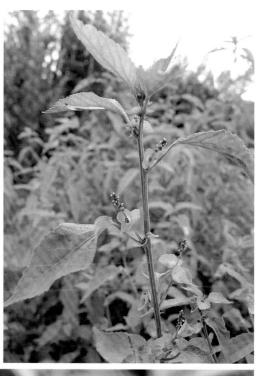

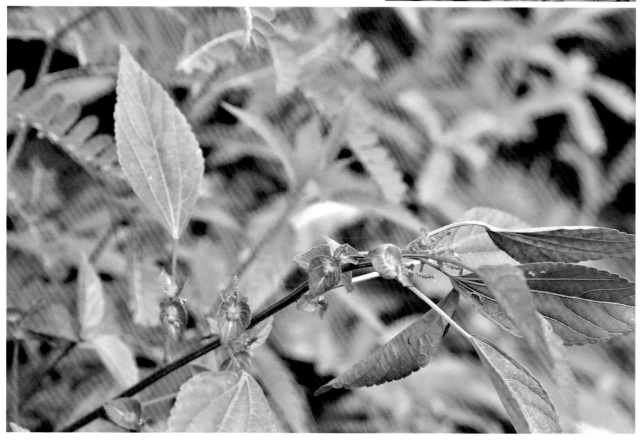

五月茶

来源 大戟科五月茶 *Antidesma bunius* (L.) Spr. 的根、叶或果。
别名 五味叶、五味菜、酸味树。

形态特征 灌木或小乔木。树皮灰褐色，幼枝具明显皮孔。单叶互生；叶柄被柔毛；托叶线形；叶片革质，有光泽，倒卵状长圆形，全缘，两面无毛，侧脉 7～11 对，在背面稍凸起。花小，单性，雌雄异株；雄花序顶生或侧生穗状花序；雄花花萼杯状，3～4 浅裂，被长柔毛；雄蕊 3～4 枚，花盘生于雄蕊之外，不规则分裂或全缘；退化雌蕊棒状；雌花序为总状花序，生于分枝的顶部；雌花有 3～4 短裂片，具缘毛；子房无毛，花柱 3 枚，顶生。核果近球形，深红色。花期 3—4 月。

分　布 生于林中。分布于龙胜各族自治县。
性能主治 味酸，性平。健脾，生津，活血，解毒。主治食少泄泻，津伤口渴，跌打损伤，痈肿疮毒。
采收加工 根、叶，全年均可采；果，夏、秋季采收。采后洗净，晒干。

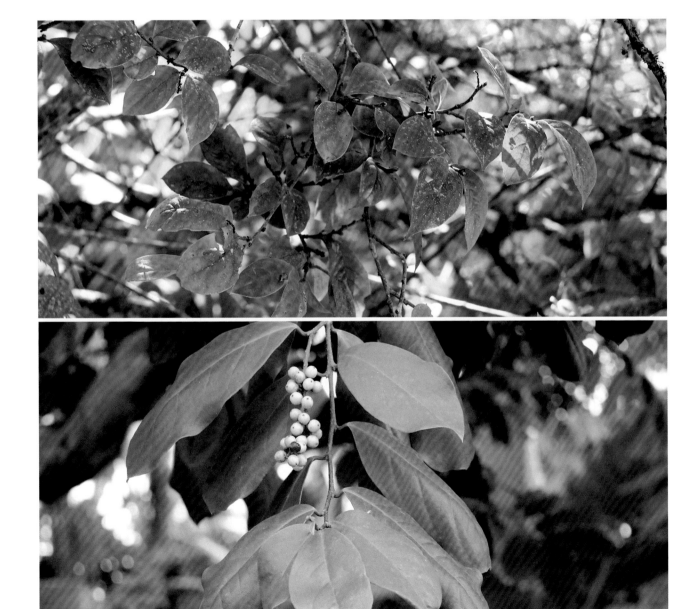

土 蜜 树

来源 大戟科土蜜树 *Bridelia tomentosa* Bl. 的根皮、茎、叶。
别名 土知母、补脑根、逼迫子、补锅树。

形态特征 灌木或小乔木。树皮深灰色；幼枝、叶背、叶柄、托叶和雌花的萼片被柔毛或短柔毛。叶片纸质，长圆形，叶面粗涩，侧脉每边 9 ～ 12 条，托叶线状披针形，顶端刚毛状渐尖。花簇生于叶腋；雄花萼片三角形，花瓣倒卵形，膜质，顶端齿裂；花丝下部与退化雌蕊贴生；退化雌蕊倒圆锥形；花盘浅杯状；雌花簇生；萼片三角形，花瓣倒卵形或匙形；花盘坛状，花柱 2 深裂，裂片线形。核果近圆球形。种子褐红色，长卵形，腹面压扁状。花果期几乎全年。

分　　布 生于山野旷地边和林中。分布于龙胜各族自治县。

性能主治 味淡、微苦，性平。安神调经，清热解毒。主治疔疮，狂犬咬伤。

采收加工 秋季采摘，洗净，鲜用或晒干。

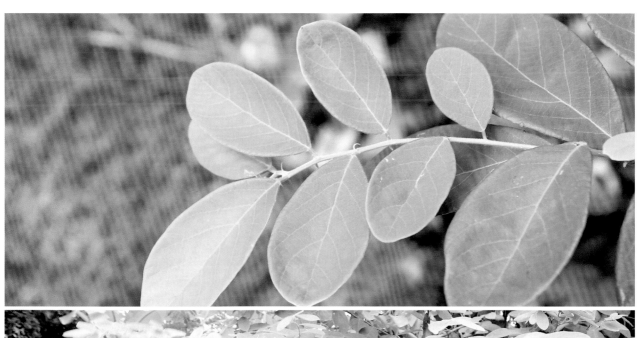

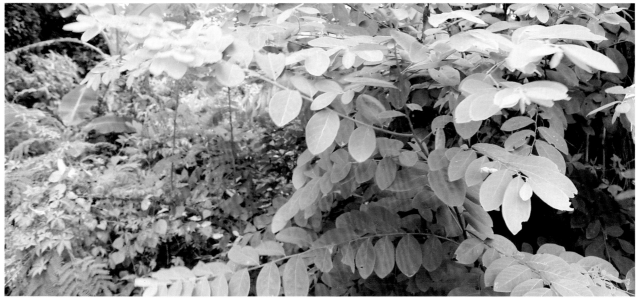

地 锦 草

来源 大戟科地锦草 *Euphorbia humifusa* Willd. 的全草。

别名 草血竭、血见愁草、血见愁、小虫儿卧单、铁线草。

形态特征 草本。茎纤细，近基部分枝，带紫红色，无毛。叶对生；叶柄极短；托叶线形，通常 3 裂；叶片长圆形，边缘有细齿，两面无毛或疏生柔毛，绿色或淡红色。杯状花序单生于叶腋；总苞倒圆锥形，浅红色，顶端 4 裂，裂片长三角形；腺体 4 个，长圆形，有白色花瓣状附属物；子房 3 室；花柱 3 枚，2 裂。蒴果三棱状球形，光滑无毛。种子卵形，黑褐色，外被白色蜡粉。花期 6—10 月，果实 7 月渐次成熟。

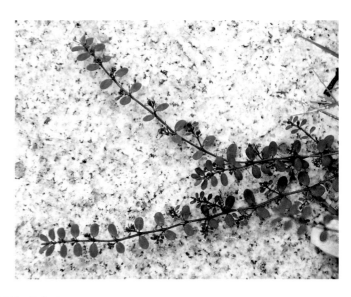

分 布 生于平原、荒地、路旁及田间，为习见杂草。分布于灵川县、资源县。

性能主治 味辛，性平。清热解毒，利湿退黄，凉血止血。主治痢疾，泄泻，黄疸，咳血，吐血，尿血，便血，崩漏，乳汁不下，跌打肿痛及热毒疮疡。

采收加工 10 月采收全株，洗净，晒干或鲜用。

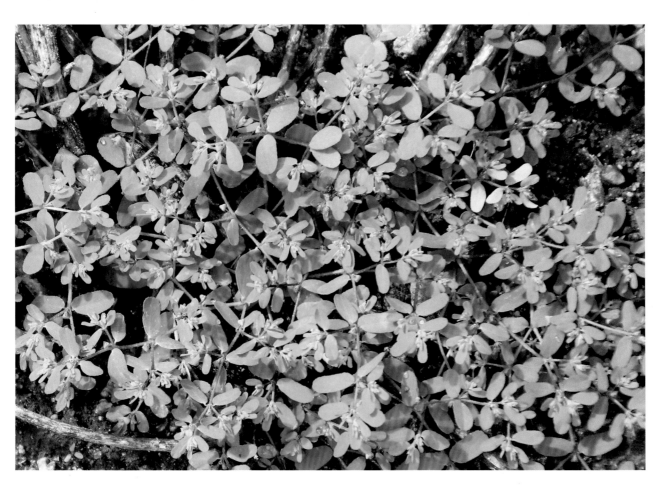

大地锦

来源 大戟科通奶草 *Euphorbia hypericifolia* L. 的全草。

别名 大地戟、光叶小飞扬、小飞扬、蚂蝗草。

形态特征 草本，折断有白色乳汁。茎纤细，匍匐，多分枝，通常红色，稍被毛。单叶对生，有短柄，叶片卵圆形至矩圆形，边缘有极细锯齿。花淡紫色，花单性，同株；杯状伞形花序单生或少数稀疏簇生于叶腋内；总苞陀螺状，顶端5裂，裂片内面被贴伏的短柔毛；腺体4枚，漏斗状，有短柄及极小的白色花瓣状附属物；子房3室，花柱2枚，离生且顶端2裂。蒴果卵状三角形，有短柔毛。花果期8—12月。

分　　布 生于荒野、旷地、路旁、阴湿灌丛中，或为田间杂草。分布于象山区、阳朔县、临桂区、灵川县、兴安县、永福县、灌阳县、龙胜各族自治县、荔浦市。

性能主治 味辛、微苦，性平。通乳，利尿，清热解毒。主治妇人乳汁不通，水肿，泄泻，痢疾，皮炎，湿疹，烧烫伤。

采收加工 春、夏季采收，鲜用或晒干。

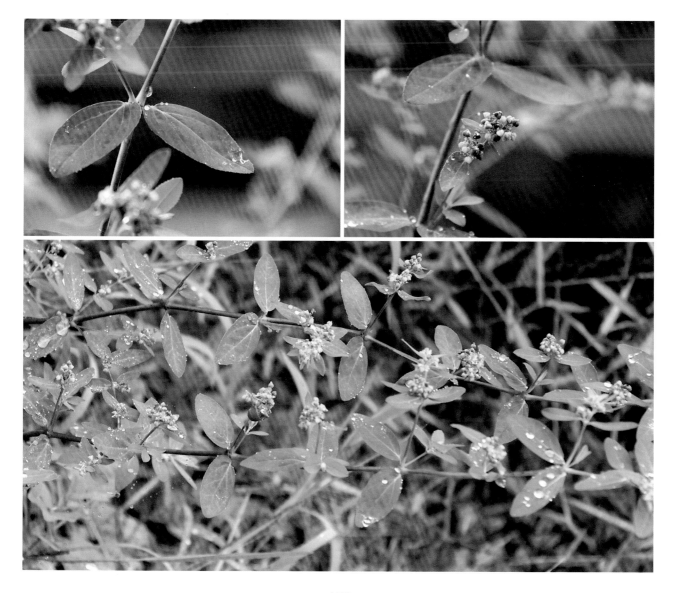

千金子

来源 大戟科续随子 *Euphorbia lathyris* L. 的种子。

别名 千两金、菩萨豆、拒冬实、联步。

形态特征 草本，全株含白汁。茎粗壮，分枝多。单叶交互对生，无柄；茎下部叶较密，线状披针形至阔披针形，全缘。杯状聚伞花序顶生，基部轮生叶状苞片 2～4 片，每伞梗再叉状分枝；苞叶 2 片，三角状卵形；花单性，无花被；雄花多数和雌花 1 枚同生于萼状总苞内，总苞顶端 4～5 裂，腺体新月形，两端具短而钝的角；雄花仅具雄蕊 1 枚；雌花生于花序中央，雌蕊 1 枚，花柱 3 枚，先端 2 裂。蒴果近球形。种子长圆状球形，表面有黑褐色相间的斑点。花期 4—7 月，果期 6—9 月。

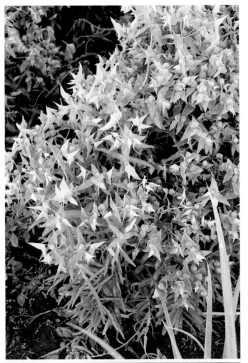

分　　布 生于向阳山坡，野生或栽培。分布于恭城瑶族自治县、龙胜各族自治县、全州县、临桂区。

性能主治 味辛，性温，有毒。逐水消肿，解毒杀虫。主治水肿，腹水，二便不利，经闭，疥癣癫疮，痈肿，毒蛇咬伤及疣赘。

采收加工 7 月中、下旬待果实变黑褐色时采收，晒干，脱粒，扬净，再晒至全干。

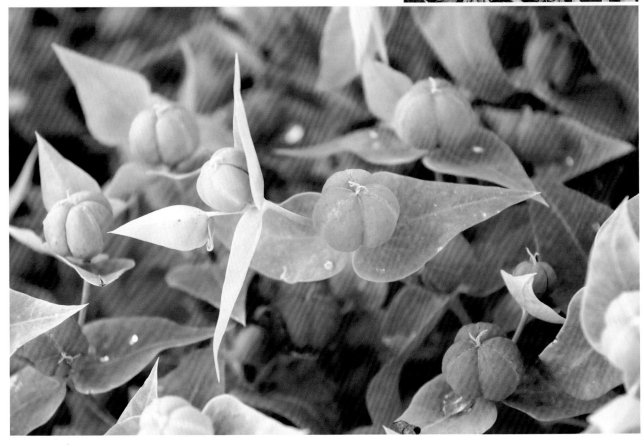

京 大 戟

来源 大戟科大戟 *Euphorbia pekinensis* Rupr. 的根。

别名 大戟、龙虎草、天平一枝香、膨胀草、将军草。

形态特征 多年生草本，全株含乳汁。茎直立，被白色短柔毛，上部分枝。叶互生，长圆状披针形至披针形，全缘。伞形聚伞花序顶生，通常有5伞梗，腋生者多只有工梗，伞梗顶生一杯状聚伞花序，其基部轮生卵形或卵状披针形苞片5片，杯状聚伞花序总苞坛形，顶端4裂，腺体椭圆形；雄花多数，雄蕊1枚；雌花1朵，子房球形，3室，花柱3枚，顶端2浅裂。蒴果三棱状球形，表面有疣状突起。花期4—5月，果期6—7月。

分　　布 生于山坡林下或路旁。分布于象山区、阳朔县、灵川县、全州县、兴安县、灌阳县、资源县、荔浦市、恭城瑶族自治县、平乐县、龙胜各族自治县。

性能主治 味苦，性寒，有毒。泻水逐饮，消肿散结。主治水肿胀满，胸腹积水，痰饮积聚，气逆咳喘，二便不利，痈肿疮毒，瘰疬痰核。

采收加工 秋、冬季采挖，洗净，晒干。

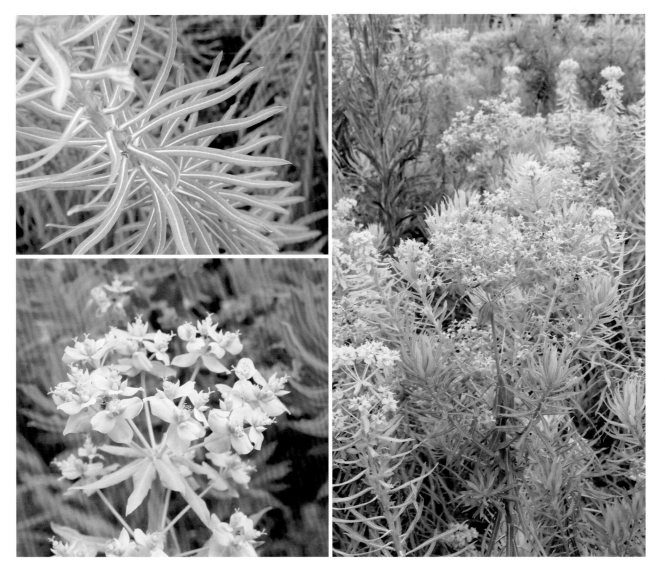

白 饭 树 根

来源 大戟科白饭树 *Flueggea virosa* (Roxb. ex Willd.) Voigt 的根。
别名 薏米蓝、鱼眼根。

形态特征 灌木，全株无毛。茎绿色、红褐色。单叶互生；托叶2片，近三角形，叶长圆状倒卵形至椭圆形。花单性异株；雄花多数，淡黄色，腋生，花萼5片，近卵形，无花瓣，雄蕊5枚，与花盘腺体互生，花丝淡黄色，花药圆形，退化雌蕊3，线形，先端弯曲或2～3裂；雌花单生或少数簇生，花萼5片，花盘杯状，边缘具齿缺，花柱3枚，稍扁，反曲，先端2裂。蒴果浆果状，近球形。种子3～6颗，具三棱和细小网纹，腹侧凹陷，红褐色。花期3—8月，果期7—12月。

分　布 生于海拔100～1 200米的疏林或灌丛中。分布于象山区、阳朔县、临桂区、兴安县、永福县、平乐县、荔浦市、恭城瑶族自治县。

性能主治 味苦，性凉。祛风湿，清湿热，化瘀止痛。主治湿痹痛，湿热带下，湿疹瘙痒，跌打损伤。

采收加工 全年均可采，洗净，鲜用或晒干。

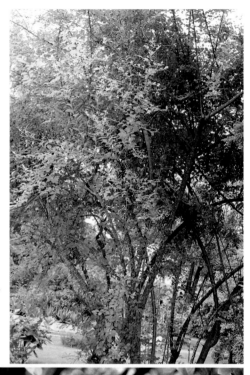

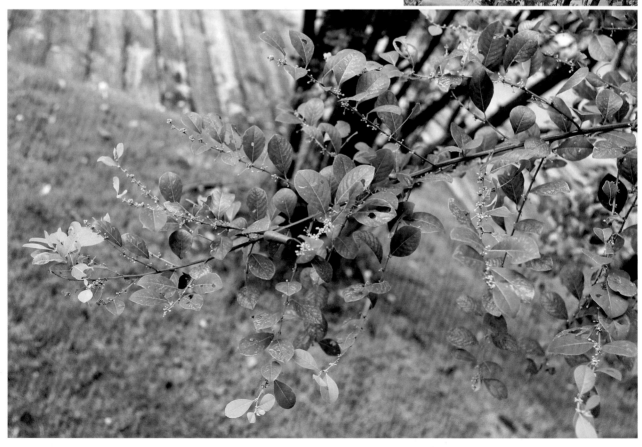

木薯

来源 大戟科木薯 *Manihot esculenta* Crantz 的叶或根。

别名 树薯、薯树、臭薯、葛薯、树番薯。

形态特征 灌木，高 1.5 ～ 3 米。块根圆柱状，肉质。叶互生；叶柄长约 30 厘米；叶 3 ～ 7 掌状深裂或全裂，裂片披针形至长圆状披针形，长 10 ～ 20 厘米，全缘。圆锥花序顶生；花单性，雌雄同株；花萼钟状，5 裂，黄白色而带紫色；无花瓣；花盘腺体 5 枚；雄花具雄蕊 10 枚，2 轮；雌花子房 3 室，花柱 3 枚，下部合生。蒴果椭圆形，长 1.5 厘米，有纵棱 6 条。花期 4—7 月，果期 7—10 月。

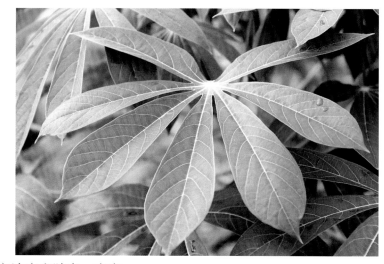

分布 生于热带地区。分布于荔浦市，市内各地均有栽培。

性能主治 味苦，性寒。解毒消肿。主治疮疡肿毒，疥癣。

采收加工 根全年均可采；叶夏、秋季采收。洗净，鲜用。

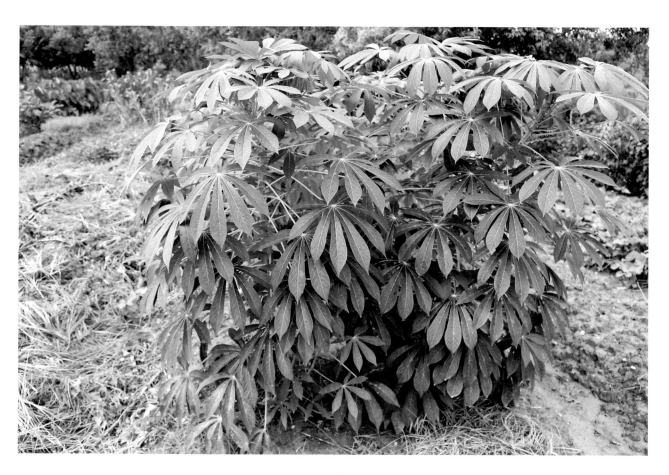

叶 下 珠

来源 大戟科叶下珠 *Phyllanthus urinaria* L. 的全草。

别名 珍珠草、叶下珍珠、叶后珠、十字珍珠草、夜合草。

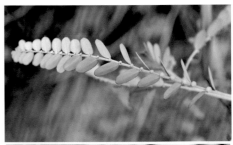

形态特征 一年生草本植物，高数寸至尺许。茎带紫红色，有纵棱。叶互生，作覆瓦状排列，形成二行，很似羽状复叶，叶片矩圆形，长 0.4 ～ 1 厘米，全绿，先端尖或钝，基部圆形，几无叶柄。沿茎叶下面开白色小花，无花柄。花后结扁圆形小果，形如小珠，排列于假复叶下面。花期 4—6 月，果期 7—11 月。

分 布 生于海拔 500 米以下旷野平地、旱田、山地路旁或林缘。分布于阳朔县、临桂区、灵川县、兴安县、永福县、龙胜各族自治县、平乐县、荔浦市、恭城瑶族自治县。

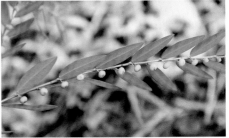

性能主治 味微苦，性凉。清热利尿，明目，消积。主治肾炎水肿，泌尿系感染、结石，肠炎，痢疾，小儿疳积，眼角膜炎，黄疸性肝炎；外用治青竹蛇咬伤。

采收加工 夏、秋季采集全草，去杂质，晒干。

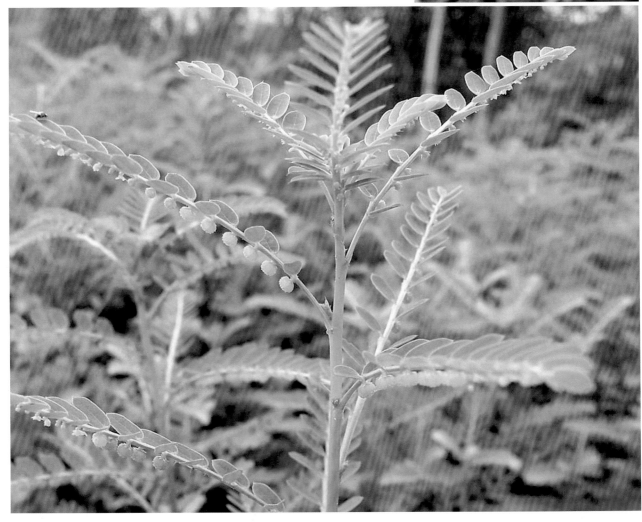

仙 鹤 草

来源 蔷薇科龙牙草 *Agrimonia pilosa* Ledeb. 的地上部分。

别名 龙芽草、脱力草、狼牙草。

形态特征 草本植物。根多呈块茎状，根茎短，茎高可达 120 厘米。叶为间断奇数羽状复叶，叶柄被稀疏柔毛或短柔毛；小叶片无柄或有短柄，顶端急尖至圆钝，边缘有急尖到圆钝锯齿，上面被疏柔毛，稀脱落；托叶草质，绿色，镰形，茎下部托叶有时卵状披针形。花序穗状总状顶生，花序轴和花梗被柔毛；裂片带形，小苞片对生，卵形，萼片三角卵形；花瓣黄色，花柱丝状，柱头头状。果实倒卵圆锥形。花果期 5—12 月。

分　　布 生于海拔 100～4 000 米的溪边、路旁、草地、灌丛、林缘及疏林下。分布于临桂区、灵川县、全州县、兴安县、永福县、灌阳县、龙胜各族自治县、资源县、荔浦市、恭城瑶族自治县、阳朔县。

性能主治 味苦、涩，性平。收敛止血，截疟，止痢，解毒，补虚。主治咯血，吐血，崩漏下血，疟疾，血痢，痈肿疮毒，阴痒带下，脱力劳伤。

采收加工 夏、秋季茎叶茂盛时采割，除去杂质，干燥。

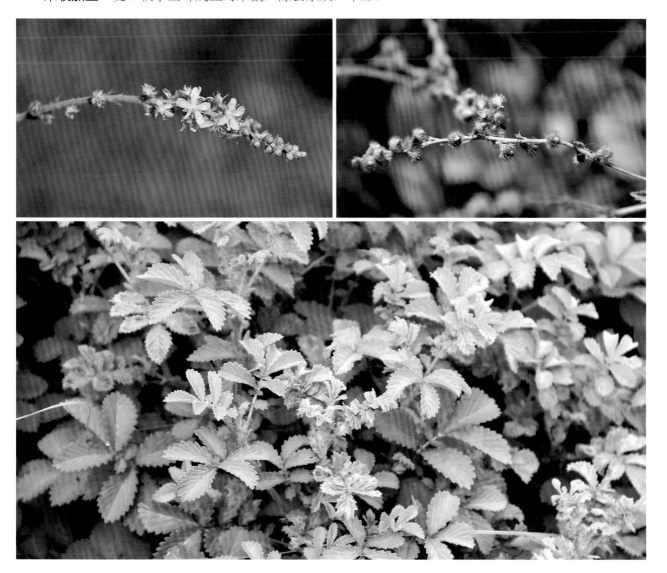

桃仁

来源 蔷薇科桃 *Prunus persica* (L.) Batsch 的种子。

别名 桃核仁。

形态特征 落叶小乔木。小枝绿色或半边红褐色，无毛。叶互生，在短枝上呈簇生状；叶片椭圆状披针形至倒卵状披针形，边缘具细锯齿，两面无毛。花通常单生，花瓣5片，倒卵形，粉红色；罕为白色。核果近球形，表面有短绒毛；果肉白色或黄色；离核或粘核。种子1枚，扁卵状心形。花期3—4月，果期6—7月。

分　　布 生于海拔800～1 200米的山坡、山谷沟底或荒野疏林及灌丛内。分布于象山区、兴安县、灌阳县、龙胜各族自治县、资源县、全州县。

性能主治 味苦、甘，性平。活血祛瘀，润肠通便，止咳平喘。主治经闭痛经，癥瘕痞块，肺痈肠痈，跌扑损伤，肠燥便秘，咳嗽气喘。

采收加工 果实成熟后采收，除去果肉和核壳，取出种子，晒干。

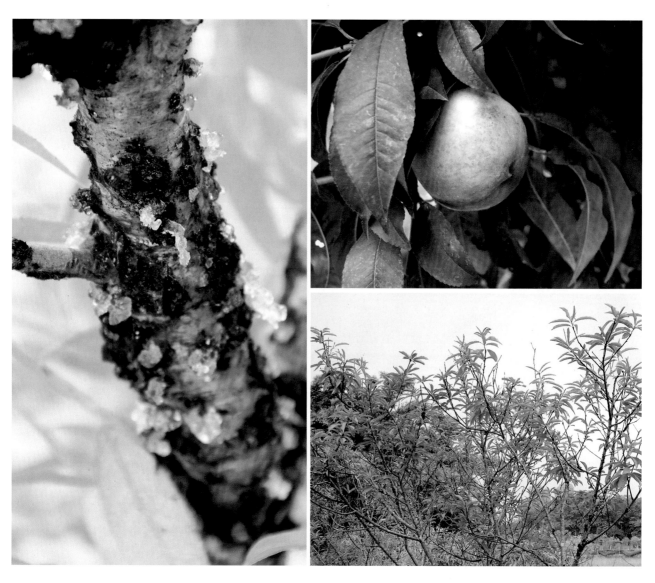

乌 梅

来源 蔷薇科梅 *Prunus mume* (Sieb.) Sieb. et Zucc. 的果实。

别名 梅实、熏梅、桔梅肉、梅、春梅。

形态特征 落叶小乔木。树皮淡灰色，小枝细长，先端刺状。单叶互生；叶柄被短柔毛；托叶早落；叶片椭圆状宽卵形，春季先叶开花，有香气，1～3朵簇生于二年生侧枝叶腋。花梗短；花萼通常红褐色，但有些品种花萼为绿色或绿紫色；花瓣5片，白色或淡红色，宽倒卵形；雄蕊多数。果实近球形，黄色或绿白色，被柔毛；核椭圆形，先端有小突尖，腹面和背棱上具沟槽，表面具蜂窝状孔穴。花期春季，果期5—6月。

分　布 我国各地多已栽培，以长江流域以南各地最多。分布于阳朔县。

性能主治 味酸、涩，性平。敛肺止咳，涩肠止泻，止血，生津，安蛔。主治久咳，虚热烦渴，久疟，久泻，痢疾，便血，尿血，血崩，蛔厥腹痛，呕吐，钩虫病。

采收加工 5—6月，当果实呈黄白或青黄色，尚未完全成熟时采摘，低温烘干后闷至色变黑。

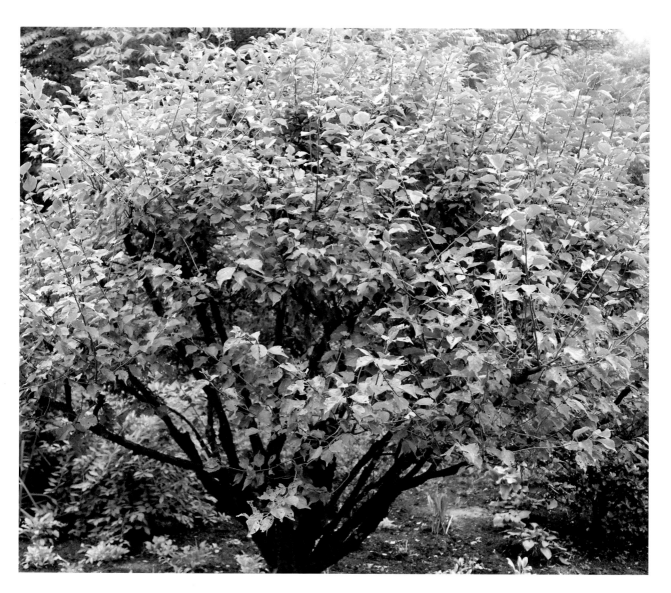

蛇 莓

来源 蔷薇科蛇莓 *Duchesnea indica* (Andr.) Focke 的全草。

别名 蛇泡草、蛇盘草、蛇果草、龙吐珠、宝珠草。

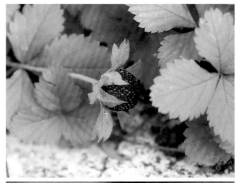

形态特征 草本。根茎短粗壮，匍匐茎有柔毛，在节处生不定根。基生叶数个，茎生叶互生，三出复叶，叶柄有柔毛；托叶窄卵形到宽披针形；小叶片具小叶柄，倒卵形至棱状长圆形，两面均有柔毛或上面无毛。花单生于叶腋，有柔毛，萼片5片，卵形，副萼片5片，倒卵形，先端常具3～5锯齿；花瓣5片，倒卵形，黄色，雄蕊20～30枚；心皮多数，离生；花托在果期膨大，海绵质，鲜红色，有光泽，外面有长柔毛。瘦果卵形，光滑或具不明显突起。花期6—8月，果期8—10月。

分　　布 生于山坡、河岸、草地、潮湿的地方。分布于象山区、阳朔县、灵川县、全州县、兴安县、永福县、灌阳县、荔浦市、恭城瑶族自治县、龙胜各族自治县。

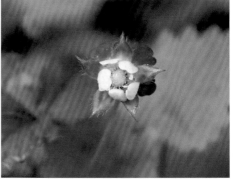

性能主治 味甘、苦，性寒。清热解毒，散瘀消肿，凉血止血。主治热病，惊痫，咳嗽，吐血，咽喉肿痛，痢疾，痈肿，疔疮，蛇虫咬伤，汤火伤，感冒，黄疸，目赤，口疮，痄腮，疖肿，崩漏，月经不调，跌打肿痛。

采收加工 夏、秋季采收，鲜用或洗净晒干。

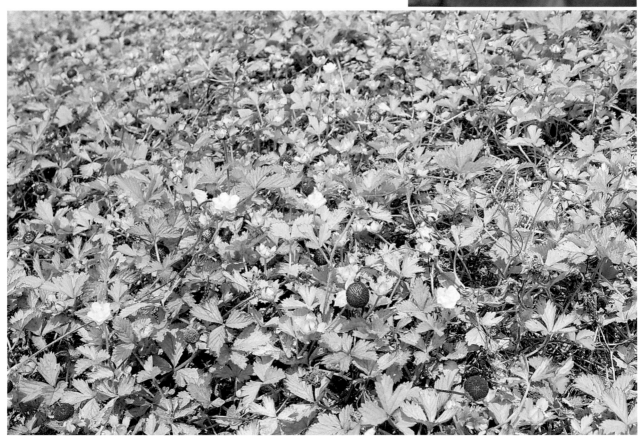

枇 杷 叶

来源 蔷薇科枇杷 *Eriobotrya japonica* (Thunb.) Lindl. 的叶。

别名 卢橘、巴叶。

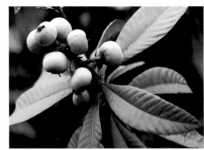

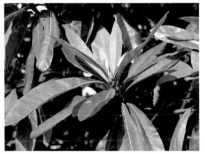

形态特征 乔木，植株多处被棕色绒毛。叶片革质；叶柄短或几无柄，托叶钻形；叶片披针形、倒披针形、倒卵形或长椭圆形，上部边缘有疏锯齿，上面光亮、多皱，下面及叶脉密生灰棕色绒毛。圆锥花序顶生；萼筒浅杯状，萼片三角卵形；花瓣白色，长圆形或卵形，基部具爪；雄蕊 20 枚，花柱 5 枚，离生，柱头头状，无毛。果实球形或长圆形，黄色或橘黄色。种子 1～5 颗，球形或扁球形，褐色，光亮，种皮纸质。花期 10—12 月，果期翌年 5—6 月。

分 布 常栽种于村边、平地或坡边。分布于象山区、阳朔县、灵川县、全州县、兴安县、灌阳县、龙胜各族自治县、荔浦市、恭城瑶族自治县、平乐县。

性能主治 味苦、微辛，性微寒。清肺止咳，降逆止呕。主治肺热咳嗽，气逆喘急，胃热呕逆，烦热口渴。

采收加工 全年皆可采收，采摘后，晒至七八成干时，扎成小把，再晒干。

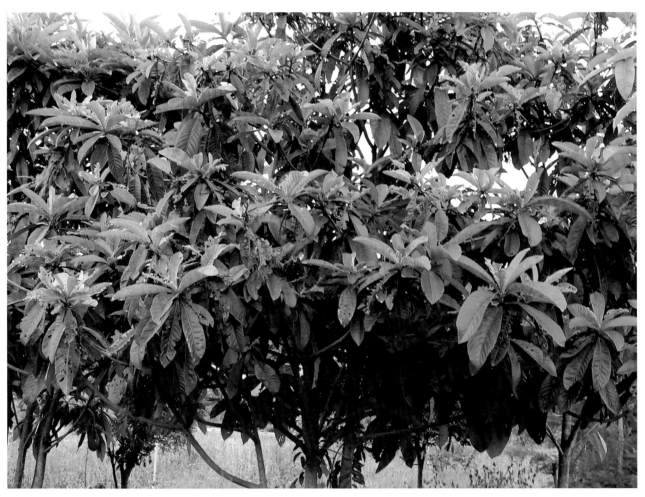

翻 白 草

来源 蔷薇科翻白草 *Potentilla discolor* Bunge 的全草或根。

别名 鸡腿根、鸡腿子、白头翁、叶下白、郁苏参。

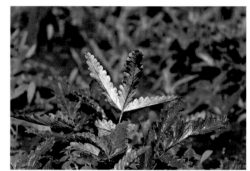

形态特征 草本。茎多分枝，表面具白色卷绒毛。基生叶丛生，单数羽状复叶，茎生叶小，为三出复叶，顶端叶近无柄，小叶长椭圆形或狭长椭圆形，边缘具锯齿，被毛；托叶披针形或卵形，亦被白绵毛。花黄色，聚伞状排列；萼片绿色，5 裂，裂片卵状三角形；副萼片线形，内面光滑，外面均被白色绵毛；花瓣 5 片，倒心形，雄蕊和雌蕊多数；子房卵形而扁，花柱侧生，乳白色，柱头小，淡紫色。瘦果卵形，淡黄色，光滑。花期 5—8 月，果期 8—10 月。

分　布 生长于丘陵山地、路旁和畦埂上。分布于全州县、兴安县、恭城瑶族自治县、临桂区。

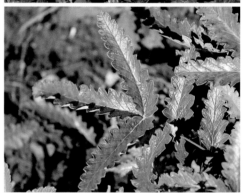

性能主治 味甘、微苦，性平。清热解毒，凉血止血。主治肠炎，细菌性痢疾，阿米巴痢疾，吐血，衄血，便血，带下；外用治创伤，痈疖肿毒。

采收加工 夏、秋季采集，洗净晒干。

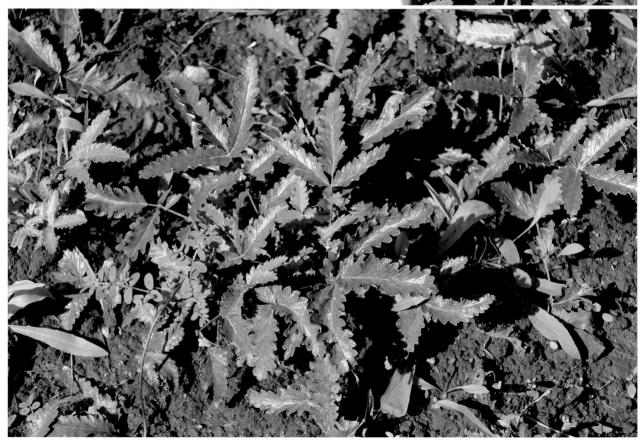

赤阳子

| 来源 | 蔷薇科火棘 *Pyracantha fortuneana* (Maxim.) Li 的果实。 |
| 别名 | 救军粮、赤果、纯阳子、火把果、红子。 |

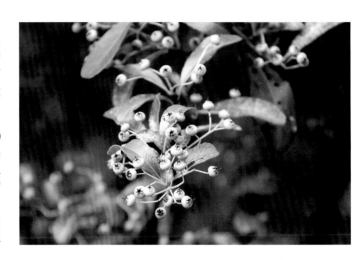

形态特征 灌木。侧枝短，先端成刺状，嫩枝外被锈色短柔毛，老枝无毛。叶互生在短枝上簇生；叶柄短，无毛或嫩时有柔毛；叶片倒卵形至倒卵状长圆形，边缘有锯齿，近基部全缘。花两性，集生复伞房花序；萼片 5 片，三角形，先端钝；花瓣近圆形，白色；雄蕊 20枚，花药黄色，花柱 5 枚，离生，子房上部密生白色柔毛。果实近球形，橘红或深红色。花期 3—5 月，果期 8—11 月。

分　布 生于海拔 500 ～ 2 800 米的山地、丘陵阳坡灌丛、草地及河沟路旁。分布于阳朔县、兴安县、灌阳县、恭城瑶族自治县。

性能主治 味酸、涩，性平。健脾消积，收敛止痢，止痛。主治痞块，食积停滞，脘腹胀满，泄泻，痢疾，崩漏，带下，跌打损伤。

采收加工 秋季果实成熟时采摘，晒干。

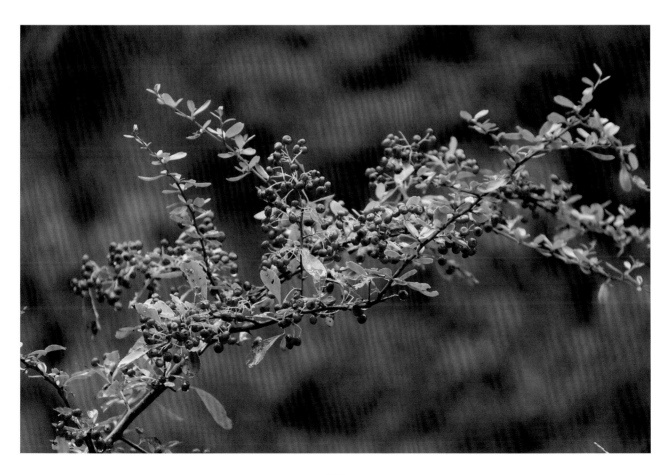

沙 梨

来源 蔷薇科沙梨 *Pyrus pyrifolia* (Burm. f.) Nakai 的果皮。

别名 金珠果、麻安梨。

形态特征 乔木。小枝黄褐色或褐色，被毛，二年生枝具皮孔。叶片卵状椭圆形或卵形，边缘有刺芒锯齿，无毛或嫩时被毛；托叶膜质，线状披针形，全缘，边缘具有长柔毛。伞形总状花序，总花梗和花梗幼时微具柔毛，苞片膜质，线形，边缘有长柔毛；萼片三角卵形，边缘有腺齿，外面无毛，内面被毛；花瓣卵形，先端啮齿状，基部具短爪，白色；雄蕊 20 枚，花柱 5 枚，光滑无毛。果实近球形，浅褐色，有浅色斑点。种子卵形，深褐色。花期 4 月，果期 8 月。

分　　布 生于海拔 300 ～ 800 米的山谷、丘陵或平原。分布于灵川县、灌阳县、龙胜各族自治县、资源县、平乐县。

性能主治 味甘、涩，性凉。清暑解渴，生津收敛。主治干咳，热病烦渴，汗多。

采收加工 果实成熟采摘，取皮干燥或鲜食。

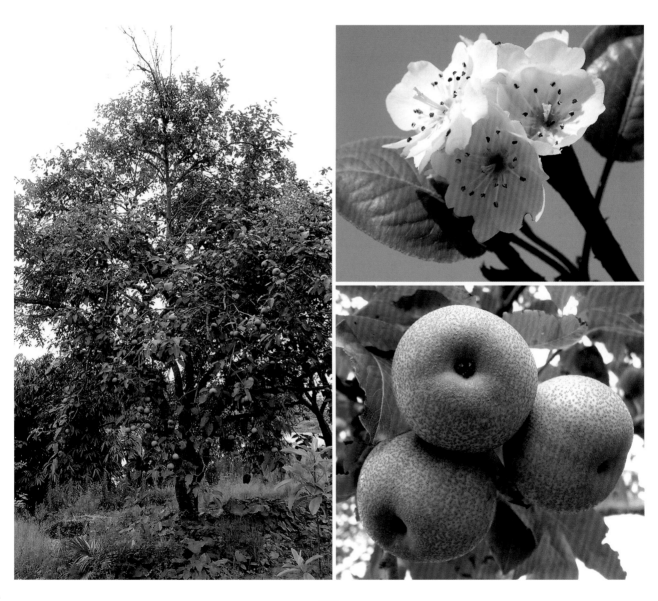

月季花

来源 蔷薇科月季花 *Rosa chinensis* Jacq. 的花。
别名 四季花、月月红、胜春、斗雪红、月贵花。

形态特征 矮小直立灌木。小枝粗壮而略带钩状的皮刺或无刺。羽状复叶，小叶 3～5 片，宽卵形或卵状长圆形，边缘有锐锯齿；两面无毛；叶柄及叶轴疏生皮刺及腺毛；托叶大部附生于叶柄上，边缘有腺毛或羽裂。花单生或数朵聚生成伞房状；花梗长，散生短腺毛；萼片卵形，先端尾尖，羽裂，边缘有腺毛；花瓣红色或玫瑰色，重瓣，微香；花柱离生，子房被柔毛。果卵圆形或梨形，红色，萼片宿存。花期 4—9 月，果期 6—11 月。

分　　布 生于山坡或路旁。主要分布于灵川县、全州县、龙胜各族自治县、灌阳县。

性能主治 味甘，性温。活血调经，疏肝解郁。主治气滞血瘀，月经不调，痛经，闭经，胸胁胀痛。

采收加工 全年均可采收，花微开时采摘，阴干或低温干燥。

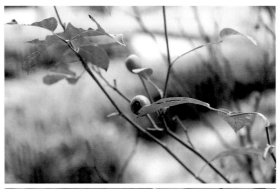

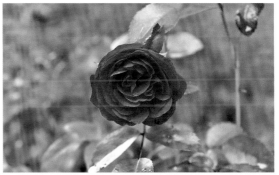

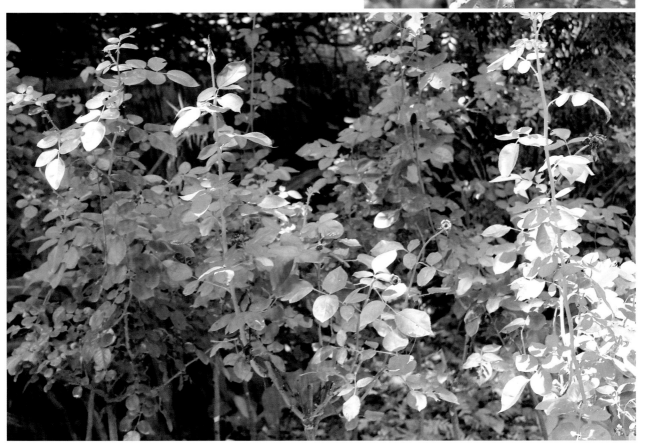

周 毛 悬 钩 子

来源 蔷薇科周毛悬钩子 *Rubus amphidasys* Focke ex Diels 的全株。

别名 全毛悬钩子、红毛猫耳扭。

形态特征 灌木。茎无皮刺,茎和叶柄、叶片下面中脉、总花梗、花梗及花萼密生紫色刚毛状长腺毛和淡黄色绢毛。单叶,纸质;托叶羽状深裂,裂片条形;叶片卵形或宽卵形,掌状 3～5 浅裂,先端渐尖,基部心形,边缘有尖锯齿。花常 5～12 朵,成近总状花序,顶生或腋生;苞片似托叶;花白色,萼裂片披针形;内外两面密生柔毛。聚合果半球形,暗红色。花期 5—6 月,果期 7—8 月。

分　布 生于海拔 400～1 600 米的山坡路旁丛林或竹林内,或生于山坡红黄壤林下。分布于灌阳县、兴安县。

性能主治 味苦,性平。活血调经,祛风除湿。主治月经不调,带下,风湿痹痛,外伤出血。

采收加工 全年均可采收、洗净,切段晒干。

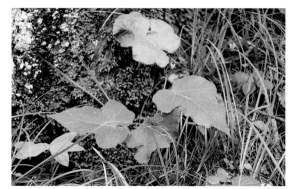

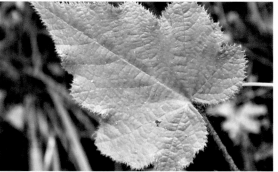

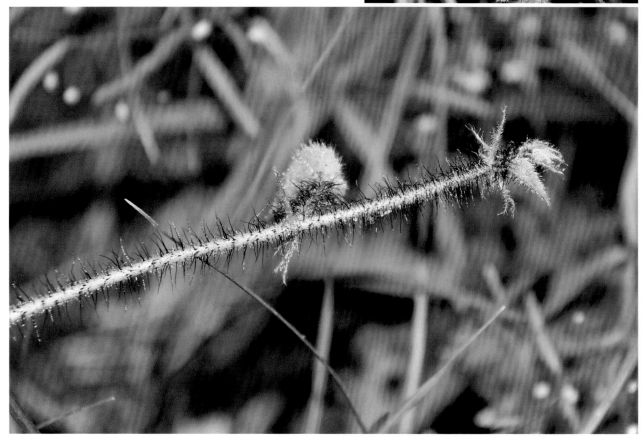

地 榆

| 来源 | 蔷薇科地榆 *Sanguisorba officinalis* L. 的根及根茎。 |
| 别名 | 黄瓜香、山地瓜、猪人参、血箭草。 |

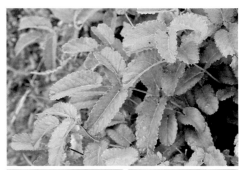

形态特征　多年生草本，无毛或基部有稀疏腺毛。茎直立，有棱。基生叶为羽状复叶，有小叶 4～6 对，卵形或长圆状卵形，边缘有多数粗大圆钝的锯齿。茎生叶托叶大，草质，半卵形，外侧边缘有尖锐锯齿；穗状花序椭圆形、圆柱形或卵球形，直立；苞片膜质，披针形；萼片 4 片，紫红色，椭圆形至宽卵形，中央微有纵棱脊；雄蕊 4 枚，花丝丝状，与萼片近等长或稍短；柱头顶端扩大，盘形，边缘具流苏状乳头。果实包藏在宿存萼筒内，外面有斗棱。花果期 7—10 月。

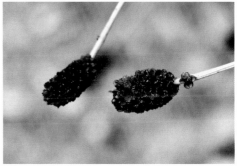

分　　布　生于海拔 30～3 000 米的灌丛、山坡草地、草原、草甸及疏林下。分布于临桂区、全州县、兴安县、灌阳县。

性能主治　味苦、酸、涩，性微寒。凉血止血，泻火敛疮。主治便血，血痢，痔疮出血，尿血，崩漏，烫伤，皮肤溃烂，流脂水，疼痛。

采收加工　春季将发芽时或秋季植株枯萎后采挖，除去须根，洗净，干燥，或趁鲜切片，干燥。

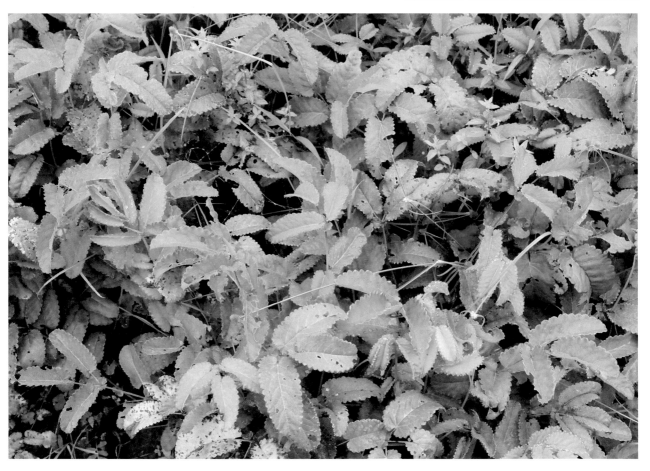

含 羞 草

来源 豆科含羞草 *Mimosa pudica* L. 的全草。

别名 感应草、喝呼草、知羞草、怕丑草。

形态特征 直立或攀援半灌木。茎有散生利刺及倒生刺毛。羽片通常4枚，掌状排列；小叶多数，触之即闭合而下垂，矩圆形，先端短尖，无柄。头状花序具长柄，单生或2～3个生于叶腋；花淡红色，极多；萼钟形，短齿裂；花冠下部合生，上部4裂，三角形，雄蕊4枚，花丝长，伸出；子房有短柄，花柱丝状，柱头顶生。荚果扁平，稍外弯，多数，顶端有喙，成熟时节脱落，只剩下具有刺毛的荚缘。种子阔卵形。花期8月。

分　　布 生于旷野、山溪边、草丛或灌木丛中。分布于临桂区。

性能主治 味甘、涩、微苦，性微寒，有小毒。凉血解毒，清热利湿，镇静安神。主治感冒，肠炎，胃炎，疝气，小儿高热，泌尿结石，水肿，神经衰弱，失眠，带状疱疹，跌打损伤。

采收加工 夏、秋季采挖，洗净，切段，晒干或鲜用。

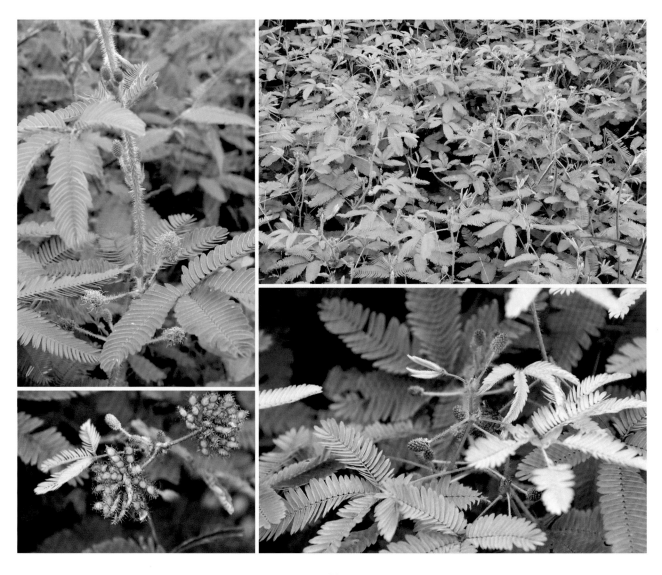

四 时 青

来源 豆科云实 *Caesalpinia decapetala* (Roth) Alston 的叶。
别名 云实叶。

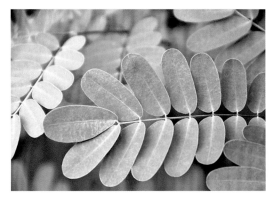

形态特征 攀援灌木。树皮暗红色，密生倒钩刺。托叶阔，半边箭头状；二回羽状复叶，羽片 3 ～ 10 对，对生有柄，基部有刺 1 对，每羽片有小叶 7 ～ 15 对，膜质，长圆形，两边均被短柔毛。总状花序顶生，总花梗多刺，花左右对称；萼片 5 片，长圆形，被短柔毛；花瓣 5 片，黄色，盛开时反卷；雄蕊 10 枚，花丝中部以下密生绒毛。荚果近木质，短舌状，先端具尖喙，沿腹缝线膨大成狭翅，成熟时沿腹缝开裂，无毛，栗褐色。种子 6 ～ 9 颗，长圆形，褐色。花果期 4—10 月。

分　　布 生于平原、丘陵地、山谷及河边。分布于阳朔县、灵川县、全州县、兴安县、灌阳县、龙胜各族自治县、恭城瑶族自治县、象山区。

性能主治 微苦、辛，性凉。除湿解毒，活血消肿。主治皮肤瘙痒，口疮，痢疾，跌打损伤，产后恶露不尽。

采收加工 夏、秋季采收，鲜用或晒干。

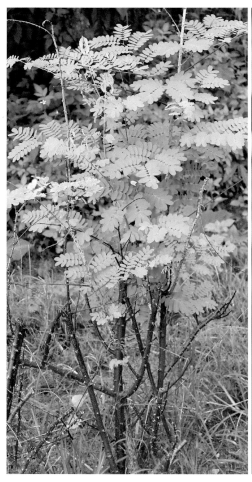
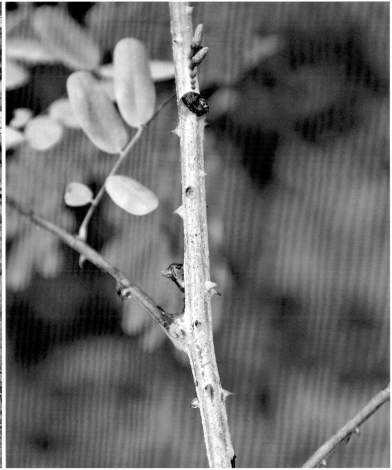

猪牙皂

来源 豆科皂荚 *Gleditsia sinensis* Lam. 的畸形小荚果。

别名 牙皂、小牙皂、眉皂。

形态特征 乔木。枝灰色至深褐色；刺粗壮，圆柱形，常分枝，多呈圆锥状。一回羽状复叶，边缘具细锯齿，上面被短柔毛，下面中脉上稍被柔毛；网脉明显，在两面凸起；小叶柄被短柔毛。花杂性，黄白色，组成总状花序，花序腋生或顶生；雄花花瓣长圆形。荚果带状，劲直或扭曲，果肉稍厚，两面鼓起，弯曲作新月形，内无种子；果瓣革质，褐棕色或红褐色，常被白色粉霜。种子多颗，棕色，光亮。花期 3—5 月，果期 5—12 月。

分　布 生于山坡林中或谷地、路旁。分布于阳朔县、恭城瑶族自治县、龙胜各族自治县、兴安县、临桂区。

性能主治 味辛、咸，性温，有小毒。祛痰开窍，散结消肿。主治中风口噤，昏迷不醒，癫痫痰盛，关窍不通，喉痹痰阻，顽痰喘咳，咯痰不爽，大便燥结；外治痈肿。

采收加工 秋季采收，除去杂质，晒干。

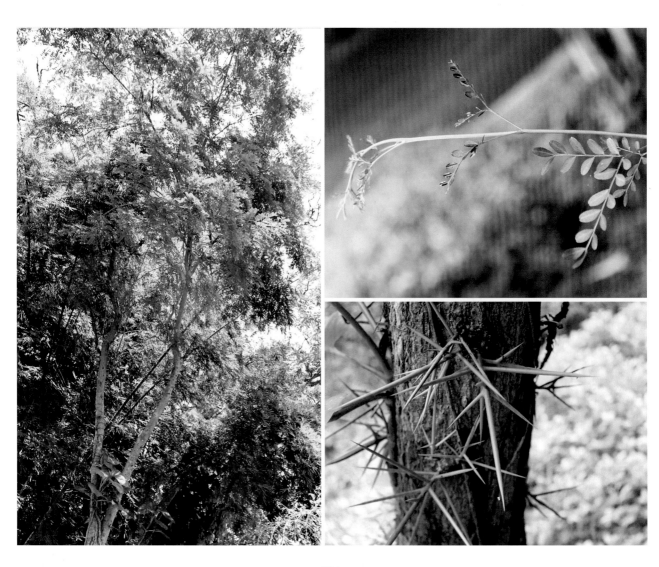

铁 罗 伞

来源 豆科仪花 *Lysidice rhodostegia* Hance 的根。

别名 单刀根、广檀木、麻子木。

形态特征 小乔木或灌木。枝秃净，圆柱形。双数羽状复叶，小叶 4～6 对，长椭圆形，托叶小，钻状，早落。圆锥花序顶生，苞片椭圆形，绯红色，被毛；花紫红色；萼管状，管部长 8～12 毫米，4 裂，裂片矩圆形，花后反曲；花瓣 5 片，上面 3 片发达，匙形，有长爪，下面 2 片退化而很细；发育雄蕊 2 枚，余者退化为假雄蕊；子房具柄，柱头顶生。荚果长条形，长约 15 厘米，宽约 4 厘米，扁平。种子间有隔膜，种子扁。花期 7 月。

分　布 生于海拔 1 000 米以下的丘陵、山谷。分布于荔浦市、象山区。

性能主治 味苦、辛，性温，有毒。散瘀，止痛，止血。主治跌打损伤，风湿骨痛，创伤出血。

采收加工 冬、春季采挖，洗净鲜用或切片，晒干。

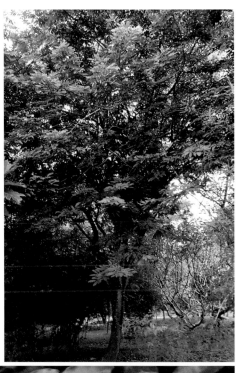

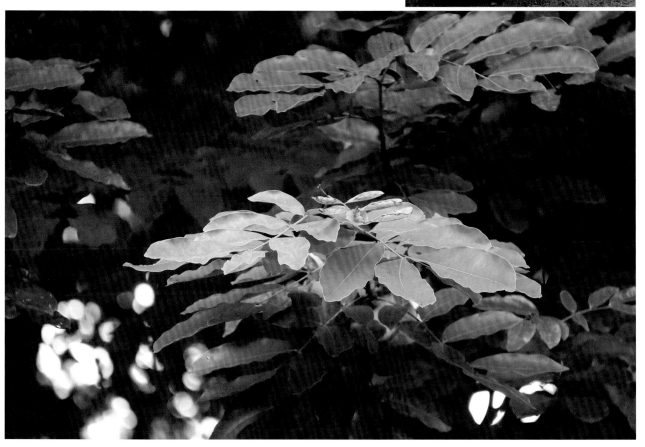

决 明 子

来源 豆科决明 *Cassia obtusifolia* L. 或小决明 *Cassia tora* L. 的种子。
别名 马蹄决明、钝叶决明、假绿豆、草决明。

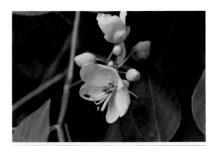

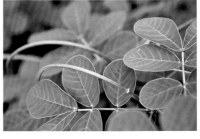

形态特征 一年生半灌木状草本。叶互生，羽状复叶；小叶 3 对，叶片倒卵形或倒卵状长圆形，下面及边缘有柔毛，最下 1 对小叶间有 1 条形腺体，或下面 2 对小叶间各有一腺体。花成对腋生，最上部聚生；萼片 5 片，倒卵形；花冠黄色，花瓣 5 片，倒卵形。荚果细长，近四棱形。种子棱柱形或菱形略扁，淡褐色，光亮，两侧各有 1 条线形斜凹纹。花期 6—8 月，果期 8—10 月。

小决明，一年生半灌木状草本。叶互生，羽状复叶；小叶 3 对，叶片倒卵形或倒卵状长椭圆形，上面被稀疏柔毛，下面被柔毛。花通常 2 朵生于叶腋；萼片 5 片，稍不等大，卵形或卵状长圆形；花黄色，花瓣 5 片。果纤细，近扁，呈弓形弯曲。种子多数，菱形，灰绿色，有光泽。花期 6—8 月，果期 9—10 月。

分 布 生于丘陵、路边、荒山、山坡疏林下。分布于临桂区、兴安县、灌阳县、平乐县、阳朔县、恭城瑶族自治县、永福县、象山区。

性能主治 味甘、苦、咸，性微寒。清热明目，润肠通便。主治目赤涩痛，羞明多泪，头痛眩晕，目暗不明，大便秘结。

采收加工 秋季采收成熟果实，晒干，打下种子，除去杂质，洗净干燥。

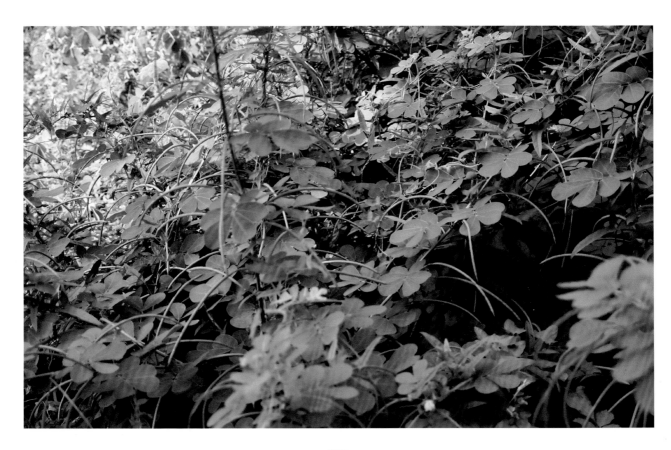

望 江 南

来源 豆科望江南 *Cassia occidentalis* L. 的种子和茎、叶。

别名 羊角豆、山绿豆、假决明、狗屎豆、假槐花。

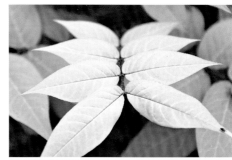

形态特征 灌木或半灌木状草本。茎直立，圆柱形。双数羽状复叶，互生；托叶卵状披针形；小叶 3～5 对，最下 1 对最小；小叶片卵形或卵状披针形，边缘有细柔毛。伞房状总状花序腋生或顶生，花梗疏被细柔毛；萼片 5 片；花瓣 5 片，黄色，倒卵形或椭圆形，基部有短爪；雄蕊 10 枚，子房线形而扁，被白色长毛，花柱丝状，内弯。荚果扁平，线形，有横隔膜，淡棕色，被稀毛。种子卵形而一端稍尖，扁平，近中央微凹。花期 8—9 月，果期 10 月。

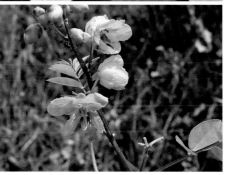

分 布 生于沙质土壤的山坡或河边，现多栽培。分布于临桂区、平乐县、恭城瑶族自治县。

性能主治 微苦，性寒。种子清肝明目，健胃润肠。主治高血压性头痛，目赤肿痛，口腔糜烂，习惯性便秘，痢疾腹痛，慢性肠炎等症。茎、叶解毒。外用治蛇虫咬伤。

采收加工 10 月左右采收成熟果实，脱粒除去杂质，晒干；茎、叶夏季采收，鲜用或晒干。

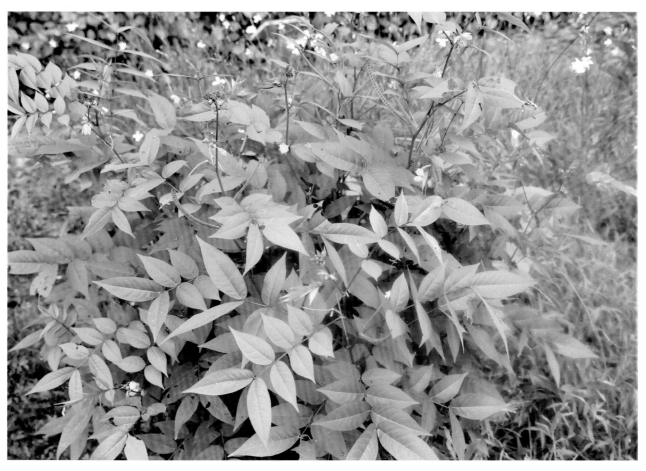

广 金 钱 草

来源 豆科广金钱草 *Desmodium styracifolium* (Osbeck) Merr. 的全草。

别名 落地金钱、铜钱草、马蹄香、假花生。

形态特征 半灌木状草本，长达 1 米。茎平卧或斜举。叶互生，叶脉下凸；侧脉羽状，平行，约为 10 对；小托叶钻形。茎顶或叶腋抽出总状花序；花密而多，2 朵并生，具香气；花萼钟状，蝶形花冠紫红色，长约 5 毫米。荚果具 3～6 荚节，一侧平直，另一侧节间呈波状收缩，被有短柔毛和钩状毛，每节有肾形种子 1 颗。花期 6—9 月，果期 7—10 月。

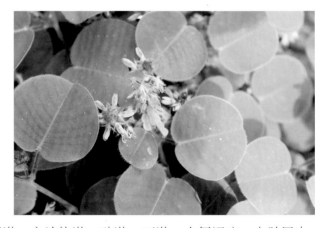

分　　布 生于山坡草地或丘陵灌丛中。分布于平乐县。

性能主治 味甘、淡，性凉。清热除湿，利尿通淋。主治热淋，砂淋，石淋，小便涩痛，水肿尿少，黄疸尿赤，尿路结石。

采收加工 夏、秋季采割，洗净，晒干或鲜用。

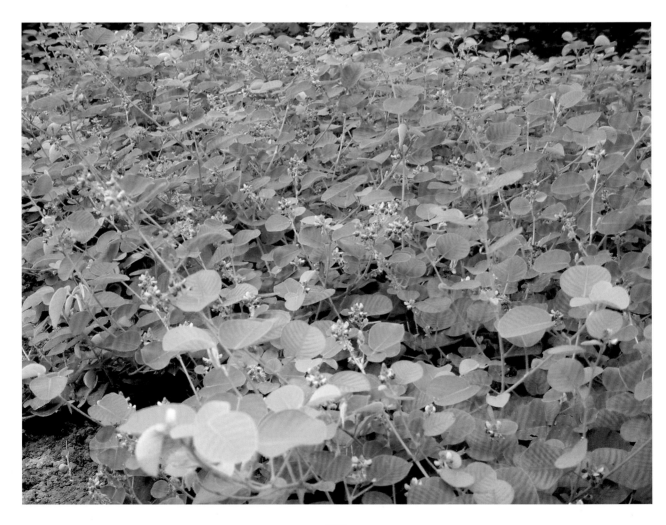

千斤拔

来源 豆科千斤拔 *Flemingia prostrata* C. Y. Wu 的根。

别名 一条根、老鼠尾、吊马墩、金牛尾。

形态特征 蔓性半灌木，高 1 ～ 2 米。根粗锥形。茎多枝而被短毛，幼时四棱形。三出复叶互生。秋季叶腋抽出总状花序，蝶形花冠红紫色。荚果矩圆形，浅黄色，长约 8 毫米，有黑色球形种子 2 颗。花期 8—9 月，果期 10 月。

分　布 生长于山坡草丛中。市内各地均有分布。

性能主治 味甘，性平、微温。祛风湿，强腰膝。主治风湿性关节炎，腰腿痛，腰肌劳损，带下，跌打损伤。

采收加工 春、秋季采挖，洗净切片，晒干，也可鲜用。

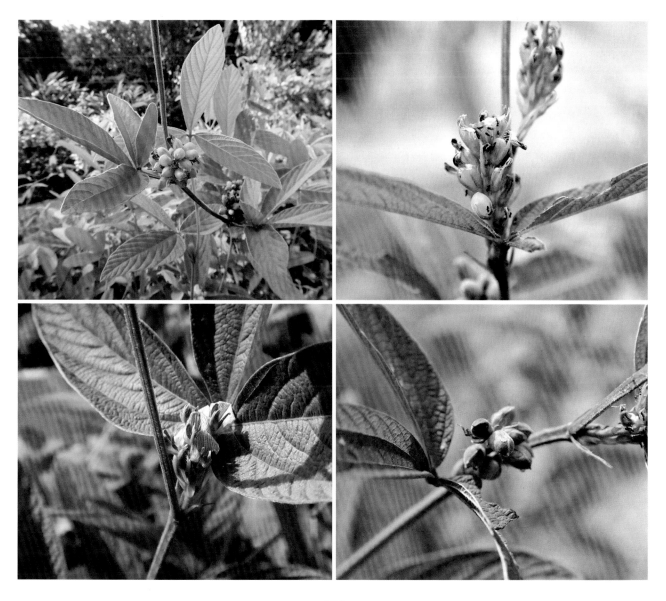

鸡 眼 草

来源　豆科鸡眼草 *Kummerowia striata* (Thunb.) Schindl. 的全草。

别名　公母草、牛黄黄、掐不齐、三叶人字草、鸡眼豆。

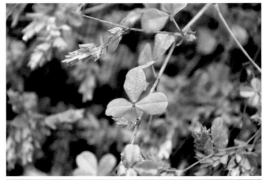

形态特征　一年生或多年生草本，高 10～30 厘米。三出羽状复叶，互生；小叶细长，长椭圆形或倒卵状长椭圆形。花蝶形，1～2 朵，腋生；花萼深紫色，钟状，花冠浅玫瑰色。荚果卵状圆形，顶部稍急尖，有小喙，萼宿存。种子 1 颗，黑色，具不规则的褐色斑点。花期 7—9 月。果期 8—10 月。

分　布　生于向阳山坡的路旁、田中、林中及水边。分布于阳朔县、灌阳县、平乐县、荔浦市、恭城瑶族自治县、临桂区。

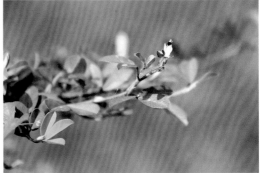

性能主治　味甘、淡，性微寒。清热解毒，活血，利湿止泻。用于胃肠炎，痢疾，肝炎，夜盲症，泌尿系统感染，跌打损伤，疔疮疖肿。

采收加工　夏、秋季采收，洗净切细，晒干，亦可鲜用。

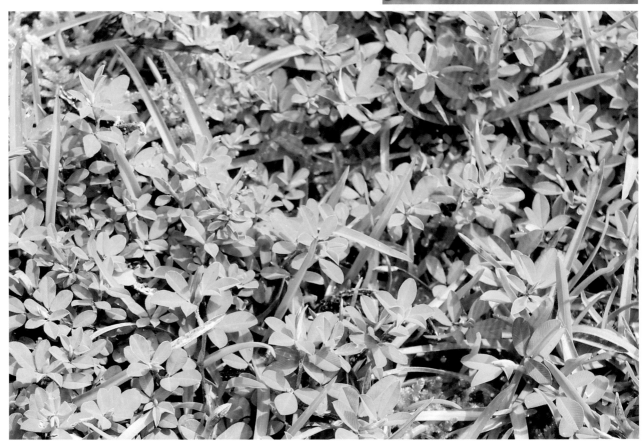

黑 血 藤

来源 豆科大果油麻藤 *Mucuna macrocarpa* Wall. 的茎。

别名 老鸦花藤、大血藤、血藤、嘿良龙。

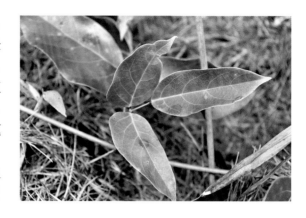

形态特征 大型木质藤本。茎具纵棱脊和褐色皮孔，被伏贴灰白色或红褐色细毛。羽状复叶具 3 小叶，叶长 25 ～ 33 厘米。花多聚生于顶部，每节有 2 ～ 3 朵花，常有恶臭；花冠暗紫色。果木质，带形，近念珠状，直或稍微弯曲，密被直立红褐色细短毛，部分近于无毛，具不规则的脊和皱纹。种子 6 ～ 12 颗，黑色，盘状。花期 4—5 月，果期 6—7 月。

分　布 生于海拔 800 ～ 2 500 米的山地或河边常绿或落叶林中，或开阔灌丛和干沙地上。分布于灵川县、永福县、灌阳县。

性能主治 味苦、涩，性凉。补血活血，清肺润燥，通经活络。主治贫血，月经不调，肺热燥咳，咳血，腰膝酸痛，风湿痹痛，手足麻木，瘫痪。

采收加工 全年可采收，割取茎藤洗净切片，鲜用或晒干。

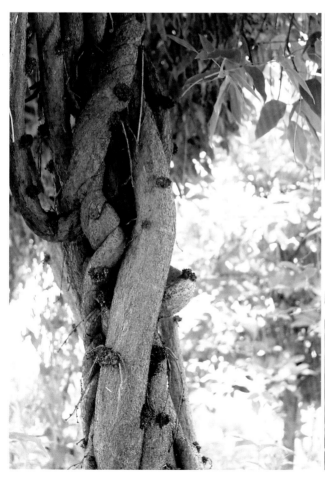

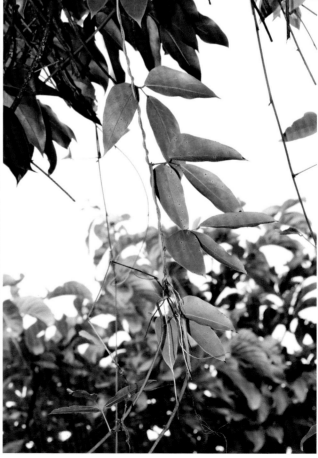

向 天 蜈 蚣

来源 豆科田菁 *Sesbania cannabina* (Retz.) Poir. 的根及叶。

别名 叶顶珠、铁精草。

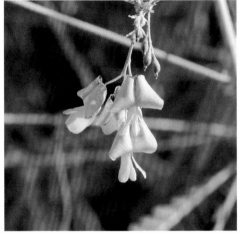

形态特征 半灌木，高可达 2～3 米。茎直立，分枝，近秃净或被少数散生紧贴的毛，枝及叶轴平滑或有时有小凸点。羽状复叶，小叶 20～30 对。总状花序腋生，疏散，有花 3～6 朵；花萼绿色；花瓣淡黄色，长约 1 厘米，旗瓣有紫色斑点。荚果圆柱状条形，直或稍弯，长 15～20 厘米，宽约 3 毫米，有尖喙。种子 25～30 颗。花期 9 月，果期 10 月。

分　　布 生于山地、原野。市内各地均有分布。

性能主治 味甘、微苦，性平。利尿清热，凉血解毒。根主治下消，妇人赤白带下；叶主治尿血，毒蛇咬伤。

采收加工 夏季采收，鲜用或晒干。

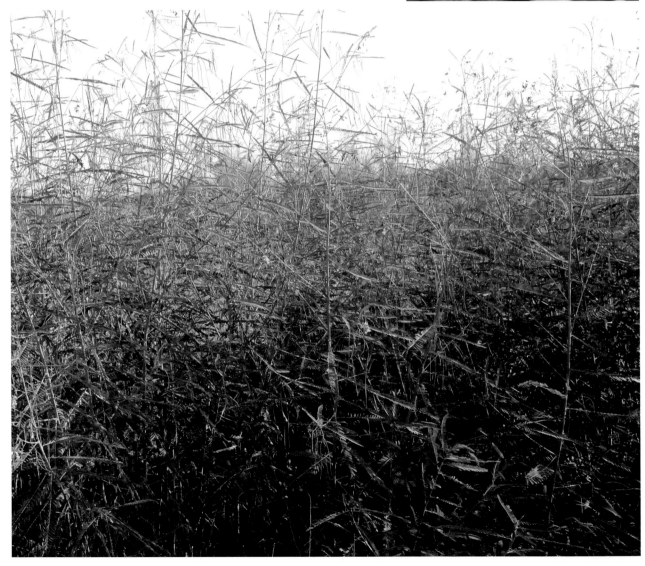

苦 参

来源 豆科苦参 *Sophora flavescens* Alt. 的根。
别名 野槐、好汉枝、苦骨、地骨、地槐。

形态特征 亚灌木，高 50～120 厘米。根圆柱状，外皮黄色。茎枝草本状，绿色，具不规则的纵沟，幼时被黄色细毛。单数羽状复叶，互生，小叶 5～21 枚，全缘。总状花序顶生，被短毛；花淡黄白色；萼钟状，稍偏斜，先端 5 裂；花冠蝶形。荚果线形，先端具长喙，成熟时不开裂。种子 3～7 颗，种子间有缢缩，黑色，近球形。花期 5—7 月，果期 7—9 月。

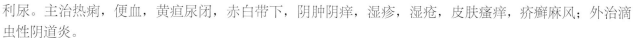

分 布 生于山坡草地、平原、路旁、沙质地和红壤地的向阳处。分布于全州县、灌阳县、恭城瑶族自治县。

性能主治 味苦，性寒。清热燥湿，杀虫，利尿。主治热痢，便血，黄疸尿闭，赤白带下，阴肿阴痒，湿疹，湿疮，皮肤瘙痒，疥癣麻风；外治滴虫性阴道炎。

采收加工 除去残留根头，大小分开，洗净，干燥，或趁鲜切片。

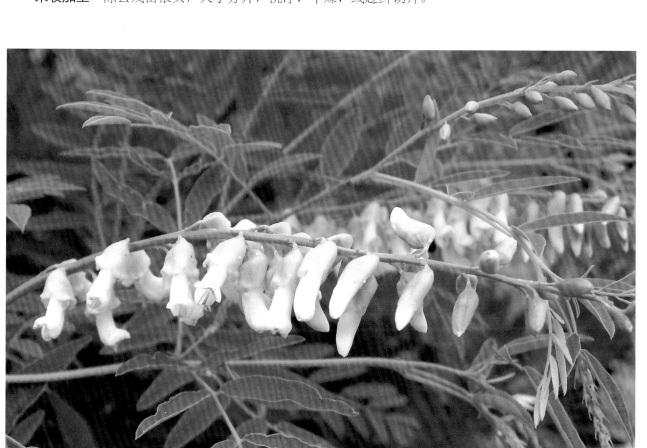

三消草

来源	豆科白车轴草 *Trifolium repens* L. 的全草。
别名	螃蟹花。

形态特征 多年生草本。茎匍匐，蔓性，无毛。叶具3小叶，互生；小叶倒卵形或倒心形，长1.5～3厘米。叶与花序均由节上长出；小花10～80朵，集成伞形球状花序，具长总梗，长20～30厘米，高于叶；萼齿5枚，等长；花冠蝶形，白色、水红色或黄白色。荚果倒卵状，矩形。种子3～4颗，种子细小，黄褐色。花期6月。

分　布 多为栽培。临桂区、龙胜各族自治县、资源县、恭城瑶族自治县。

性能主治 味微甘，性平。清热，凉血，宁心。主治癫病，痔疮出血，硬结肿块。

采收加工 夏、秋季花盛期采收全草，晒干。

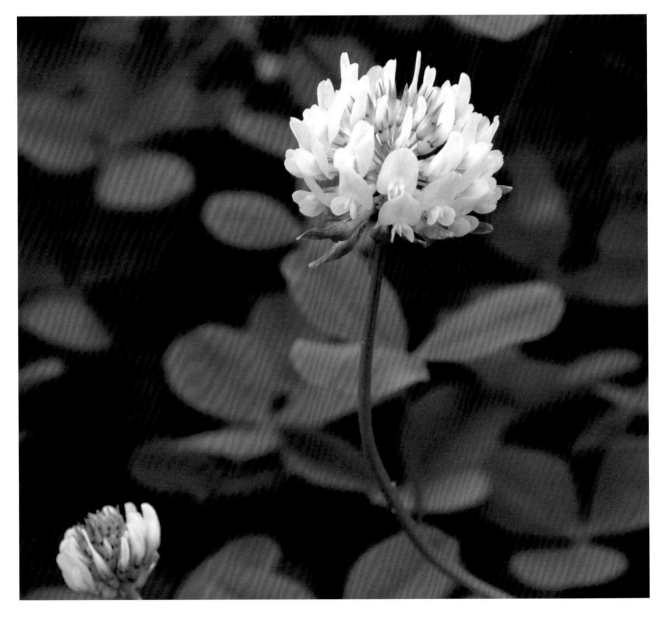

绿 豆

来源 豆科绿豆 *Vigna radiata* (L.) Wilczek 的种子。

别名 佛豆、胡豆、南豆、马齿豆、竖豆、寒豆、夏豆、罗汉豆、川豆。

形态特征 一年生直立或末端微缠绕草本，被淡褐色长硬毛。小叶 3 片，阔卵形至棱状卵形，侧生小叶偏斜，先端渐尖，基部阔楔形或浑圆形，两面疏被长硬毛；托叶阔卵形；小托叶线形。总状花序腋生；苞片卵形或卵状长椭圆形，有长硬毛；花绿黄色。荚果圆柱状，成熟时黑色，被稀长硬毛。种子短矩形，绿色或暗绿色。花期 6—7 月，果期 8 月。

分　　布 通常栽培于田中或田岸旁。市内各地均有分布。

性能主治 味甘，性寒。清热解毒，消暑。主治暑热烦渴，疮毒痈肿。

采收加工 立秋后种子成熟时采收，拔取全株，晒干，将种子打落，簸净杂质。

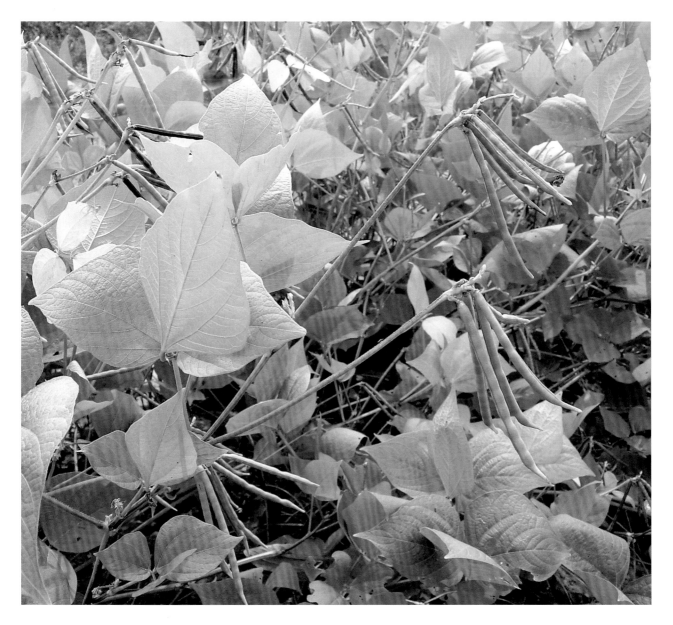

牛 大 力

来源 豆科美丽崖豆藤 *Millettia speciosa* Champ. 的根。

别名 金钟根、山莲藕、倒吊金钟、大力薯。

形态特征 藤本。树皮褐色，小枝圆柱形。羽状复叶，小叶 6 对，长圆状披针形或椭圆状披针形，上面无毛，下面被锈色柔毛或无毛，细脉网状。圆锥花序腋生，大型，密被黄褐色绒毛；花单生或并生于花序轴上部呈长尾状，花大有香气；花萼钟状；花冠白色、米黄色至淡红色；雄蕊二体；花盘筒状，花柱向上旋卷，柱头下指。荚果线状，扁平具喙，基部具短颈，密被褐色绒毛，果瓣木质，开裂。种子 4 ~ 6 颗，种子卵形。花期 7—10 月，果期翌年 2 月。

分　　布 生长于山坡草丛中。分布于恭城瑶族自治县、荔浦市、阳朔县。

性能主治 味甘，性平。补虚润肺，强筋活络。主治腰肌劳损，风湿性关节炎，肺热，肺虚咳嗽，肺结核，慢性支气管炎，慢性肝炎，遗精，带下。

采收加工 全年可采，以秋季挖根为佳。洗净，切片晒干或先蒸熟再晒。

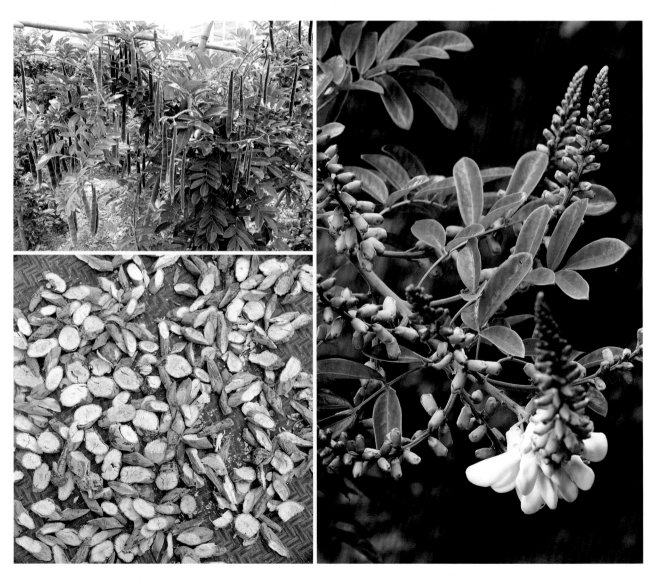

槐 花

来源 豆科槐 *Sophora japonica* L. 的花及花蕾。
别名 槐蕊、槐米。

形态特征 乔木。树皮灰棕色，具不规则纵裂，内皮鲜黄色，具臭味；嫩枝暗绿褐色，近光滑或有短细毛，皮孔明显。奇数羽状复叶，互生，叶轴有毛，基部膨大；小叶 7～15 片，密生白色短柔毛，卵状长圆形，全缘。圆锥花序顶生，萼钟状，5 浅裂、花冠蝶形，乳白色，旗瓣阔心形，有短爪，脉微紫，翼瓣和龙骨瓣均为长方形，雄蕊 10 枚，分离不等长，有细长毛，花柱弯曲。荚果串珠状，黄绿色，无毛，不开裂。种子 1～6 颗，肾形，深棕色。花期 7—8 月，果期 10—11 月。

分　　布 多生于山林荫处。市内各地均有栽培。

性能主治 味苦，性微寒。凉血止血，清肝泻火。主治便血，痔血，血痢，崩漏，吐血，衄血，肝热目赤，头痛眩晕。

采收加工 夏季花开放或花蕾形成时采收，除去枝、梗及杂质，及时干燥。

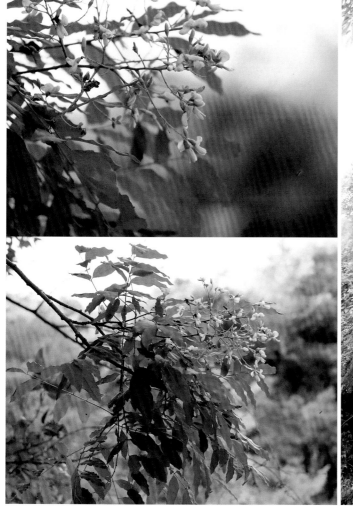

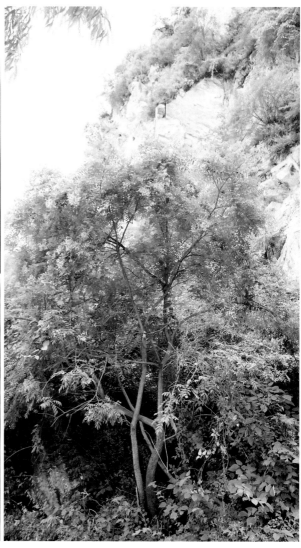

葛 根

形态特征 藤本。全株被黄褐色粗毛。茎基部粗壮，上部多分枝。三出复叶；顶生小叶柄较长；叶片菱状圆形，有时浅裂；侧生小叶较小，斜卵形，两边不等，背面苍白色，有粉霜，两面均被白色伏生短柔毛。总状花序腋生或顶生，花冠蓝紫色或紫色；萼钟状；旗瓣近圆形或卵圆形，龙骨瓣较翼瓣稍长；雄蕊 10 枚；花柱弯曲。荚果线形，密被黄褐色长硬毛。种子卵圆形，赤褐色，有光泽。花期 4—8 月，果期 8—10 月。

分　　布 生于海拔 1 000 ～ 3 200 米的山沟林中、山坡草丛、路旁或较阴湿的地方。市内各地均有分布，多见栽培。

性能主治 味甘、辛，性凉。解肌退热，生津止渴，透疹，升阳止泻，通经活络，解酒毒。主治外感发热头痛、项背强痛，口渴，消渴，麻疹不透，热痢，泄泻，眩晕头痛，中风偏瘫，胸痹心痛，酒毒伤中。

采收加工 秋、冬季采挖，趁鲜切成厚片或小块，干燥。

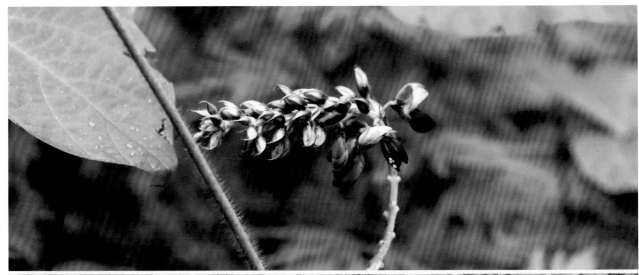

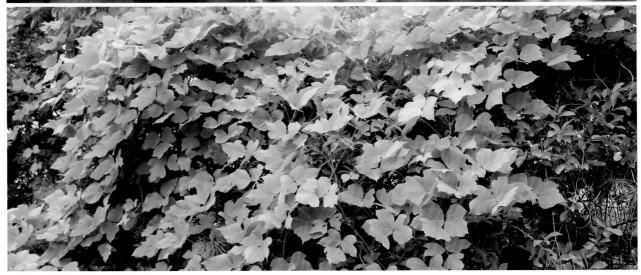

小 通 草

来源 旌节花科中国旌节花 *Stachyurus chinensis* Franch. 的茎髓。
别名 小通花。

形态特征 灌木，高 1～5 米，树皮暗褐色。叶互生，纸质，卵至卵状矩圆形。穗状花序腋生，下垂，长 4～10 厘米；萼片 4 片，三角形；花瓣 4 片，倒卵形，长约 7 毫米，黄色；雄蕊与花瓣几等长。浆果球形，有短柄，直径约 6 毫米。

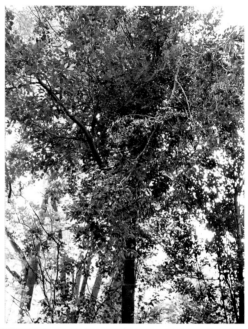

分　　布 生于土壤湿润的向阳地或庭园栽培。分布于灵川县、全州县、兴安县、灌阳县、龙胜各族自治县、资源县、恭城瑶族自治县、永福县、临桂区。

性能主治 味甘、淡，性寒。清热，利尿，下乳。主治小便不利，乳汁不下，尿路感染。

采收加工 秋季割取茎，截成段，趁鲜取出髓部，理直，晒干。

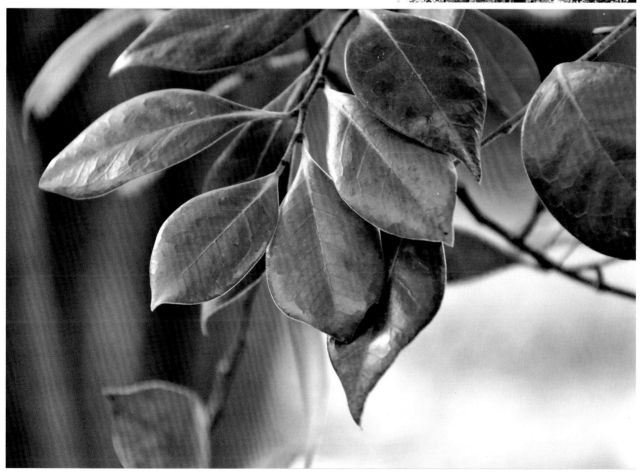

杜仲

来源 杜仲科杜仲 *Eucommia ulmoides* Oliv. 的树皮。

别名 扯丝皮、思仲、丝棉皮、玉丝皮。

形态特征 落叶乔木，高达 20 米。小枝光滑，黄褐色或较淡。皮、枝及叶均含胶质。单叶互生；椭圆形或卵形，边缘有锯齿，幼叶上面疏被柔毛，下面毛较密，老叶上面光滑，下面叶脉处疏被毛。花单性，雌雄异株，与叶同时开放，或先叶开放。翅果卵状长椭圆形而扁，先端下凹，内有种子 1 颗。花期 4—5 月。果期 9 月。

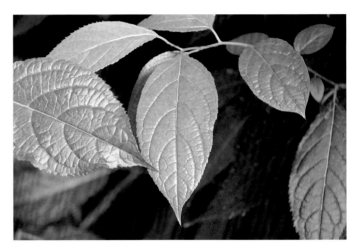

分　布 生于低山、谷地或低坡的疏林中。分布于阳朔县、龙胜各族自治县、资源县、全州县。

性能主治 味甘，性温。补肝肾，强筋骨，安胎。主治肾虚腰痛，筋骨无力，妊娠漏血，胎动不安，高血压。

采收加工 4—6 月剥取，刮去粗皮，堆置"发汗"至内皮呈紫褐色，晒干。

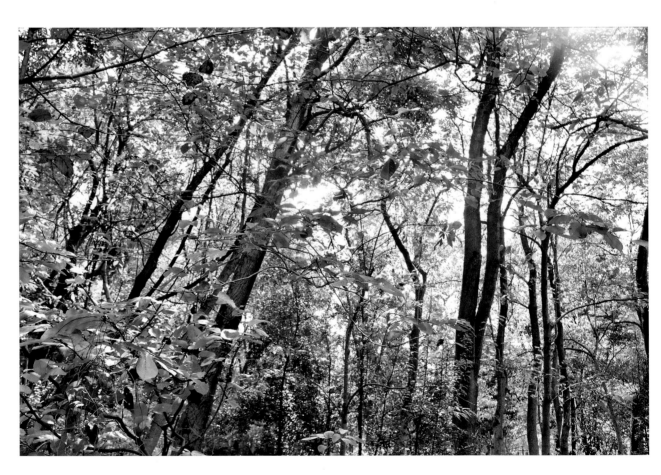

胃友果

来源 黄杨科野扇花 *Sarcococca ruscifolia* Stapf 的果实。

别名 黑杆草、铁铃胆。

形态特征 常绿灌木，高1～4米。有发达的纤维状根系。分枝较密，小枝被密或疏短柔毛。叶互生，上面亮绿，下面淡绿。花单性，雌雄同序，花白色，芳香。核果球形，熟时猩红色至暗红色。花果期10月至翌年2月。

分　　布 生于海拔200～2 600米的山坡、林下或沟谷中，亦有栽培。分布于全州县、兴安县。

性能主治 味甘、微酸，性平。养肝安神。主治头晕，目花，心悸，夜眠不安。

采收加工 秋、冬、春季采收果实，鲜用或晒干。

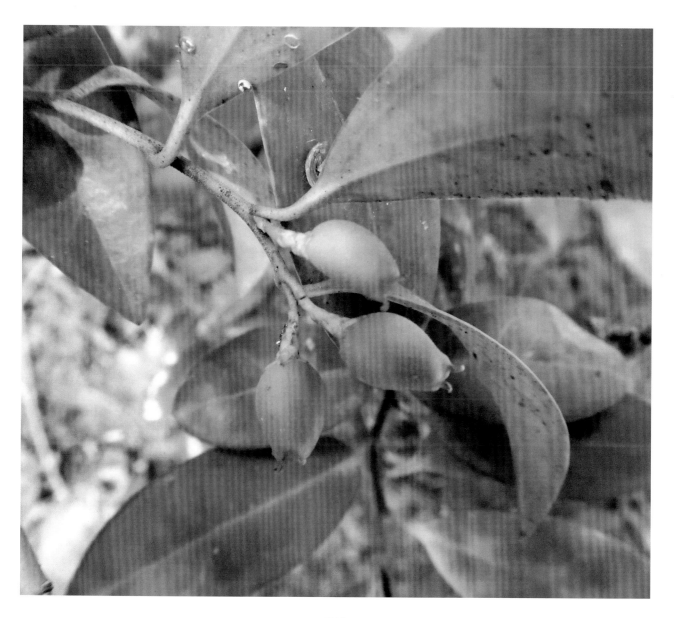

薜 荔

来源 桑科薜荔 *Ficus pumila* L. 的茎、叶。

别名 木莲藤、辟荖、石壁莲、壁石虎。

形态特征 攀援或匍匐灌木。叶二型，营养枝节上生不定根，叶薄革质，卵状心形；果枝上无不定根，叶革质，卵状椭圆形；全缘，上面无毛，下面被黄褐色柔毛。榕果单生叶腋，瘦果近倒三角状球形，有黏液。花果期 5—8 月。

分　布 生于旷野树上或村边残墙破壁上或石灰岩山坡上。市内各地均有分布。

性能主治 味酸，性凉。祛风除湿，活血通络，解毒消肿。主治风湿痹痛，坐骨神经痛，泻痢，尿淋，水肿，疟疾，闭经，产后瘀血腹痛，咽喉肿痛，睾丸炎，漆疮，痈疮肿毒，跌打损伤。

采收加工 4—6 月采取带叶的茎枝，晒干，除去气根。

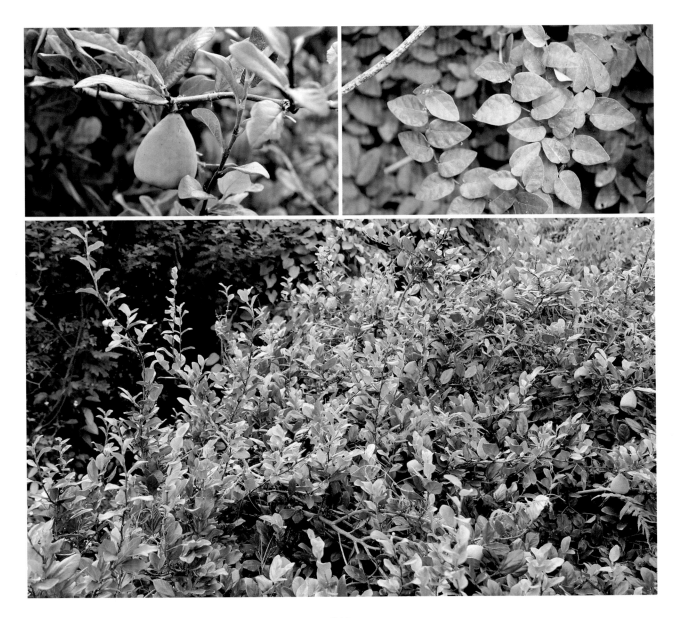

穿破石

来源 桑科构棘 *Cudrania cochinchinensis* (Lour.) Kudo et Masam. 的根。

别名 莨芝、金蝉退壳、黄龙退壳、牵牛入石、金腰带。

形态特征 常绿直立或攀援状灌木，高 2～4 米。根皮柔软，黄色。枝灰褐色，光滑，皮孔散生，具粗壮、直立或微弯的棘刺。单叶互生，革质，倒卵状披针形、椭圆形或长椭圆形。花单性，雌雄异株；头状花序单生或成对，具短柄，被柔毛。聚花果球形，肉质，瘦果包裹在肉质的花被和苞片中。花期 4—5 月，果期 9—10 月。

分　布 生于山坡、溪边、灌丛中。市内各地均有分布。

性能主治 味淡、微苦，性凉。祛风利湿，活血通经。主治风湿关节疼痛，黄疸，淋浊，臌胀，闭经，劳伤咳血，跌打损伤，疔疮痈肿。

采收加工 全年可采，洗净，切片，晒干。

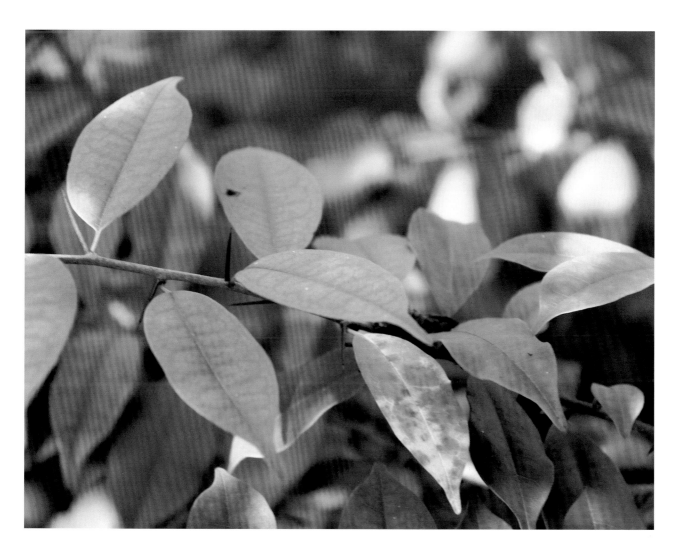

桑 白 皮

来源 桑科桑 *Morus alba* L. 的根皮。
别名 桑根皮。

形态特征 落叶灌木或小乔木，高 3～15 米。树皮灰白色，有条状浅裂；根皮黄棕色或红黄色，纤维性强。单叶互生，叶片卵形或宽卵形，边缘有粗锯齿或圆齿，有时有不规则的分裂，上面无毛，有光泽，下面脉上有短毛，腋间有毛。花单性，雌雄异株；雌、雄花序均排列成穗状荑黄花序，腋生。瘦果，多数密集成一卵圆形或长圆形的聚合果，初时绿色，成熟后变肉质、黑紫色或红色。种子小。花期 4—5 月，果期 5—6 月。

分　布 生于丘陵、山坡、村旁、田野等处，多为人工栽培。市内各地均有分布。

性能主治 味甘，性寒。泻肺平喘，行水消肿。主治肺热喘咳，吐血，水肿，脚气，小便不利。

采收加工 多在春、秋季挖取根部，去净泥土及须根，趁鲜时刮去黄棕色粗皮，用刀纵向剖开皮部，使皮部与木部分离，除去木心，晒干。

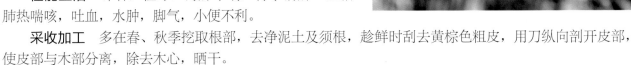

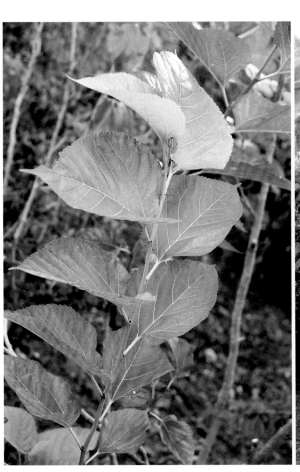

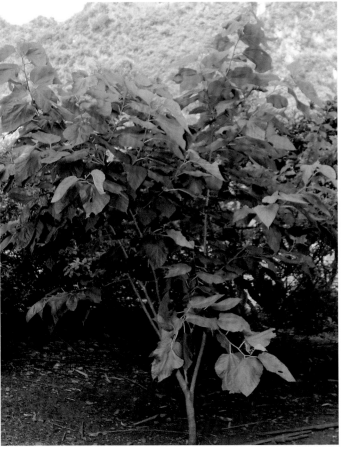

雪 药

来源 荨麻科毛花点草 *Nanocnide lobata* Wedd. 的全草。

别名 波丝草、小九龙盘、毛叶冷水花、红细草、遍地红。

形态特征 多年生草本，高 10～30 厘米。茎丛生，多分枝，有向下弯曲的白色柔毛。单叶互生，叶片扇形或三角状卵形，长宽近相等，边缘有粗钝锯齿，两面被白色长毛，有点状或条状钟乳体。花淡黄绿色或白色，雄花成小型聚伞花序，生于枝梢叶腋，有细刺状硬毛；雌花序聚伞状，生于叶腋或茎梢，生于叶腋的具有短花梗，生于茎梢的无花梗。花期 4—5 月，果期 6—7 月。

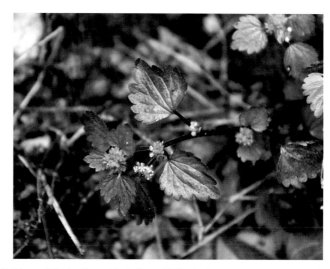

分　布 生于海拔 1 200 米左右的山坡路旁、房舍附近及园圃潮湿处。分布于全州县、永福县、灌阳县、平乐县、恭城瑶族自治县。

性能主治 味苦，性凉。清热解毒，消肿散结，止血。主治肺热咳嗽，瘰疬，咯血，烧烫伤，痈肿，跌打损伤，蛇咬伤，外伤出血。

采收加工 春、夏季采集，鲜用或晒干。

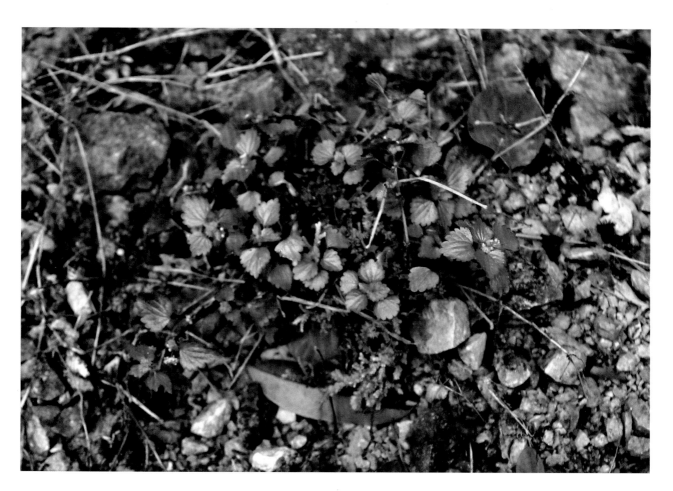

215

大粘药

来源 荨麻科红雾水葛 *Pouzolzia sanguinea* (Blume) Merr. 的叶、根。

别名 土升麻、大榄、红雾水葛、青白麻叶、籽藤。

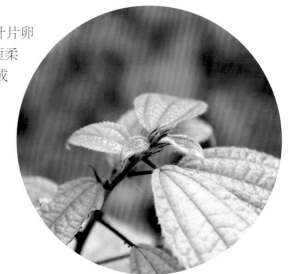

形态特征 小灌木。多分枝，密被短粗毛。叶互生，叶片卵形或狭卵形，边缘具锯齿，上面疏生短毛，粗糙，下面有短柔毛。花单性，通常雌雄同株，黄绿色，簇生于叶腋，无柄或几无柄。瘦果卵形。种子平滑，有光泽。

分 布 生于山坡草地、灌丛中、林边或路边。分布于灵川县、永福县、灌阳县。

性能主治 味涩、微辛，性热。祛风湿，舒筋络。主治风湿痹痛，跌打损伤。

采收加工 秋、冬季或春季采收，洗净，晒干或鲜用。

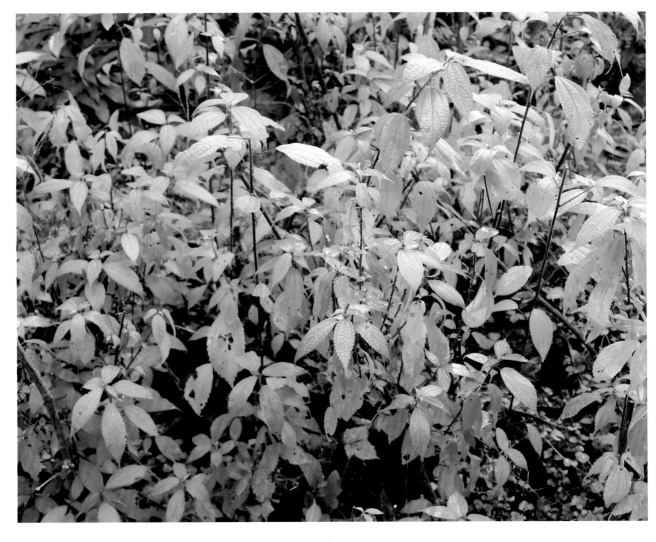

岗 梅 根

来源 冬青科秤星树 *Ilex asprella* (Hook. f. et Arn.) Champ. ex Benth. 的根。

别名 点秤根、天星根、金包银、上甘草。

形态特征 落叶灌木。小枝无毛，绿色，干后褐色，长枝纤细。叶互生，叶片膜质，卵形或卵状椭圆形，边缘具钝锯齿。花白色，雌雄异株；雄花 2～3 朵簇生或单生叶腋，雌花单生叶腋。果球形，熟时黑紫色。花期 4—5 月，果期 7—8 月。

分　布 生于荒山、坡地疏林下或灌木丛中。分布于龙胜各族自治县。

性能主治 味苦、甘，性寒。清热，生津，散瘀，解毒。主治感冒，头痛，眩晕，热病烦渴，痧气，热泻，肺痈，百日咳，咽喉肿痛，痔血，淋病，疔疮肿毒，跌打损伤。

采收加工 秋、冬季采挖，晒干，或切片晒干。

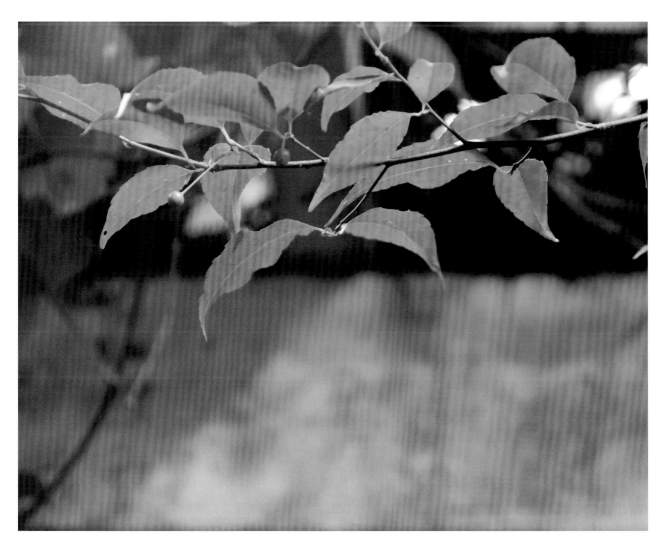

枸 骨 叶

来源 冬青科枸骨 *Ilex cornuta* Lindl. ex Paxt. 的叶。

别名 羊角刺、老鼠刺、六角茶、鸟不宿、苦丁茶。

形态特征 常绿乔木，通常呈灌木状。树皮灰白色，平滑。单叶互生，硬革质，长椭圆状直方形，先端具 3 个硬刺，中央的刺尖向下反曲，基部各边具有 1 刺，有时中间左右各生 1 刺，老树上叶基部呈圆形，无刺，叶上面绿色，有光泽，下面黄绿色；具叶柄。花白色，腋生，多数，排列成伞形。核果椭圆形，鲜红色。花期 4—5 月，果期 9—10 月。

分　布 野生或栽培。分布于象山区、临桂区、灵川县、龙胜各族自治县、资源县。

性能主治 味苦，性凉。清热养阴，平肝，益肾。主治肺痨咯血，骨蒸潮热，头晕目眩，高血压。

采收加工 秋季采收，除去杂质，晒干。

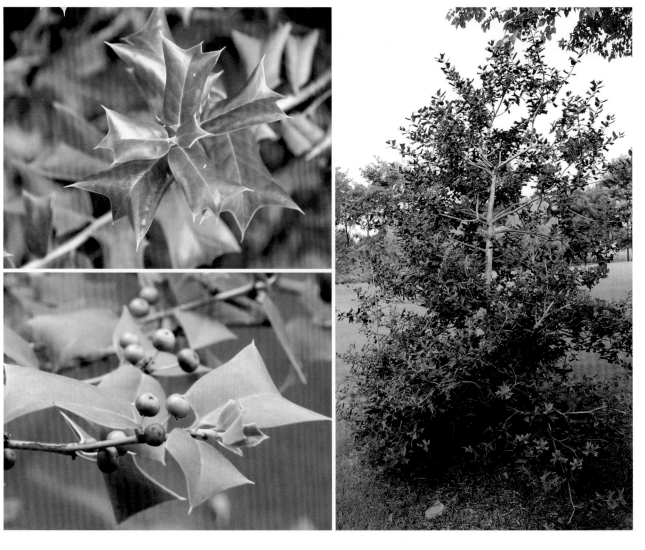

救 必 应

来源 冬青科铁冬青 *Ilex rotunda* Thunb. 的树皮或根皮。

别名 白银树皮、九层皮、白兰香、熊胆木、白木香。

形态特征 常绿乔木或灌木。枝灰色，小枝多少有棱，红褐色。叶互生，卵圆形至椭圆形，全缘，上面有光泽。花单性，雌雄异株，排列为具梗的伞形花序；雄花序花瓣 4～5 片，绿白色；雌花较小。核果球形至椭圆形，熟时红色，顶端有宿存柱头。花期 5—6 月，果期 9—10 月。

分　布 生于山下疏林中或溪边。分布于阳朔县、灌阳县、龙胜各族自治县、平乐县、恭城瑶族自治县、全州县。

性能主治 味苦，性寒。清热解毒，利湿，止痛。主治感冒发热，咽喉肿痛，胃痛，暑湿泄泻，黄疸，痢疾，跌打损伤，风湿痹痛，湿疹，疮疖。

采收加工 全年可采，刮去外层粗皮，切碎，晒干或鲜用。

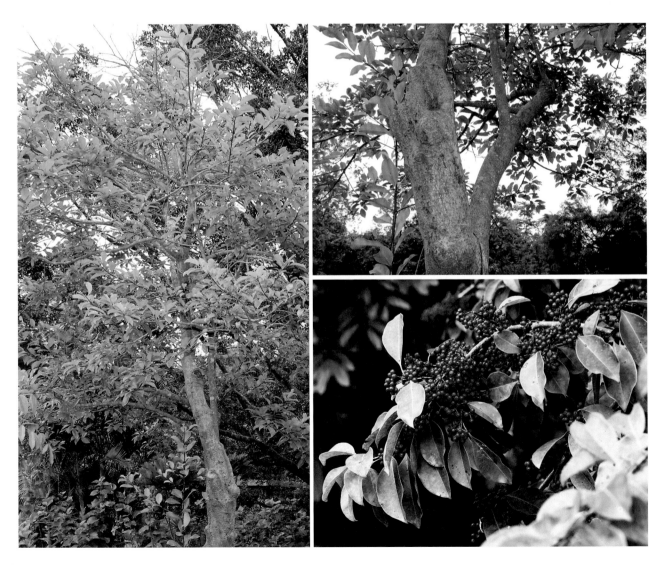

鬼 箭 羽

来源 卫矛科卫矛 *Euonymus alatus* (Thunb.) Sieb. 的具翅状物的枝条或翅状附属物。

别名 卫矛、四面锋、四棱树、见肿消、麻药。

形态特征 落叶灌木，植株光滑无毛，高 2～3 米。多分枝；小枝通常四棱形，棱上常具木栓质扁条状翅，翅宽约 1 厘米或更宽。单叶对生；叶柄极短；叶片薄，稍膜质，倒卵形、椭圆形至宽披针形，边缘有细锯齿，表面深绿色，背面淡绿色。聚伞花序腋生，有花 3～9 朵，花小，两性，淡黄绿色。蒴果椭圆形，绿色或紫色。花期 5—6 月，果期 9—10 月。

分　　布 生于山野。分布于灵川县、灌阳县、永福县。

性能主治 味苦、辛，性寒。破血通经，解毒消肿，杀虫。主治癥瘕结块，心腹疼痛，闭经，痛经，崩中漏下，产后瘀滞腹痛，恶露不下，疝气，肢节痹痛，疮肿，跌打伤痛，虫积腹痛，烫火伤，毒蛇咬伤。

采收加工 全年可采，割取枝条后，除去嫩枝及叶，晒干。或收集其翅状物，晒干。

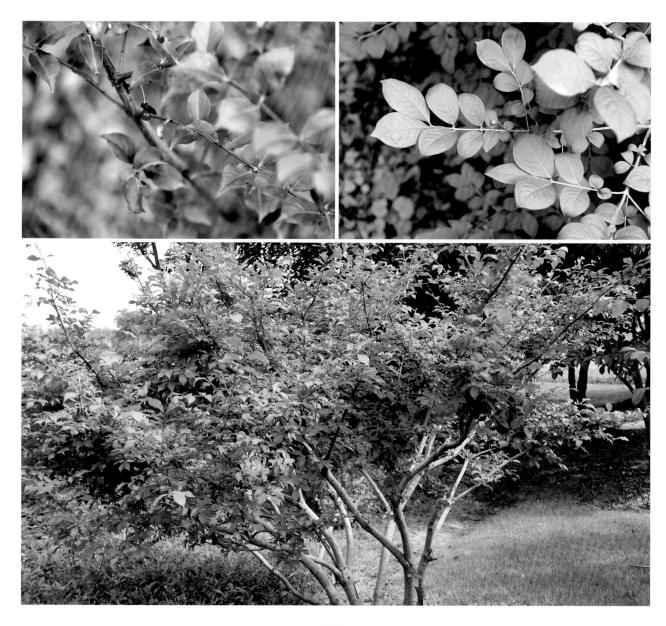

扶 芳 藤

来源 卫矛科扶芳藤 *Euonymus fortunei* (Turcz.) Hand.-Mazz. 的茎、叶。

别名 换骨筋、小藤仲、爬行卫矛。

形态特征 常绿或半常绿灌木，匍匐或攀援，高约 1.5 米。枝上通常生长细根并具小瘤状突起。叶对生，椭圆形、长圆状椭圆形或长倒卵形，边缘具细锯齿，质厚或稍带革质，上面叶脉稍突起，下面叶脉甚明显；叶柄短。聚伞花序腋生，绿白色，近圆形。蒴果球形。种子外被橘红色假种皮。花期 6—7 月，果期 9—10 月。

分　　布 生于山野。分布于全州县、兴安县、灌阳县、资源县、平乐县、恭城瑶族自治县、象山区、龙胜各族自治县。

性能主治 味苦、甘，性温。散瘀止血，舒筋活络。主治咯血，月经不调，功能性子宫出血，风湿性关节痛；外用治跌打损伤，骨折，创伤出血。

采收加工 全年可采，切段晒干。

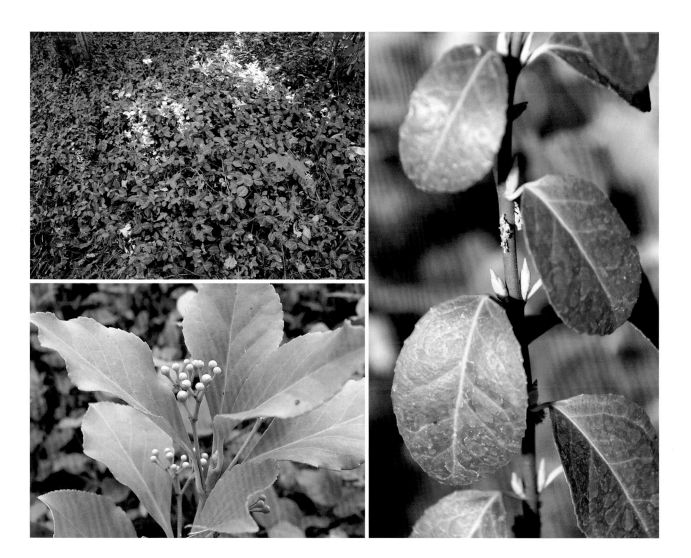

雷公藤

来源 卫矛科雷公藤 *Tripterygium wilfordii* Hook. f. 的木质部。

别名 震龙根、蒸龙草、莽草、水莽子。

形态特征 落叶蔓性灌木，长达 3 米。小枝棕红色，有 4～6 棱，密生瘤状皮孔及锈色短毛。单叶互生，亚革质，叶片椭圆形或宽卵形，边缘具细锯齿，上面光滑，下面淡绿色。聚伞状圆锥花序顶生或腋生，被锈色毛；花杂性，白绿色。蒴果具 3 片膜质翅，长圆形，翅上有斜生侧脉。种子 1 颗，细柱状，黑色。花期 7—8 月，果期 9—10 月。

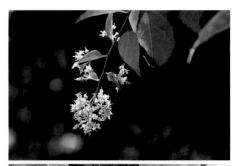

分　布 生于山地林内阴湿处。分布于全州县、兴安县、灌阳县、龙胜各族自治县、资源县。

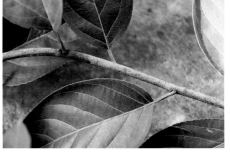

性能主治 味苦、辛，性凉，有大毒。祛风除湿，活血通络，消肿止痛，杀虫解毒。主治类风湿性关节炎，风湿性关节炎，肾小球肾炎，肾病综合征，红斑狼疮，口眼干燥综合征，白塞综合征，湿疹，银屑病，麻风病，疥疮，顽癣。

采收加工 栽培 3～4 年便可采收，秋季挖取根部，抖净泥土，晒干，或去皮晒干。

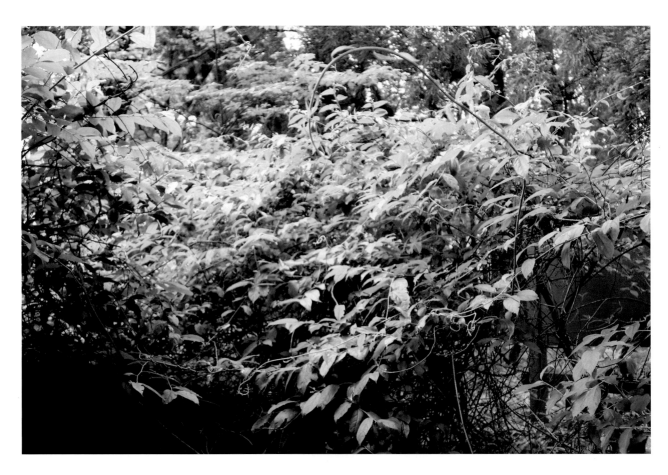

桑寄生

来源 桑寄生科桑寄生 *Taxillus chinensis* (DC.) Danser 的带叶茎枝。

别名 寄生、桑上寄生。

形态特征 常绿小灌木。老枝无毛，具凸起的灰黄色皮孔，小枝梢被暗灰色短毛。单叶互生或近对生，革质，卵圆形或长卵形。花两性，1～3 朵，形成腋生的聚伞花序，总花梗被红褐色星状毛；小花梗较短；花萼近球形，与子房合生，外被红褐色的星状毛。浆果椭圆形，有小疣状突起。花期 8—10 月，果期 9—10 月。

分　布 常寄生于桑科、茶科、山毛榉科、芸香科、蔷薇科、豆科等植物上。市内各地均有分布。

性能主治 味苦、甘，性平。补肝肾，强筋骨，祛风湿，安胎元。主治风湿痹痛，腰膝酸软，筋骨无力，崩漏经多，妊娠漏血，胎动不安，高血压。

采收加工 冬季至翌春采割，除去粗茎，切段，干燥，或蒸后干燥。

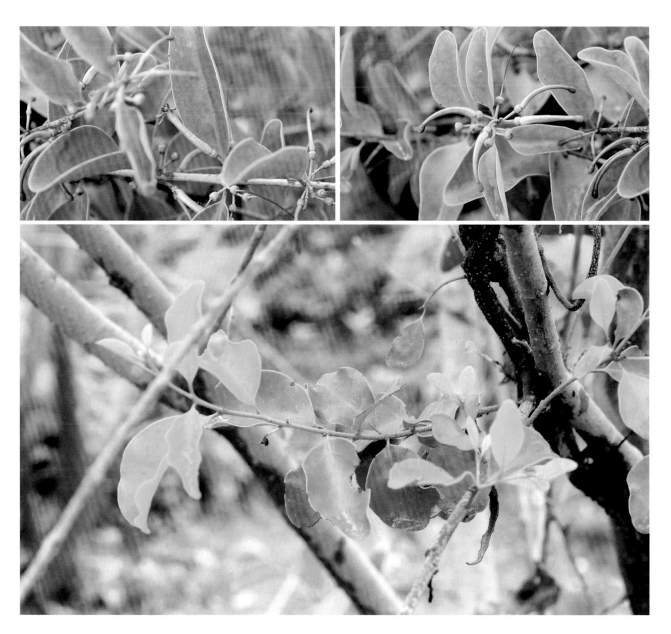

大 枣

来源 鼠李科枣 *Ziziphus jujuba* Mill. var. *inermis* (Bunge) Rehd. 的果实。

别名 干枣、美枣、良枣、红枣。

形态特征 落叶灌木或小乔木，高可达 10 米。枝平滑无毛，具成对的针刺，直伸或钩曲，幼枝纤弱而簇生。单叶互生；卵圆形至卵状披针形，边缘具细锯齿。花小，成短聚伞花序，丛生于叶腋，黄绿色。核果卵形至长圆形，熟时深红色，果肉味甜，核两端锐尖。花期 4—5 月，果期 7—9 月。

分　　布 多为栽培。市内各地均有分布。

性能主治 味甘，性温。补中益气，养血安神。主治脾虚食少，乏力便溏，妇人脏躁。

采收加工 秋季果实成熟时采收，晒干。

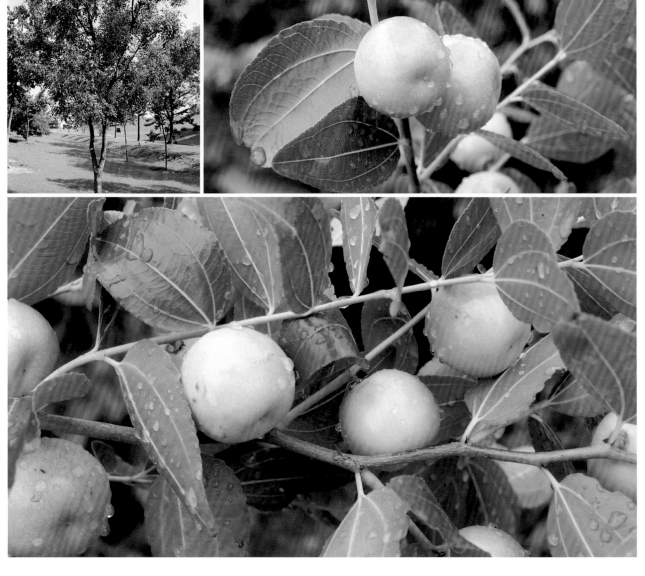

金 刚 散

来源 葡萄科三裂叶蛇葡萄 *Ampelopsis delavayana* Planch. 的根或根皮。

别名 红十字创粉、大接骨丹、见肿消、红赤葛、红内消、赤葛。

形态特征 木质攀援藤本。枝红褐色，幼时被红褐色短柔毛或近无毛。卷须与叶对生，二叉状分枝。叶互生；叶柄与叶等长；叶片掌状 3 全裂，中央小叶长椭圆形或宽卵形，侧生小叶极偏斜，呈斜卵形，边缘有带凸尖的圆齿。花两性，聚伞花序二歧状；与叶对生；花小，淡绿色。浆果球形或扁球形，熟时蓝紫色。花期 6—7 月，果期 7—9 月。

分　　布 生于低山、丘陵地区的路旁、林边、河边，或为栽培。分布于象山区、灵川县、兴安县、永福县、龙胜各族自治县、平乐县、恭城瑶族自治县、阳朔县、灌阳县、资源县。

性能主治 味辛，性平。祛风活络，消肿解毒，止血生肌。主治风湿痹痛，跌打损伤，骨折，痈肿疔疮。

采收加工 秋、冬季采挖，采后洗净晒干，切片。或采后洗净抽去木心（木质部），晒干，磨为细末。鲜用全年可采。

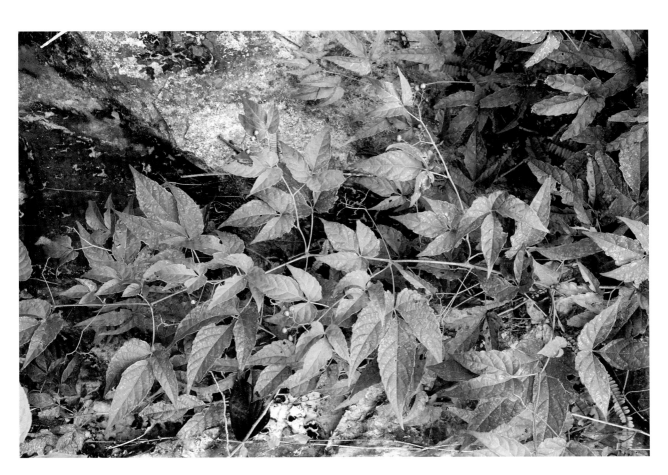

佛 手

来源 芸香科佛手 *Citrus medica* L. var. *sarcodactylis* Swingle 的果实。

别名 佛手柑、佛手香橼、蜜罗柑、福寿柑、五指柑。

形态特征 常绿小乔木或灌木，高 3～4 米。枝上有短而硬的刺，嫩枝幼时紫红色。叶大，互生；长椭圆形或矩圆形，边缘有锯齿；叶柄短、无翼，圆锥花序或为腋生的花束，花 5 数，内面白色，外面淡紫色。柑果卵形或矩圆形，顶端分裂如拳，或张开如指，外皮鲜黄色，有乳状突起，无肉瓤与种子。花期 4—5 月，果期 9—11 月。

分　布 多为栽培。临桂区、兴安县、永福县、象山区零星栽培。

性能主治 味辛、苦、酸，性温。疏肝理气，和胃止痛。主治肝胃气滞，胸胁胀痛，胃脘痞满，食少呕吐。

采收加工 秋季果实呈浅绿色或稍带黄色时采收。摘下后晾 3～5 天，待水分大部蒸发，纵切 5～10 毫米厚的薄片，晒干或阴干，或以低温烘干，密闭贮存，防止香气散失。

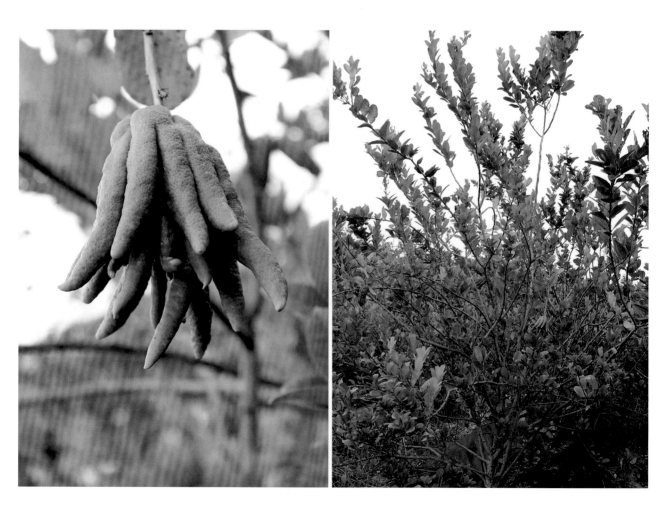

九 里 香

来源 芸香科九里香 *Murraya exotica* L. Mant. 的叶和带叶嫩枝。

别名 石辣椒、九秋香、九树香、七里香、千里香。

形态特征 常绿灌木或小乔木，高 1～3 米。树皮灰褐色，木材坚硬。多分枝，小枝圆柱形，无毛。单数羽状复叶互生，叶轴不具翅，小叶 3～9 片，互生，大小和形状变异均极大，由卵形、匙状倒卵形、椭圆形至近菱形，常偏斜，全缘。聚伞花序顶生或腋生；花大而少，极芳香，白色。浆果卵形或球形，大小变化很大，熟时朱红色。种子 1～2 颗，种子有棉质毛。花期 4—8 月，果期 9—12 月。

分 布 生于山坡较旱的疏林中或栽培。市内各地均有分布。

性能主治 味辛、苦，性温，有小毒。行气活血，祛风除湿，麻醉镇痛。主治脘腹气痛，胃痛，风湿痹痛，肿毒，疥疮，皮肤瘙痒，跌打肿痛，牙痛，虫蛇咬伤。

采收加工 四季可采，除去老叶，阴干。

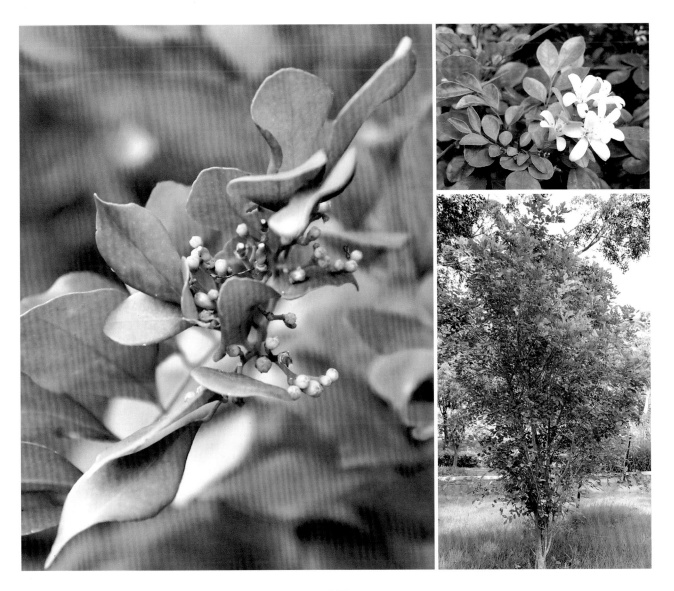

吴 茱 萸

来源 芸香科吴茱萸 *Evodia rutaecarpa* (Juss.) Benth. 的果实。
别名 吴萸、茶辣、辣子、臭辣子、吴椒、臭泡子。

形态特征 常绿灌木或小乔木，高 2.5～5 米。幼枝、叶轴、小叶柄均密被黄褐色长柔毛。单数羽状复叶，对生；小叶 2～4 对，椭圆形至卵形，全缘，罕有不明显的圆锯齿，两面均密被淡黄色长柔毛，厚纸质或纸质，有油点。花单性，雌雄异株，聚伞花序，偶成圆锥状，顶生；花小，黄白色。蓇果扁球形，熟时紫红色，表面有腺点。种子卵圆形，黑色，有光泽。花期 6—8 月，果期 9—10 月。

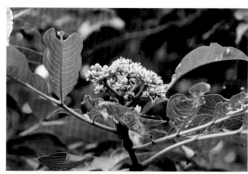

分　布 生于山地、路旁或疏林下。分布于阳朔县、临桂区、全州县、兴安县、灌阳县、资源县、平乐县、荔浦市、恭城瑶族自治县、灵川县、龙胜各族自治县。

性能主治 味辛、苦，性热，有小毒。散寒止痛，降逆止呕，助阳止泻。主治厥阴头痛，寒疝腹痛，寒湿脚气，经行腹痛，脘腹胀痛，呕吐吞酸，五更泄泻，高血压；外治口疮。

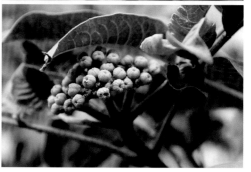

采收加工 8—11 月果实尚未开裂时，剪下果枝，晒干或低温干燥，除去枝、叶、果梗等杂质。

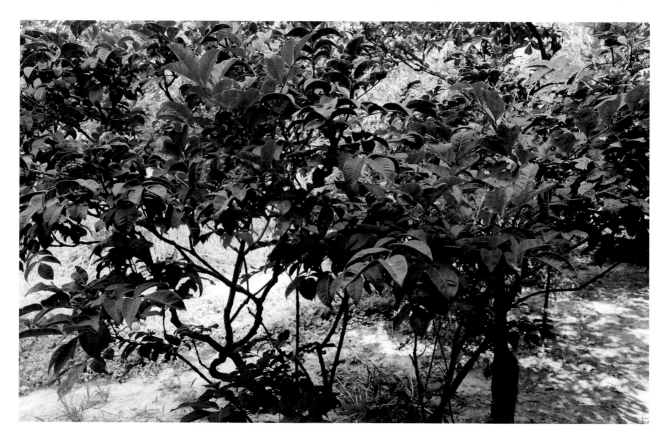

花 椒

来源 芸香科花椒 *Zanthoxylum bungeanum* Maxim. 的果皮（花椒）及种子（椒目）。
别名 香椒、大花椒、山椒、狗椒、蜀椒。

形态特征 灌木或小乔木，高 3～6 米。茎枝疏生略向上斜的皮刺，基部侧扁；嫩枝被短柔毛。叶互生；单数羽状复叶，叶轴具狭窄的翼；小叶通常 5～9 片，对生，几无柄，叶片卵形、椭圆形至广卵形，通常微凹，边缘钝锯齿状，齿间具腺点，下面在中脉基部有丛生的长柔毛。伞房状圆锥花序，顶生或顶生于侧枝上；花单性，雌雄异株，花轴被短柔毛。果实红色至紫红色，密生疣状突起的腺点。种子 1 颗，黑色，有光泽。花期 3—5 月，果期 7—10 月。

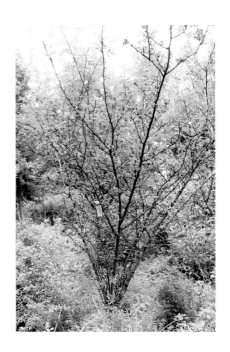

分　　布 生于路旁、山坡的灌木丛中，或为栽培。分布于全州县。

性能主治 味辛，性温，有小毒。温中止痛，除湿止泻，杀虫止痒。主治脾胃虚寒之脘腹冷痛，蛔虫腹痛，呕吐泄泻，肺寒咳喘，龋齿牙痛，阴痒带下，湿疹皮肤瘙痒。

采收加工 秋季采收成熟果实，去除杂质晒干。果皮与种子分开备用。

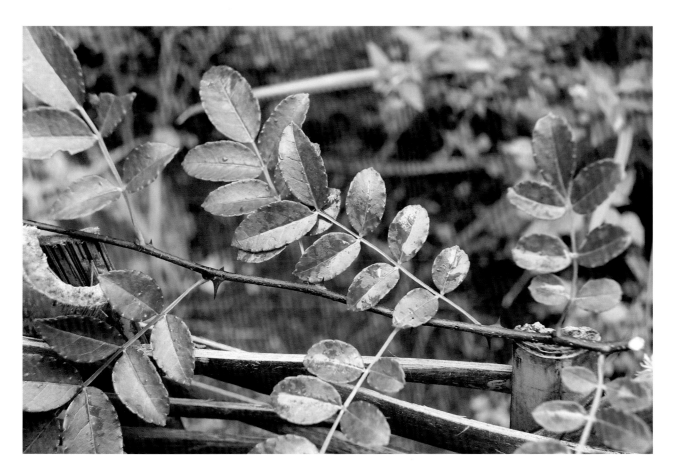

黄 柏

来源 芸香科黄皮树 *Phellodendron chinense* Schneid. 的树皮。
别名 檗木、檗皮、黄檗。

形态特征 乔木。树皮棕褐色，可见唇形皮孔。奇数羽状复叶对生；小叶长圆状披针形至长圆状卵形，不对称，近全缘，上面中脉上具有锈色短毛，下面密被锈色长柔毛。花单性，雌雄异株；排成顶生圆锥花序，花序轴密被短毛。花紫色；雄花有雄蕊 5～6 枚，长于花瓣，退化雌蕊钻形；雌花有退化雄蕊 5～6 枚，子房上位，有短柄，5 室，花柱短，柱头 5 浅裂。果轴及果皮粗大，常密被短毛；浆果状核果近球形，密集成团，熟后黑色，内有种子 5～6 颗。花期 5—6 月，果期 10—11 月。

分　布 生于植被保存良好的天然阔叶林中。分布于灵川县、全州县、兴安县、灌阳县、龙胜各族自治县、资源县。

性能主治 味苦，性寒。清热燥湿，泻火除蒸，解毒疗疮。主治湿热泻痢，黄疸尿赤，带下阴痒，热淋涩痛，骨蒸劳热，盗汗，遗精，疮疡肿毒，湿疹湿疮。

采收加工 剥取树皮后，除去粗皮，晒干。

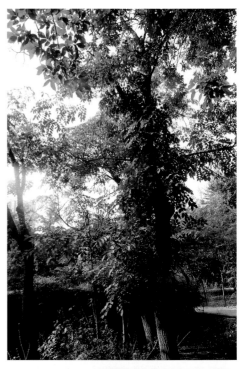

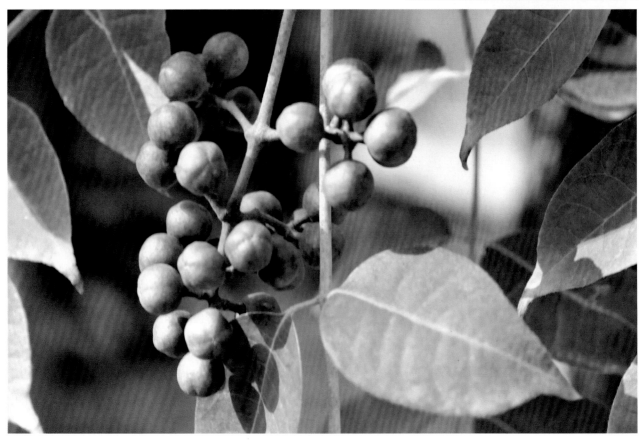

五倍子

来源 漆树科盐肤木 *Rhus chinensis* Mill. 叶上的虫瘿，主要由五倍子蚜 *Melaphis chinensis* (Bell) Baker 寄生而形成。

别名 棓子、百药煎、百虫仓。

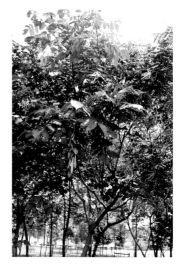

形态特征 落叶小乔木或灌木。小枝棕褐色，被锈色柔毛，具圆形小皮孔。奇数羽状复叶互生，叶轴及叶柄常有翅；小叶 5 ～ 13 片，小叶无柄；小叶纸质，多形，叶面暗绿色，叶背粉绿色，被白粉。圆锥花序宽大，顶生，多分枝，雄花序长 30 ～ 40 厘米，雌花序较短，密被锈色柔毛；花小，杂性，黄白色；雄花花萼裂片长卵形，开花时外卷，雄蕊伸出，花丝线形，花药卵形；雌花花萼裂片较短，花瓣椭圆状卵形。核果球形，略压扁，被具节柔毛和腺毛，成熟时红色。花期 8—9 月，果期 10 月。

分　布 生于海拔 170 ～ 2 700 米的向阳山坡、沟谷、溪边的疏林或灌丛中。市内各地均有分布。

性能主治 味酸、涩，性寒。敛肺降火，涩肠止泻，敛汗止血，收湿敛疮。主治肺虚久咳，肺热痰嗽，久泻久痢，盗汗，消渴，便血痔血，外伤出血，痈肿疮毒，皮肤湿烂。

采收加工 秋季采摘，置沸水中略煮或蒸至表面呈灰色，杀死蚜虫，取出，干燥。按外形不同，分为"肚倍"和"角倍"。角倍，多于 9—10 月采收；肚倍，多于 5—6 月采收。

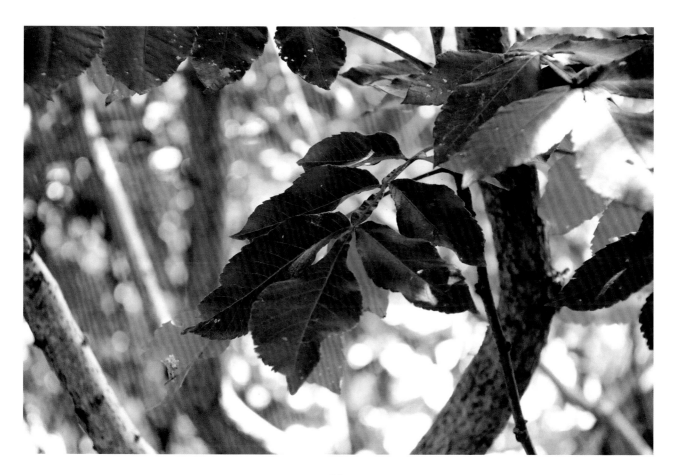

青 钱 柳 叶

来源 胡桃科青钱柳 *Cyclocarya paliurus* (Batal.) Iljin 的叶。
别名 摇钱树、青钱李、山麻柳。

形态特征 落叶乔木，高 10 ～ 30 米。树皮厚，灰色，深纵裂。枝条黑褐色，具灰黄色皮孔。奇数羽状复叶，小叶 7 ～ 9（稀 5 ～ 11）片；叶片革质，长椭圆状卵形至阔披针形，基部偏斜，边缘有锐锯齿，上面有盾状腺体。花单性，雌雄异株；雄葇黄花序 3 条或稀 2 ～ 4 条成 1 束；雌葇黄花序单独顶生，雌花 7 ～ 10 朵。果序长 20 ～ 30 厘米，坚果，扁球形。花期 4—5 月，果期 7—9 月。

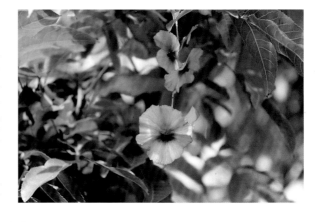

分　　布 生于海拔 500 ～ 2 500 米的山谷河岸或湿润的森林中。分布于龙胜各族自治县、永福县。

性能主治 味辛、微苦，性平。祛风止痒。主治皮肤癣疾。

采收加工 春、夏季采收，洗净，鲜用或干燥。

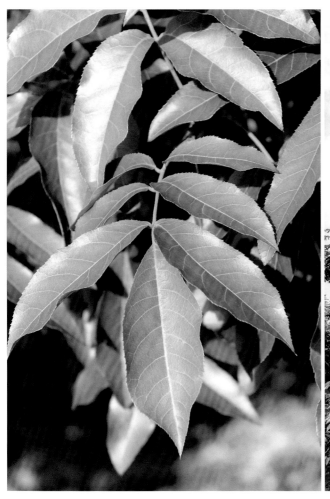

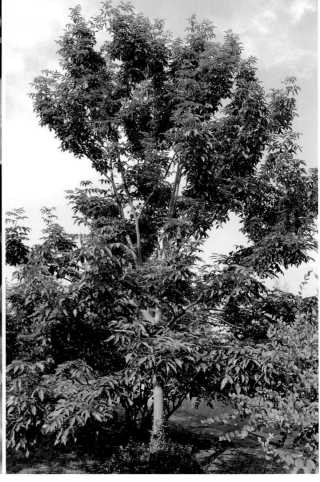

五加皮

来源 五加科细柱五加 *Acanthopanax gracilistylus* W. W. Smith 的根皮。

别名 南五加皮、刺五加、刺五甲。

形态特征 落叶灌木，高 2～3 米。茎直立或攀援，分枝无刺或有外曲刺，叶互生或数叶簇生于短枝上，光滑或疏生有小刺；掌状复叶，小叶 5 枚，少有 3 或 4 枚，倒卵形至卵状披针形或近菱形，边缘具锯齿，两面光滑或仅沿脉上有锈色绒毛；小叶无柄。伞形花序，单生于叶腋或短枝末梢；花多数，黄绿色。浆果状核果近球形，熟时紫黑色。种子细小，半圆形而扁，淡褐色。花期 5—7 月，果期 7—10 月。

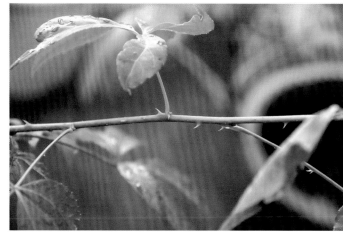

分 布 生于山坡上或丛林间。分布于象山区、永福县、灌阳县、龙胜各族自治县、资源县、全州县。

性能主治 味辛、苦，性温。祛风湿，补肝肾，强筋骨。主治风湿痹痛，筋骨痿软，小儿行迟，体虚乏力，水肿，脚气。

采收加工 夏、秋季采挖根部，洗净，剥取根皮，晒干。

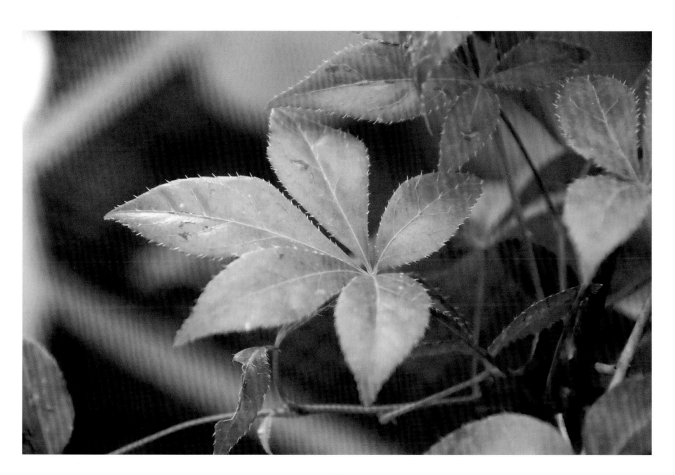

刺 五 加

来源 五加科刺五加 *Acanthopanax senticosus* (Rupr. et Maxim.) Harms 的根及根茎。

别名 五加皮、刺拐棒。

形态特征 落叶灌木，高 1～6 米。茎密生细长倒刺。掌状复叶，互生，小叶 5 片，稀 4 或 3 片，边缘具尖锐重锯齿或锯齿。伞形花序顶生，单一或 2～4 个聚生，花多而密。浆果状核果近球形或卵形，有宿存花柱。花期 6—7 月，果期 7—9 月。

分 布 生于山地林下及林缘。分布于灌阳县。

性能主治 味辛、微苦，性温。益气健脾，补肾安神。主治脾肾阳虚，体虚乏力，食欲不振，腰膝酸痛，失眠多梦。

采收加工 春、秋季采挖，去泥土，晒干。

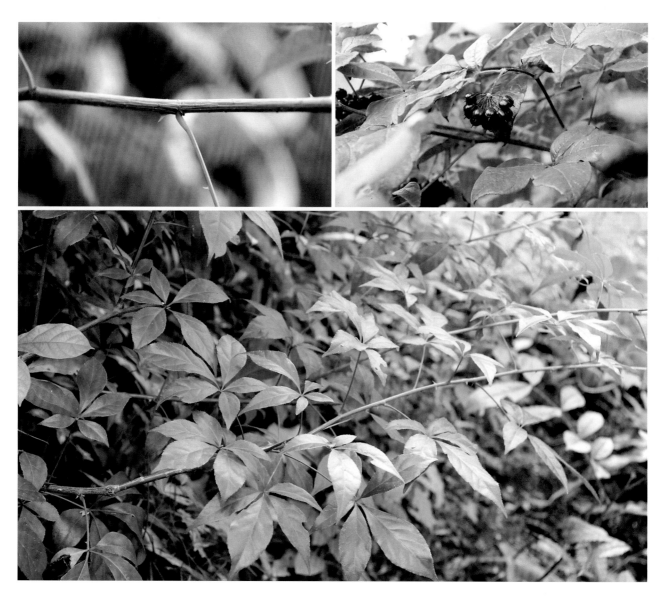

通 草

来源 五加科通脱木 *Tetrapanax papyrifer* (Hook.) K. Koch 的茎髓。
别名 通花根、大通草、白通草、方通、泡通。

形态特征 灌木，高可达 6 米。茎木质而不坚，中有白色的髓，幼时呈片状，老则渐次充实，幼枝密被星状毛，或稍具脱落性灰黄色绒毛。叶大、通常聚生于茎的上部。掌状分裂，叶片 5～7 裂，裂片达于中部或仅为边裂，边缘有细锯齿，上面无毛，下面有白色星状绒毛。花小，有柄，多数球状伞形花序排列成大圆锥花丛；花瓣 4 片，白色。核果状浆果近球形而扁，外果皮肉质，硬而脆。花期 8 月，果期 9 月。

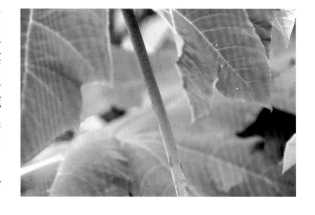

分 布 生于向阳肥厚的土壤中，或栽培。分布于兴安县。

性能主治 味甘、淡，性微寒。清热利尿，通气下乳。主治湿热尿赤，淋病涩痛，水肿尿少，乳汁不下。

采收加工 秋季割取茎，截成段，趁鲜取出髓部，理直，晒干。

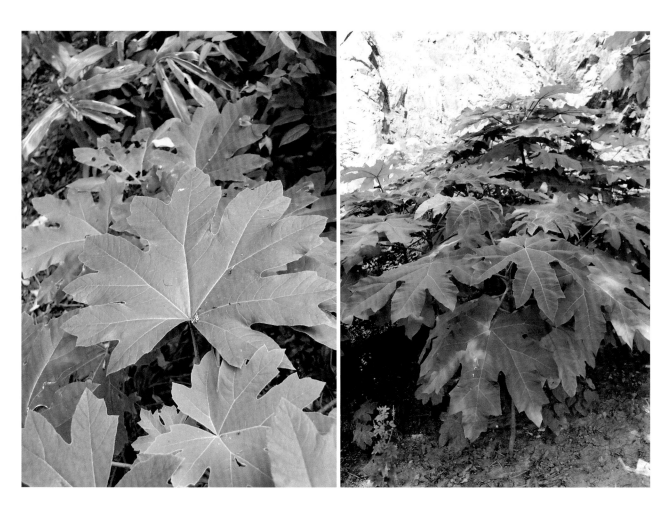

积雪草

来源 伞形科积雪草 *Centella asiatica* (L.) Urb. 的全草。

别名 崩大碗、马蹄草、雷公根、蚶壳草、铜钱草。

形态特征 多年生匍匐草本。茎光滑或稍被疏毛，节上生根。单叶互生，叶片圆形或肾形，边缘有钝齿，上面光滑，下面有细毛；叶有长柄。伞形花序单生，花 3 ～ 6 朵，通常聚生成头状花序，花瓣 5 片，红紫色，卵形。双悬果扁圆形，光滑。花果期 4—10 月。

分 布 生于路旁、沟边、田坎边稍湿润而肥沃的土地。市内各地均有分布。

性能主治 味苦、辛，性寒。清热利湿，消肿解毒。主治痧气腹痛，暑泻，痢疾，湿热黄疸，砂淋，血淋，吐、衄、咳血，目赤，喉肿，风疹，疥癣，疔痈肿毒，跌打损伤。

采收加工 夏、秋季采收，除去泥沙，晒干。

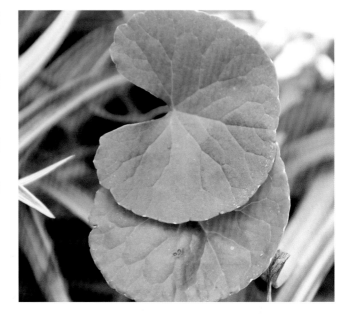

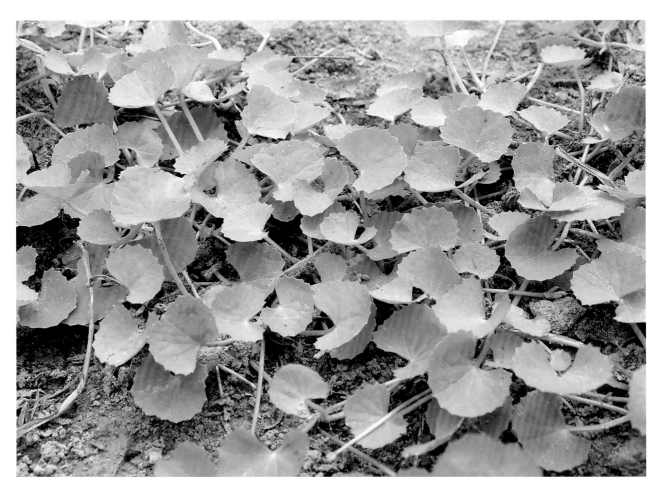

胡荽

来源 伞形科芫荽 *Coriandrum sativum* L. 的全草。
别名 香菜、香荽。

形态特征 一年生或二年生草本，有强烈气味，高20～100厘米。根纺锤形，细长。茎圆柱形，直立，多分枝，有条纹。根生叶有柄，柄长2～8厘米；叶片一或二回羽状全裂，羽片广卵形或扇形半裂。伞形花序顶生或与叶对生，花序梗长2～8厘米；花药卵形，长约0.7毫米；花柱幼时直立，果熟时向外反曲。果实圆球形，背面主棱及相邻的次棱明显；胚乳腹面内凹；油管不明显，或有1个位于次棱的下方。花果期4—11月。

分布 均为栽培。分布于灵川县、兴安县、龙胜各族自治县、资源县、恭城瑶族自治县。

性能主治 味辛，性温。发表透疹，消食开胃，止痛解毒。主治风寒感冒，麻疹，痘疹透发不畅，食积，脘腹胀痛，呕恶，头痛，牙痛，脱肛，丹毒，疮肿初起，蛇咬伤。

采收加工 全年均可采收，洗净，晒干。

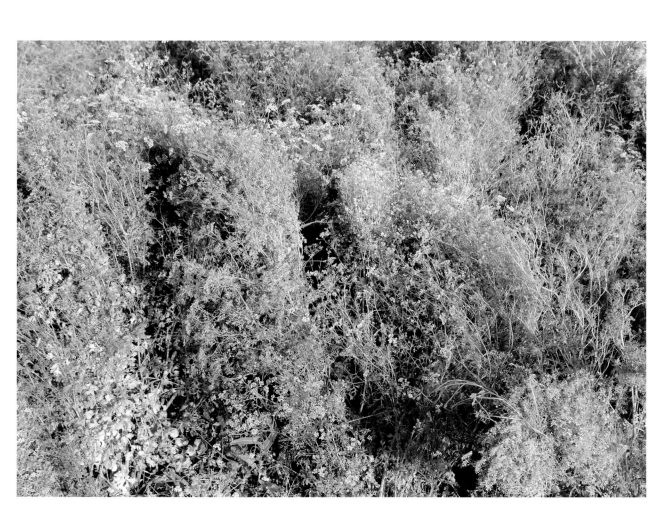

小茴香

| 来源 | 伞形科茴香 *Foeniculum vulgare* Mill. 的果实。 |
| 别名 | 谷茴香、谷香。 |

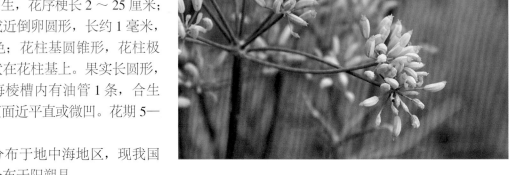

形态特征 草本，高 0.4～2 米。茎直立，光滑，灰绿色或苍白色，多分枝。叶片轮廓为阔三角形，长 4～30 厘米，宽 5～40 厘米。复伞形花序顶生与侧生，花序梗长 2～25 厘米；花瓣黄色，倒卵形或近倒卵圆形，长约 1 毫米，花药卵圆形，淡黄色；花柱基圆锥形，花柱极短，向外叉开或贴伏在花柱基上。果实长圆形，主棱 5 条，尖锐；每棱槽内有油管 1 条，合生面油管 2 条；胚乳腹面近平直或微凹。花期 5—6 月，果期 7—9 月。

分　布 原分布于地中海地区，现我国各省区都有栽培。分布于阳朔县。

性能主治 味辛，性温。散寒止痛，理气和胃。主治寒疝腹痛，睾丸偏坠，痛经，少腹冷痛，脘腹胀痛，食少吐泻。

采收加工 8—10 月果实呈黄绿色，并有淡黑色纵线时，选晴天割取地上部分，脱粒，扬净；亦可采摘成熟果实，晒干。

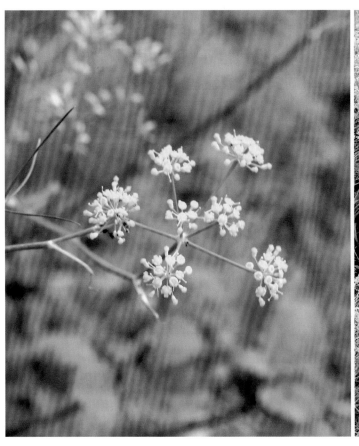

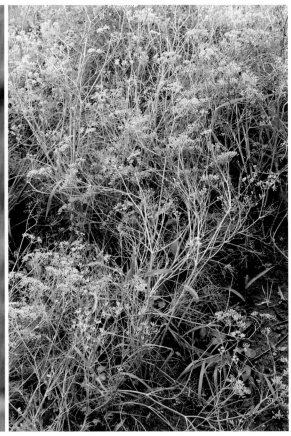

小 紫 金 牛

来源 紫金牛科小紫金牛 *Ardisia chinensis* Benth. 的全株。

别名 小凉伞、入骨风、小郎伞。

形态特征 亚灌木。具蔓生走茎，直立茎通常丛生，高约 25 厘米，稀达 45 厘米。叶片坚纸质，倒卵形或椭圆形，顶端钝或钝急尖，基部楔形，叶面无毛，叶脉平整，叶柄长 3～10 毫米。亚伞形花序，单生于叶腋，有花 3～5 朵；花瓣白色，广卵形，顶端急尖，长约 3 毫米，两面无毛，无腺点；胚珠 5 枚，1 轮。果球形，直径约 5 毫米，由红变黑色，无毛，无腺点。花期 4—6 月，果期 10—12 月。

分　布 生于海拔 300～800 米的山谷、山地疏、密林下，阴湿的地方或溪旁。分布于阳朔县、灵川县、全州县、资源县、平乐县、恭城瑶族自治县。

性能主治 味苦，性平。活血止血，散瘀止痛，清热利湿。主治肺痨咳血，咯血，吐血，痛经，闭经，跌打损伤，黄疸，小便淋痛。

采收加工 夏、秋季采收，洗净、晒干。

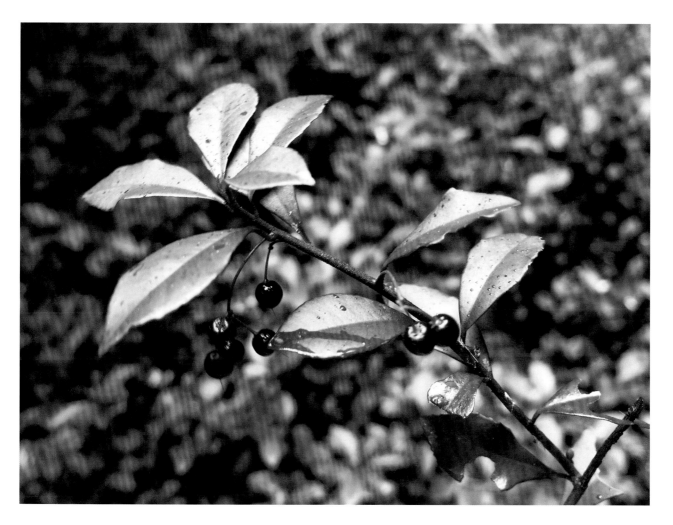

朱 砂 根

来源 紫金牛科朱砂根 *Ardisia crenata* Sims 的根。
别名 大罗伞、平地木。

形态特征 灌木，高 1 ～ 2 米。茎粗壮。叶片革质或坚纸质；椭圆形、椭圆状披针形至倒披针形，顶端急尖或渐尖，基部楔形，边缘具皱波状或波状齿，两面无毛，叶柄长约 1 厘米。伞形花序或聚伞花序，着生花枝顶端；花梗无毛；花萼仅基部连合，萼片长圆状卵形，顶端圆形或钝，两面无毛；花瓣白色，盛开时反卷，外面无毛，花药三角状披针形，子房卵珠形。果球形，鲜红色。花期 5—6 月，果期 10—12 月。

分　布 生于海拔 500 ～ 2 000 米的林荫下或灌丛中。分布于资源县、平乐县、荔浦市、恭城瑶族自治县、象山区、阳朔县、临桂区。

性能主治 味微苦、辛，性平。解毒消肿，活血止痛，祛风除湿。主治咽喉肿痛，风湿痹痛，跌打损伤。

采收加工 秋季采挖，切碎，晒干或鲜用。

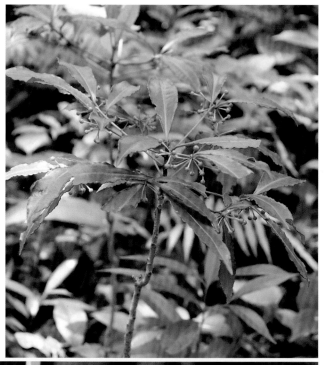

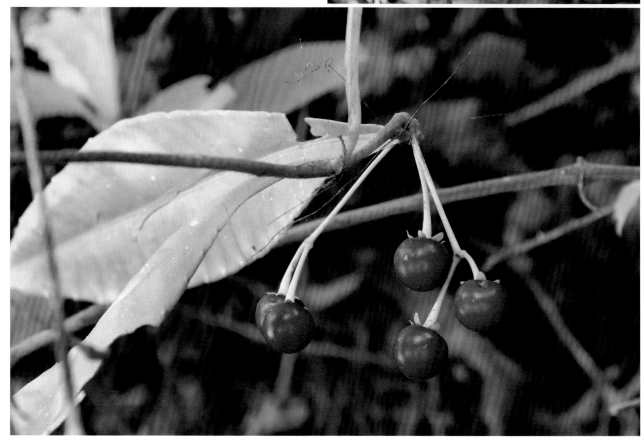

百 两 金

来源　紫金牛科百两金 *Ardisia crispa* (Thunb.) A. DC. 的根及根茎。
别名　高脚凉伞、竹叶胎。

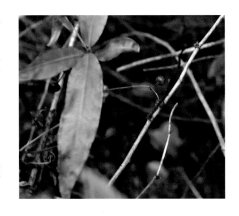

形态特征　灌木，高 1～2 米。具匍匐根茎，直立茎除侧生特殊花枝外，无分枝。叶片膜质或近坚纸质，椭圆状披针形或狭长圆状披针形，顶端长渐尖，基部楔形；叶柄长 5～8 毫米。亚伞形花序，生于侧生特殊花枝顶端，花枝通常无叶；花瓣白色或粉红色，卵形，里面多少被细微柔毛，具腺点。果球形，直径 5～6 毫米，鲜红色，具腺点。花期 5—6 月，果期 10—12 月，植株上部开花，下部果熟。

分　　布　生于海拔 100～2 400 米的山谷、山坡疏林下或灌丛中。分布于灵川县、全州县、兴安县、荔浦市、阳朔县、灌阳县、资源县、龙胜各族自治县。

性能主治　味苦、辛，性凉。清热利咽，祛痰利湿，活血解毒。主治咽喉肿痛，咳嗽咯痰不畅，湿热黄疸，小便淋痛，风湿痹痛，跌打损伤，疔疮，无名肿毒，蛇咬伤。

采收加工　秋、冬季采挖，洗净，晒干或鲜用。

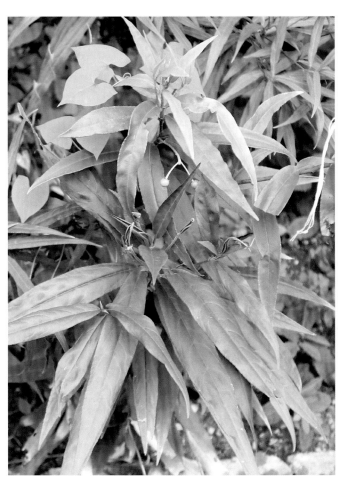

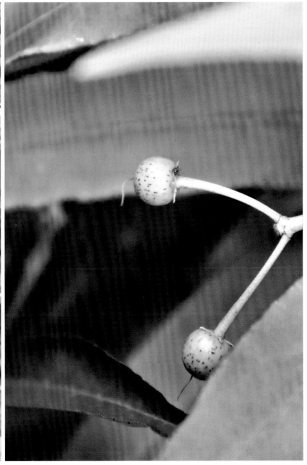

走 马 胎

来源 紫金牛科走马胎 *Ardisia gigantifolia* Stapf 的根及根茎。

别名 走马风、马胎。

形态特征 大灌木或亚灌木，高约 1 米，有时达 3 米。具粗厚的匍匐生根的根茎；直立茎粗壮，直径约 1 厘米。叶通常簇生于茎顶端，叶片膜质，椭圆形至倒卵状披针形；叶柄长 2 ～ 4 厘米，具波状狭翅。由多个亚伞形花序组成的大型金字塔状或总状圆锥花序，每亚伞形花序有花 9 ～ 15 朵；花瓣白色或粉红色，卵形。果球形，直径约 6 毫米，红色。花期 4—6 月，有时 2—3 月，果期 11—12 月，有时 2—6 月。

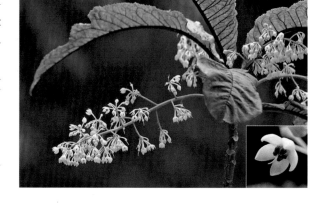

分　布 生于海拔 1 300 米以下的山间疏、密林下阴湿的地方。分布于兴安县、阳朔县、永福县。

性能主治 味苦、微辛，性温。祛风湿，活血止痛，化毒生肌。主治风湿痹痛，产后血瘀，痈疽溃疡，跌打肿痛。

采收加工 秋季采挖，洗净，鲜用或切片晒干。

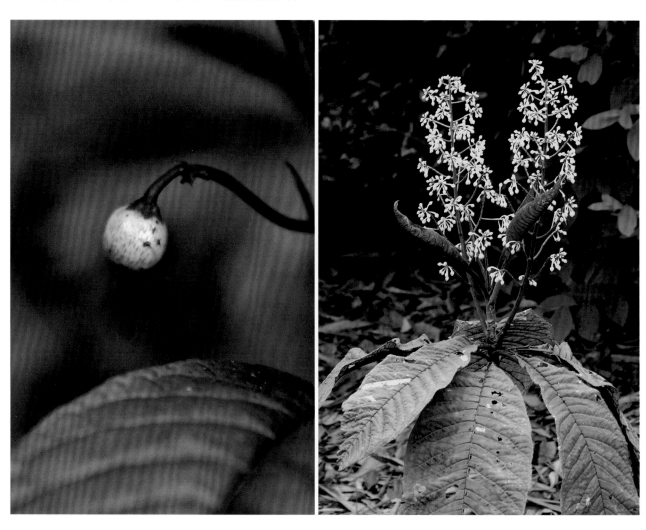

凉伞盖珍珠

来源 紫金牛科大罗伞树 *Ardisia hanceana* Mez 的根。

别名 八里麻、野丹皮。

形态特征 灌木，高 0.8 ～ 1.5 米，极少达 6 米。茎通常粗壮，无毛，除侧生特殊花枝外，无分枝。叶片坚纸质或略厚，椭圆状或长圆状披针形，稀倒披针形，顶端长急尖或渐尖，基部楔形；叶柄长 1 厘米或更长。复伞房状伞形花序，无毛，着生于顶端下弯的侧生特殊花枝尾端；花瓣白色或带紫色，长 6 ～ 7 毫米；卵形，顶端急尖，具腺点。果球形，直径约 9 毫米，深红色，腺点不明显。花期 5—6 月，果期 11—12 月。

分　布 生于海拔 400 ～ 1 500 米的山谷、山坡林下阴湿的地方。分布于灵川县、永福县、龙胜各族自治县、恭城瑶族自治县、荔浦市、阳朔县、临桂区。

性能主治 味苦、辛，性平。活血止痛。主治风湿痹痛，经闭，跌打损伤。

采收加工 夏、秋季采挖，洗净，切片晒干。

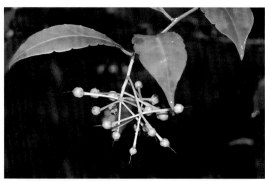

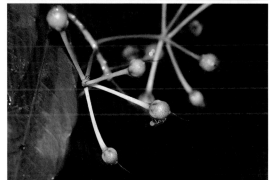

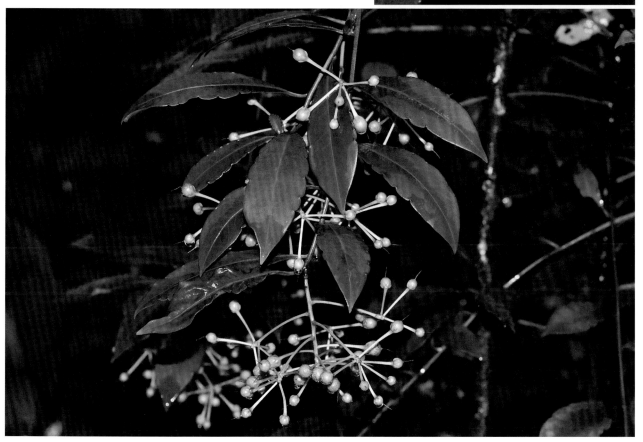

矮地茶

来源 紫金牛科紫金牛 *Ardisia japonica* (Thunb.) Blume 的全草。

别名 矮茶、不出林。

形态特征 小灌木或亚灌木。近蔓生，具匍匐生根的根茎；直立茎长达 30 厘米，稀达 40 厘米，不分枝。叶对生或近轮生，叶片坚纸质或近革质，椭圆形至椭圆状倒卵形；叶柄长 6 ~ 10 毫米，被微柔毛。亚伞形花序，腋生或生于近茎顶端的叶腋；花瓣粉红色或白色，广卵形，无毛，具蜜腺点。果球形，直径 5 ~ 6 毫米，鲜红色转黑色，多少具腺点。花期 5—6 月，果期 11—12 月，有时 5—6 月仍有果。

分　布 生于海拔 1 200 米以下的山间林下或竹林下阴湿的地方。分布于灵川县、全州县、兴安县、龙胜各族自治县、荔浦市、恭城瑶族自治县、永福县。

性能主治 味辛、微苦，性平。化痰止咳，清利湿热，活血化瘀。主治新久咳嗽，喘满痰多，湿热黄疸，经闭瘀阻，风湿痹痛，跌打损伤。

采收加工 四季均可采收，晒干备用。

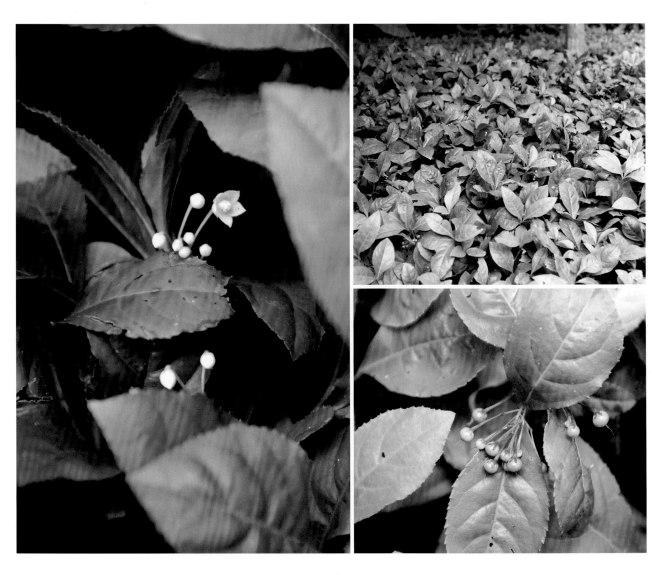

当 归 藤

来源 紫金牛科当归藤 *Embelia parviflora* Wall. 的根与老茎。
别名 米筛藤。

形态特征 攀援灌木或藤本，长 3 米以上。老枝具皮孔，但不明显，小枝通常二列，密被锈色长柔毛，略具腺点或星状毛。叶二列，叶片坚纸质，卵形，顶端钝或圆形，基部广钝或近圆形，稀截形；叶柄长约 1 毫米，被长柔毛。亚伞形花序或聚伞花序，腋生；花瓣白色或粉红色，分离，长 1.5 ～ 2.5 毫米，卵形、长圆状椭圆形或长圆形。果球形，直径 5 毫米或略小，暗红色，无毛，宿存萼反卷。花期 12 月至翌年 5 月，果期 5—7 月。

分　　布 生于海拔 300 ～ 1 800 米的山间密林、林缘或灌木丛中土质肥润的地方。分布于灵川县、兴安县、永福县、龙胜各族自治县。

性能主治 味苦、涩，性温。补血，活血，强壮腰膝。主治血虚诸证，月经不调，闭经，产后虚弱，腰腿酸痛，跌打骨折。

采收加工 全年均可采收，洗净，切片，晒干。

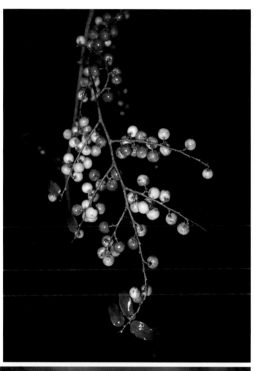

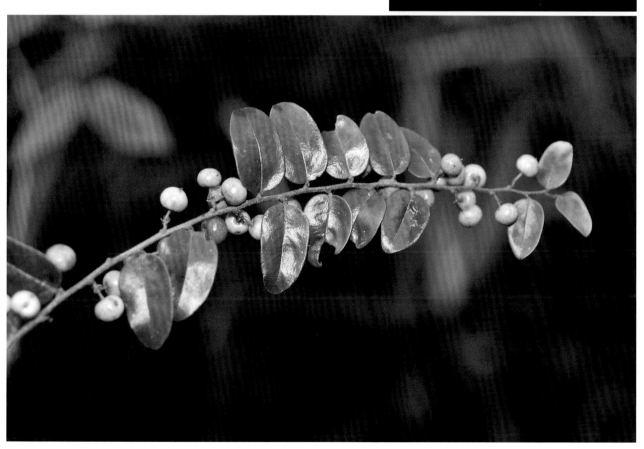

打 虫 果

来源 紫金牛科密齿酸藤子 *Embelia vestita* Roxb. 的果实。
别名 米汤果。

形态特征 攀援灌木或小乔木，高 5 米以上。小枝无毛或嫩枝被极细的微柔毛，具皮孔。叶片坚纸质，卵形至卵状长圆形，稀椭圆状披针形；叶柄长 4～8 毫米，两侧微折皱。总状花序，腋生；花瓣白色或粉红色，分离，狭长圆形或椭圆形；花药卵形或长圆形，背部无腺点。果球形或略扁，直径约 5 毫米，红色，具腺点。花期 10—11 月，果期 10 月至翌年 2 月。

分　布 生于海拔 200～1 700 米的石灰岩山坡林下。分布于灌阳县、龙胜各族自治县。

性能主治 味酸，性平。驱虫。主治蛔虫病、绦虫病。

采收加工 秋、冬季果实成熟时采收，晒干。

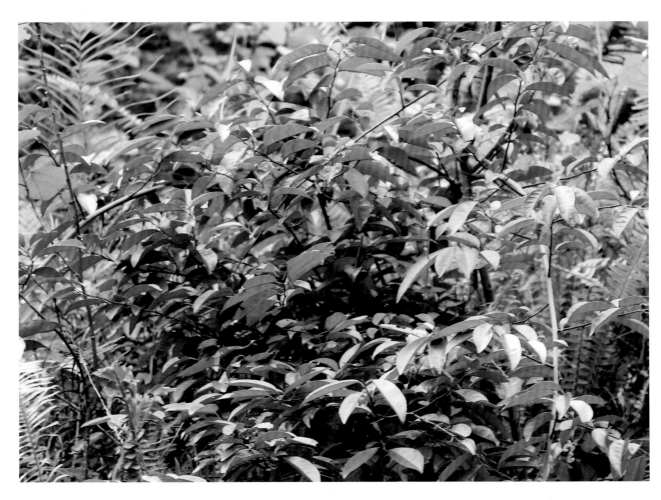

候 风 藤

来源 安息香科野茉莉 *Styrax japonicus* Sieb. et Zucc. 的叶或果实。

别名 木香柴、山白果。

形态特征 灌木或小乔木，高 4～8 米，少数高达 10 米。树皮暗褐色或灰褐色，平滑；嫩枝稍扁，暗紫色，圆柱形。叶互生，纸质或近革质，椭圆形或长圆状椭圆形至卵状椭圆形；叶柄长 5～10 毫米，上面有凹槽，疏被星状短柔毛。总状花序顶生，有花 5～8 朵；花白色，花梗纤细，开花时下垂。果实卵形，顶端具短尖头，外面密被灰色星状绒毛，有不规则皱纹。种子褐色，有深皱纹。花期 4—7 月，果期 9—11 月。

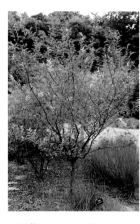
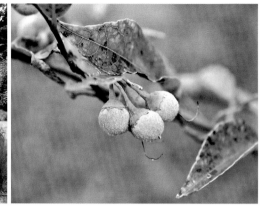

分　布 生于海拔 400～1 800 米的林中，喜酸性、疏松肥沃、土层较深厚的土壤。分布于象山区、临桂区、全州县、兴安县、龙胜各族自治县、资源县。

性能主治 味辛、苦，性温，小毒。祛风除湿，舒筋通络。主治风湿痹痛，瘫痪。

采收加工 春、夏季采收叶片；夏、秋季果熟期采摘果实，鲜用或晒干。

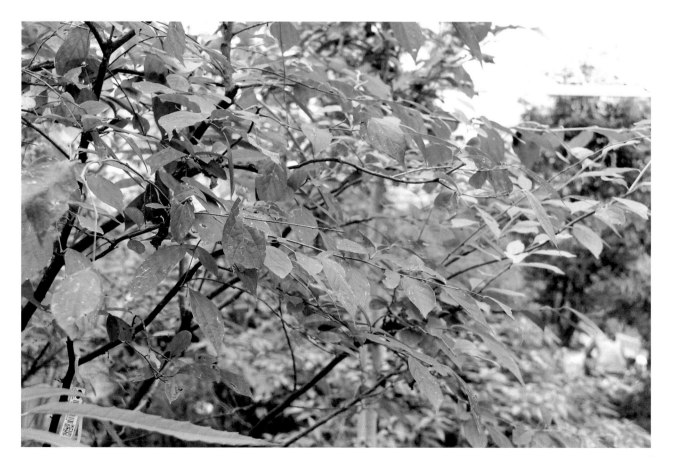

小 药 木

来源 山矾科老鼠矢 *Symplocos stellaris* Brand 的叶或根。
别名 佳崩、羊舌树。

形态特征 常绿乔木。小枝粗，髓心中空，具横隔；芽、嫩枝、嫩叶柄、苞片和小苞片均被红褐色绒毛。叶厚革质，叶面有光泽，叶背粉褐色，披针状椭圆形或狭长圆状椭圆形；叶柄有纵沟，长 1.5 ～ 2.5 厘米。团伞花序着生于二年生枝的叶痕之上；苞片圆形，直径 3 ～ 4 毫米，有缘毛；花冠白色，长 7 ～ 8 毫米；子房 3 室。核果狭卵状圆柱形，长约 1 厘米，顶端宿萼裂片直立；核具 6 ～ 8 条纵棱。花期 4—5 月，果期 6 月。

分　布 生于海拔 1 100 米的山地、路旁、疏林中。分布于灵川县、灌阳县、龙胜各族自治县、阳朔县、全州县、临桂区。

性能主治 味辛、苦，性微温。活血止血。主治跌打损伤，内出血。

采收加工 春、夏季采摘叶片；秋、冬季采挖根，洗净。均鲜用或晒干。

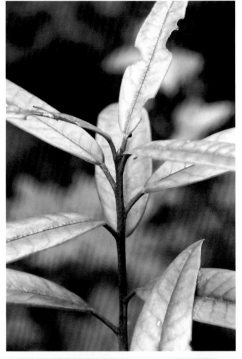

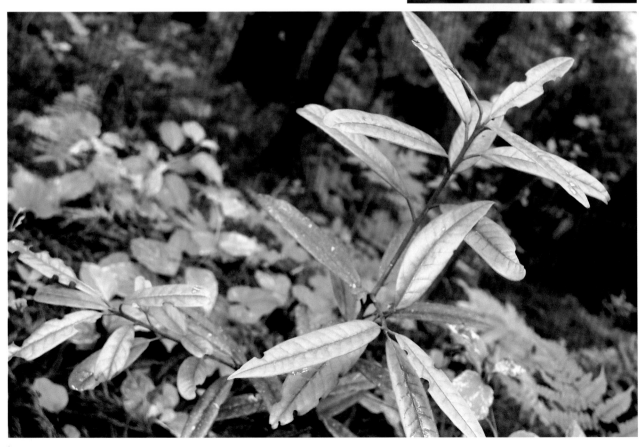

醉鱼草

桂 林 中 药 资 源 典

来源 马钱科醉鱼草 *Buddleia lindleyana* Fort. 的全草。

别名 痒见消、鱼尾草。

形态特征 灌木，高 1～3 米。茎皮褐色；小枝具四棱，棱上略有窄翅；幼枝、叶片下面、叶柄、花序、苞片及小苞片均密被星状短绒毛和腺毛。叶对生，萌芽枝条上的叶为互生或近轮生，叶片膜质，卵形、椭圆形至长圆状披针形。穗状聚伞花序顶生，长 4～40 厘米，宽 2～4 厘米。果序穗状；蒴果长圆状或椭圆状，无毛，有鳞片，基部常有宿存花萼。种子淡褐色，小，无翅。花期 4—10 月，果期 8 月至翌年 4 月。

分　　布 生于海拔 200～2 700 米山地路旁、河边灌木丛中或林缘。分布于阳朔县、全州县、兴安县、永福县、灌阳县、龙胜各族自治县、资源县、荔浦市、恭城瑶族自治县。

性能主治 味微辛、苦，性温。祛风，杀虫，活血。主治流行性感冒，咳嗽，哮喘，风湿关节痛，蛔虫病，钩虫病，跌打，外伤出血，疟腮，瘰疬。

采收加工 夏、秋季采收，切碎，晒干或鲜用。

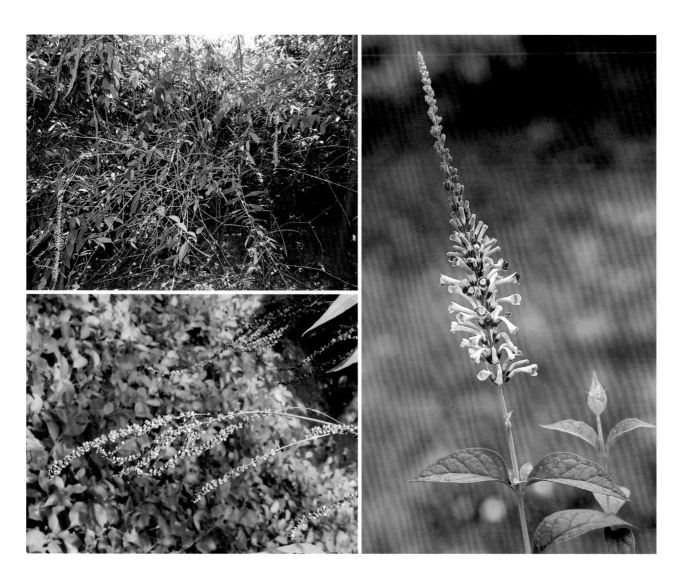

密蒙花

来源 马钱科密蒙花 *Buddleja officinalis* Maxim. 的花蕾和花序。

别名 蒙花、黄花树。

形态特征 灌木，高 1～4 米。小枝略呈四棱形，灰褐色；小枝、叶下面、叶柄和花序均密被灰白色星状短绒毛。叶对生，叶片纸质，狭椭圆形、长卵形、卵状披针形或长圆状披针形；叶柄长 2～20 毫米；托叶在两叶柄基部之间缢缩成一横线。花多而密集，组成顶生聚伞圆锥花序。蒴果椭圆状，长 4～8 毫米，宽 2～3 毫米，2 瓣裂，外果皮被星状毛，基部有宿存花被。种子多颗，狭椭圆形，两端具翅。花期 3—4 月，果期 5—8 月。

分　　布 生于海拔 200～2 800 米向阳山坡、河边、村旁的灌木丛中或林缘。分布于兴安县、永福县。

性能主治 味甘，性微寒。清热泻火，养肝明目，退翳。主治目赤肿痛，多泪羞明，目生翳膜，肝虚目暗，视物昏花。

采收加工 春季花未开放时采收，除去杂质，干燥。

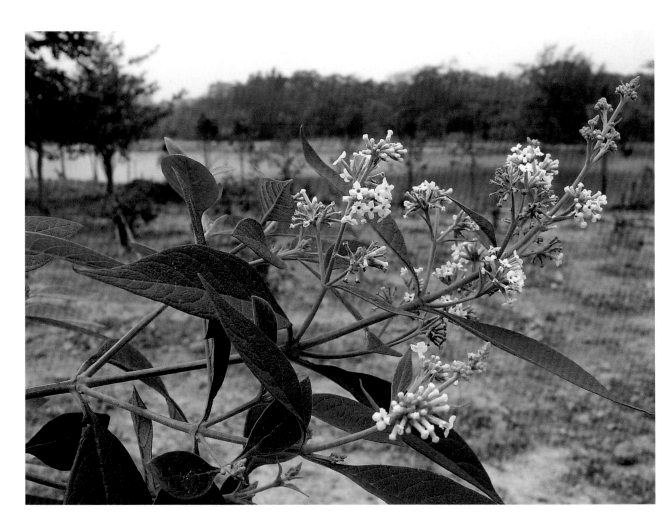

破 骨 风

来源 木犀科清香藤 *Jasminum lanceolarium* Roxb. 的根及茎叶。

别名 破膝风、碎骨风。

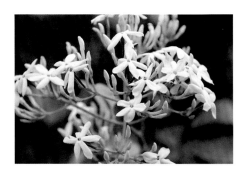

形态特征 大型攀援灌木，高 10 ～ 15 米。小枝圆柱形，稀具棱，节处稍压扁，光滑无毛或被短柔毛。叶对生或近对生，三出复叶，有时花序基部侧生小叶退化成线状而成单叶；叶柄长 0.3 ～ 4.5 厘米，具沟，沟内常被微柔毛；叶片上面绿色，光亮，无毛或被短柔毛，下面色较淡，光滑或疏被至密被柔毛，具凹陷的小斑点。复聚伞花序常排列呈圆锥状，顶生或腋生，有花多朵，密集。果球形或椭圆形。花期 4—10 月，果期 6 月至翌年 3 月。

分　　布 生于海拔 2 200 米以下的山坡、灌丛、山谷密林中。分布于灵川县、全州县、兴安县、永福县、灌阳县、龙胜各族自治县、资源县、平乐县、阳朔县。

性能主治 味苦、辛，性平。祛风除湿，凉血解毒。主治风湿痹痛，跌打损伤，头痛，外伤出血，无名毒疮，蛇咬伤。

采收加工 秋、冬季采挖根部，洗净，切片；夏、秋季采茎叶，切段，鲜用或晒干。

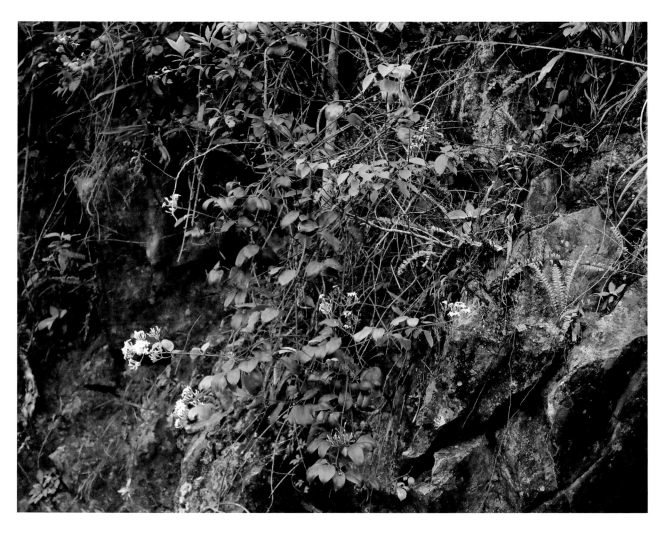

女 贞 子

来源 木犀科女贞 *Ligustrum lucidum* Ait. 的果实。

别名 女贞实、冬青子、白蜡树子。

形态特征 灌木或乔木，高可达 25 米。树皮灰褐色；枝黄褐色、灰色或紫红色，圆柱形，疏生圆形或长圆形皮孔。叶片常绿，革质，卵形、长卵形或椭圆形至宽椭圆形；叶柄长 1～3 厘米，上面具沟，无毛。圆锥花序顶生，长 8～20 厘米，宽 8～25 厘米。果肾形或近肾形，蓝黑色，成熟时呈红黑色，被白粉。花期 5—7 月，果期 7 月至翌年 5 月。

分　布 生于海拔 2 900 米以下疏、密林中。分布于象山区、阳朔县、临桂区、灵川县、兴安县、永福县、灌阳县、龙胜各族自治县、资源县、平乐县、恭城瑶族自治县。

性能主治 味甘、苦，性凉。滋补肝肾，明目乌发。主治肝肾阴虚，眩晕耳鸣，腰膝酸软，须发早白，目暗不明，内热消渴，骨蒸潮热。

采收加工 冬季果实成熟时采摘，除去枝叶晒干。

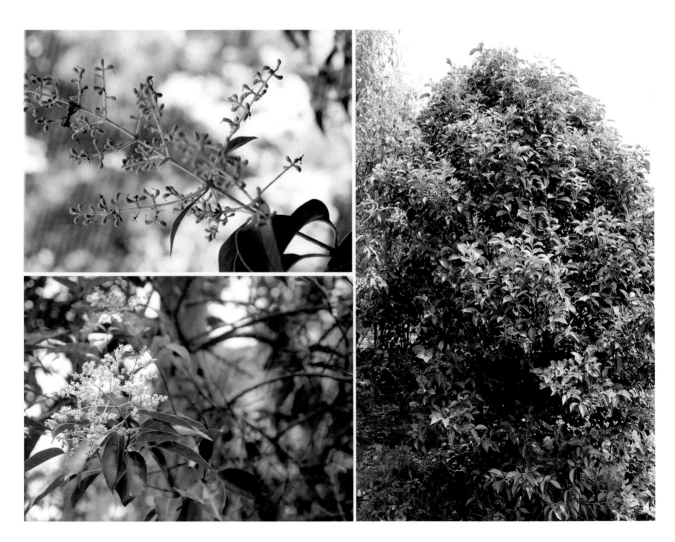

萝芙木

来源 夹竹桃科萝芙木 *Rauvolfia verticillata* (Lour.) Baill. 的根。

别名 鱼胆木、山马蹄、刀伤药。

形态特征 灌木，高达 3 米。多枝，树皮灰白色；幼枝绿色，被稀疏的皮孔，直径约 5 毫米；节间长 1～5 厘米。叶膜质，干时淡绿色，3～4 叶轮生，稀为对生，椭圆形，长圆形或稀披针形。伞形聚伞花序，生于上部的小枝的腋间；总花梗长 2～6 厘米；花小，白色。核果卵圆形或椭圆形，长约 1 厘米，直径 0.5 厘米，由绿色变暗红色，然后变成紫黑色。种子具皱纹，胚小，子叶叶状，胚根在上。花期 2—10 月，果期 4 月至翌年春季。

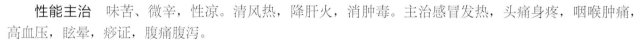

分　布 生于林边、丘陵地带的林中或溪边较潮湿的灌木丛中。市内各地均有分布。

性能主治 味苦、微辛，性凉。清风热，降肝火，消肿毒。主治感冒发热，头痛身疼，咽喉肿痛，高血压，眩晕，痧证，腹痛腹泻。

采收加工 秋、冬季采根，洗净泥土，切片晒干。

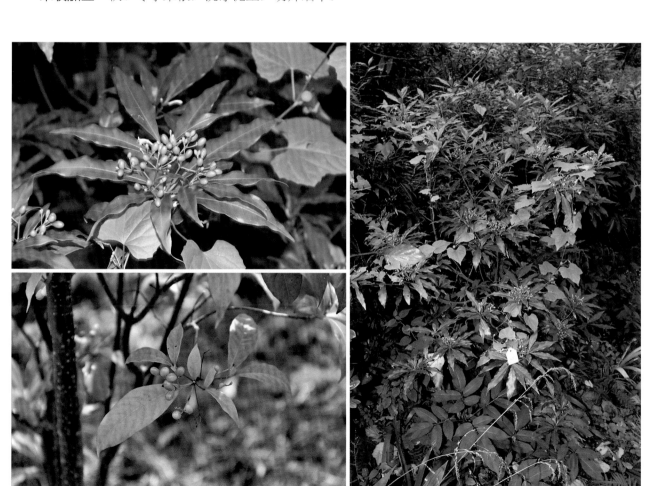

羊 角 拗

来源 夹竹桃科羊角拗 *Strophanthus divaricatus* (Lour.) Hook. et Arn. 的根或茎叶。

别名 羊角扭、羊角藕。

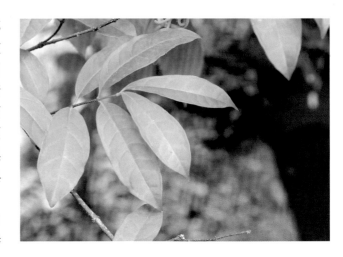

形态特征 灌木，高达 2 米。全株无毛；上部枝条蔓延，小枝圆柱形，棕褐色或暗紫色，密被灰白色圆形的皮孔。叶薄纸质，椭圆状长圆形或椭圆形；叶柄短，长 5 毫米。聚伞花序顶生，通常着花 3 朵，无毛；花冠漏斗状，花冠筒淡黄色，花药箭头形，基部具耳；花柱圆柱状，柱头棍棒状，顶端浅裂，每心皮有胚珠多颗。外果皮绿色，干时黑色，具纵条纹。种子纺锤形、扁平；轮生种毛，具光泽。花期 3—7 月，果期 6 月至翌年 2 月。

分 布 野生于丘陵山地、路旁疏林中或山坡灌木丛中。分布于阳朔县、临桂区、永福县、恭城瑶族自治县、平乐县。

性能主治 味苦，性寒。祛风湿，通经络，解疮毒，杀虫。主治风湿肿痛，小儿麻痹后遗症，跌打损伤，痈疮，疥癣。

采收加工 全年可采。根，洗净，切片晒干；茎、叶，晒干或鲜用。

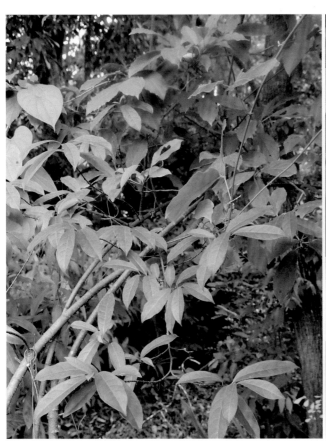

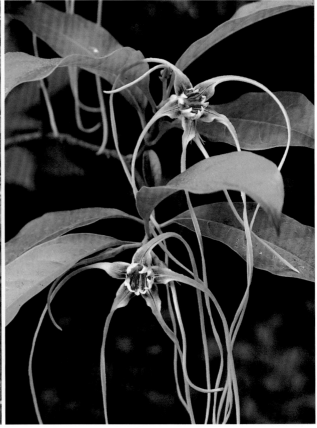

徐 长 卿

来源 萝藦科徐长卿 *Cynanchum paniculatum* (Bunge) Kitag. 的根及根茎，或带根全草。

别名 逍遥竹、竹叶细辛、铜锣草。

形态特征 多年生直立草本，高约 1 米。根须状，多至 50 余条；茎不分枝，稀从根部发生几条，无毛或被微生。叶对生，纸质，披针形至线形，两端锐尖，两面无毛或叶面具疏柔毛，叶缘有边毛；侧脉不明显；叶柄长约 3 毫米。圆锥状聚伞花序生于顶端的叶腋内，长达 7 厘米，着花 10 余朵；子房椭圆形；柱头五角形，顶端略为突起。种子长圆形，长 3 毫米；种毛白色绢质，长 1 厘米。花期 5—7 月，果期 9—12 月。

分　布 生于向阳山坡及草丛中。分布于全州县、资源县。

性能主治 味辛，性温。祛风化湿，止痛止痒。主治风湿痹痛，胃痛胀满，牙痛，腰痛，跌扑损伤，荨麻疹，湿疹。

采收加工 夏、秋季采收，根茎及根洗净晒干；全草晒至半干，扎把阴干。

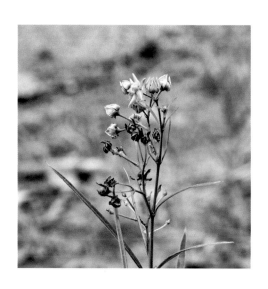

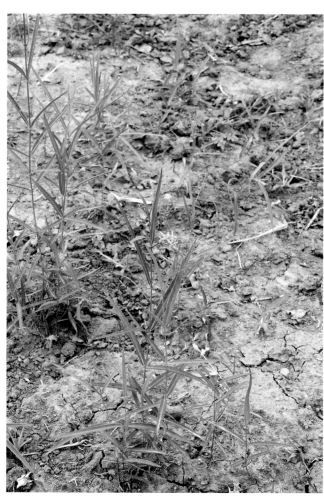

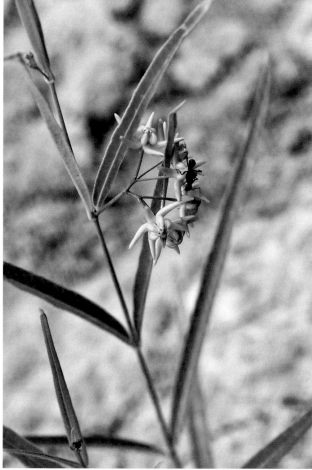

白 前

来源 萝藦科柳叶白前 *Cynanchum stauntonii* (Decne.) Schltr. ex Levl. 的根茎和根。
别名 竹叶白前、石蓝。

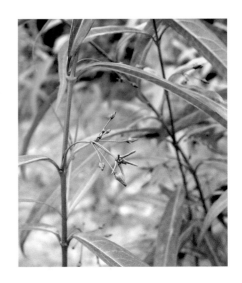

形态特征 直立矮灌木，高达 50 厘米。茎具二列柔毛。叶无毛，长圆形或长圆状披针形，长 1～5 厘米，宽 0.7～1.2 厘米，顶端钝或急尖，基部楔形或圆形，近无柄；侧脉不明显，3～5 对。伞形聚伞花序腋内或腋间生，比叶为短，无毛或具微毛，着花 10 余朵；种子扁平，宽约 5 毫米；种毛白色绢质，长 2 厘米。花期 5—11 月，果期 7—11 月。

分　　布 生于海拔 100～300 米的江边河岸及沙石间，也生于路边。分布于阳朔县、全州县。

性能主治 味辛、甘，性微温。祛痰止咳，泻肺降气，健胃调中。主治肺气壅实之咳嗽痰多，气逆喘促，胃脘疼痛，小儿疳积，跌打损伤。

采收加工 栽后第 2 年秋季末挖取全株，将根及根茎采下，洗净，晒干或烘干。

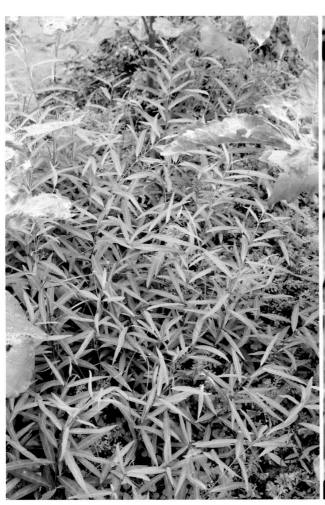

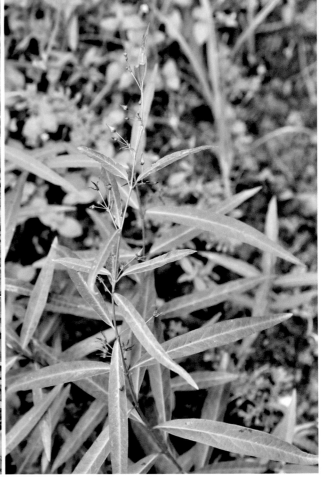

醉 魂 藤

来源 萝摩科醉魂藤 *Heterostemma alatum* Wight 的根。
别名 老鸦花、野豇豆、对叶羊角扭。

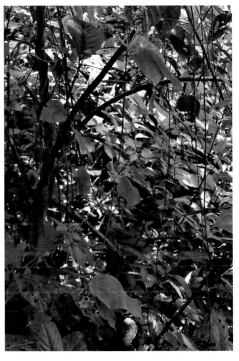

形态特征 纤细攀援木质藤本，长达 4 米。茎有纵纹及二列柔毛，老时渐落无毛。叶纸质，宽卵形或长卵圆形，顶端渐尖，基部圆形或阔楔形，很少近心形；叶柄扁平，长 2 ～ 5 厘米，粗壮，被柔毛，顶端具丛生小腺体。伞形聚伞花序腋生，长 2 ～ 6 厘米，着花 10 ～ 15 朵。种子宽卵形，呈折叠状，深褐色，长约 1.5 厘米，宽 1 厘米，顶端具白色绢质种毛；种毛长 3 厘米。花期 4—9 月，果期 6 月至翌年 2 月。

分 布 生长于海拔 1 200 米以下山谷水旁林中阴湿处。分布于荔浦市、阳朔县。

性能主治 味辛，性平。祛风湿，解胎毒，截疟。主治风湿脚气，麻木酸痛无力，胎毒疮疹，疟疾。

采收加工 秋季挖根，洗净，晒干或鲜用。

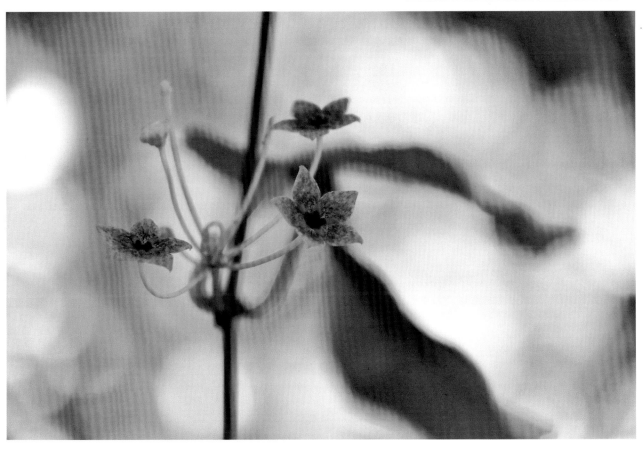

三十六荡

来源 萝藦科娃儿藤 *Tylophora ovata* (Lindl.) Hook. ex Steud. 的根或全株。
别名 三十六根。

形态特征 攀援灌木。须根丛生；茎上部缠绕；茎、叶柄、叶的两面、花序梗、花梗及花萼外面均被锈黄色柔毛。叶卵形，顶端急尖，具细尖头，基部浅心形；侧脉明显，每边约4条。聚伞花序伞房状，丛生于叶腋，通常不规则两歧，着花多朵；花小，淡黄色或黄绿色，直径5毫米。种子卵形，长7毫米，顶端截形，具白色绢质种毛；种毛长3厘米。花期4—8月，果期8—12月。

分　布 生长于海拔900米以下山地灌木丛中及山谷或向阳疏密杂树林中。分布于永福县、灌阳县、资源县、荔浦市。

性能主治 味辛，性温。祛风湿，化痰止咳，散瘀止痛，解蛇毒。主治风湿痹痛，咳喘痰多，跌打肿痛，毒蛇咬伤。

采收加工 全年均可采收，洗净切段，晒干或鲜用。

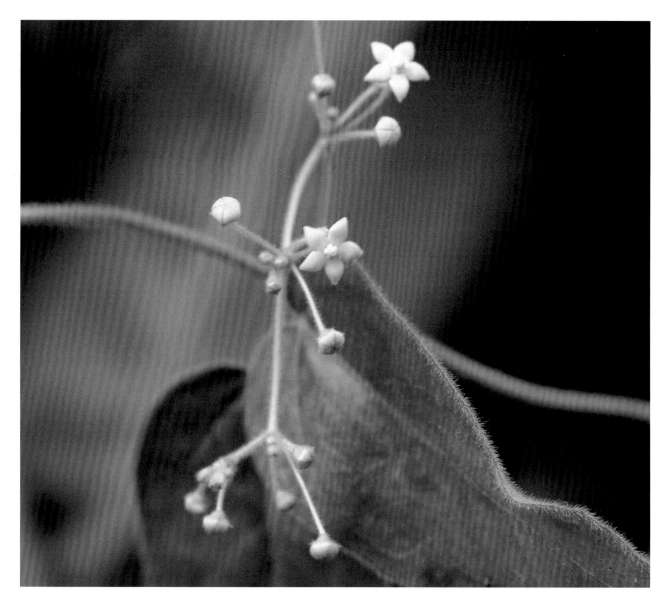

焦 栀 子

来源 茜草科栀子 *Gardenia jasminoides* Ellis 的果实。
别名 黄果子、黄栀子。

形态特征 灌木，高 0.3 ～ 3 米。嫩枝常被短毛，枝圆柱形，灰色。叶对生，革质，稀为纸质，少为 3 枚轮生，叶形多样，通常为长圆状披针形、倒卵状长圆形、倒卵形或椭圆形。花芳香，通常单朵生于枝顶，花梗长 3 ～ 5 毫米。果卵形、近球形、椭圆形或长圆形，黄色或橙红色，有翅状纵棱 5 ～ 9 条。种子多数，扁，近圆形而稍有棱角，长约 3.5 毫米，宽约 3 毫米。花期 3—7 月，果期 5 月至翌年 2 月。

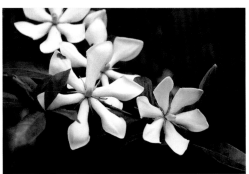

分　布 生于海拔 10 ～ 1 500 米处的旷野、丘陵、山谷、山坡、溪边的灌丛或林中。分布于象山区、全州县、兴安县、永福县、灌阳县、龙胜各族自治县、资源县、平乐县、恭城瑶族自治县。

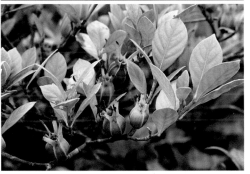

性能主治 味苦，性寒。凉血止血。主治血热吐衄，尿血崩漏。

采收加工 10 月中、下旬，当果皮由绿色转为黄绿色时采收，除去果柄杂物，置蒸笼内微蒸或放入明矾水中微煮，取出晒干或烘干。亦可直接将果实晒干或烘干。

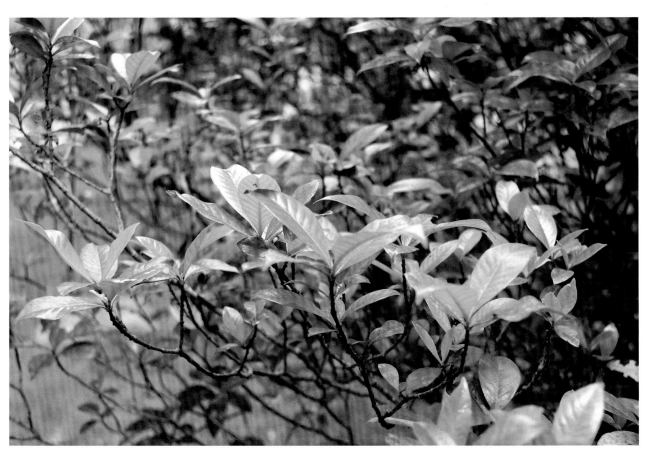

白 花 蛇 舌 草

来源 茜草科白花蛇舌草 *Hedyotis diffusa* Willd. 的全草。
别名 蛇舌草、尖刀草、鹤舌草。

形态特征 一年生披散草本，高 20～50 厘米。茎稍扁，从基部开始分枝。叶对生，无柄，膜质，线形，顶端短尖，边缘干后常背卷，上面光滑，下面有时粗糙；中脉在上面下陷，侧脉不明显；托叶长 1～2 毫米，基部合生，顶部芒尖。蒴果膜质，扁球形，直径 2～2.5 毫米，宿存萼檐裂片长 1.5～2 毫米，成熟时顶部室背开裂。种子每室约 10 颗，具棱，干后深褐色，有深而粗的窝孔。花期春季。

分　布 生于水田、田埂和湿润的旷地。分布于临桂区、全州县、兴安县。

性能主治 味苦、甘，性寒。清热解毒，利湿。主治肺热喘咳，咽喉肿痛，肠痈，疖肿疮疡，毒蛇咬伤，热淋涩痛，水肿，痢疾，肠炎，湿热黄疸。

采收加工 夏、秋季采收，晒干或鲜用。

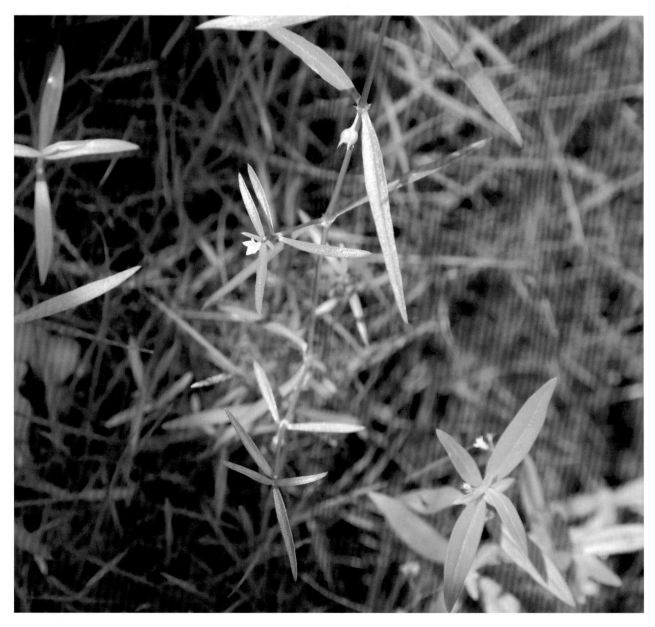

巴戟天

来源 茜草科巴戟天 *Morinda officinalis* How 的根。

别名 鸡肠风、巴戟。

形态特征 藤本。肉质根不定位肠状缢缩，根肉略紫红色，干后紫蓝色。嫩枝被长短不一粗毛，后脱落变粗糙，老枝无毛，具棱，棕色或蓝黑色。叶薄或稍厚，纸质，干后棕色，长圆形、卵状长圆形或倒卵状长圆形；叶柄长 4～11 毫米，下面密被短粗毛。聚花核果由多花或单花发育而成，熟时红色，扁球形或近球形。种子熟时黑色，略呈三棱形，无毛。花期 5—7 月，果熟期 10—11 月。

分　布 生于山地疏、密林下和灌丛中，常攀于灌木或树干上，亦有引作家种。分布于永福县、荔浦市、灵川县、龙胜各族自治县、兴安县、临桂区。

性能主治 味辛、甘，性微温。补肾助阳，强筋壮骨，祛风除湿。主治肾虚阳痿，遗精早泄，少腹冷痛，小便不禁，宫冷不孕，风寒湿痹，腰膝酸软，风湿脚气。

采收加工 栽种 6～7 年即可采收。在秋、冬季采挖，挖出后，摘下肉质根，洗去泥沙，在阳光下晒至五六成干，用木棒轻轻打扁，再晒至全干即成。

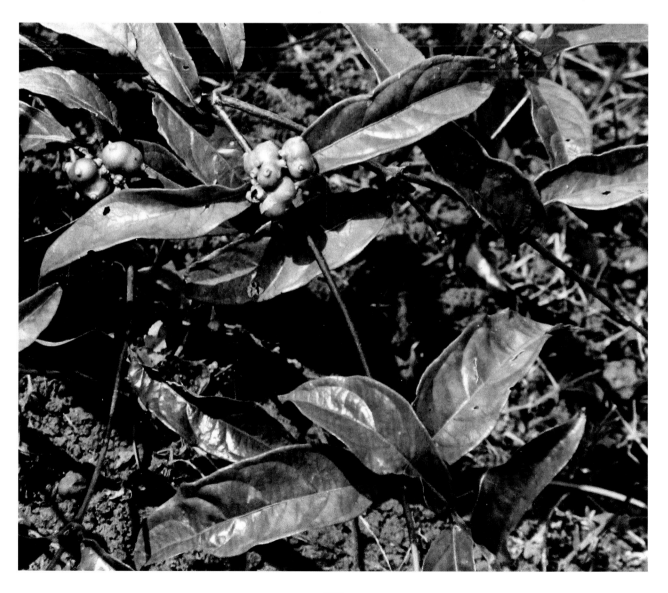

钩藤

来源 茜草科钩藤 *Uncaria rhynchophylla* (Miq.) Miq. ex Havil. 的茎枝。
别名 鹰爪风、倒挂刺。

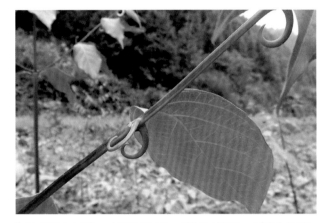

形态特征 藤本。嫩枝较纤细，方柱形或略有四棱角，无毛。叶纸质，椭圆形或椭圆状长圆形，两面均无毛，干时褐色或红褐色；叶柄长 5 ～ 15 毫米，无毛。头状花序不计花冠直径 5 ～ 8 毫米，单生叶腋，总花梗具一节，苞片微小，或成单聚伞状排列，总花梗腋生，长 5 厘米。果序直径 10 ～ 12 毫米；小蒴果长 5 ～ 6 毫米，被短柔毛，宿存萼裂片近三角形，长 1 毫米，星状辐射。花果期 5—12 月。

分　布 生于山谷、溪边的疏林或灌丛中。分布于永福县、荔浦市、恭城瑶族自治县。

性能主治 味甘，性凉。息风定惊，清热平肝。主治肝风内动，惊痫抽搐，高热惊厥，感冒夹惊，小儿惊啼，妊娠子痫，头痛眩晕。

采收加工 栽后 3 ～ 4 年采收，在春季发芽前，或在秋后嫩枝已长老芽时，把带有钩的枝茎剪下，再用剪刀在着生钩的两头平齐或稍长剪下，每段长 3 厘米左右，晒干，或蒸后晒干。

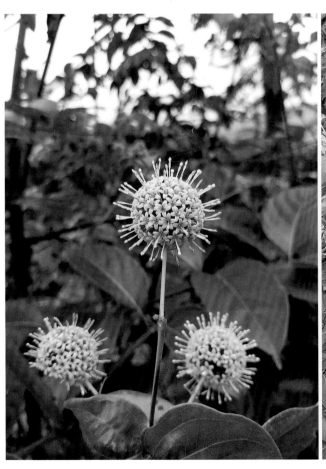

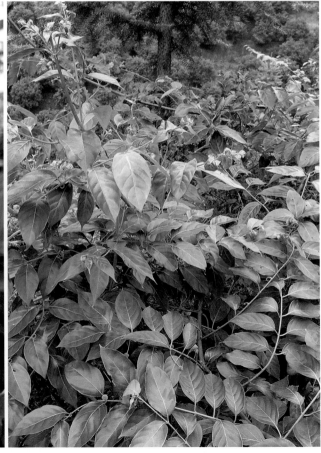

山银花

来源 忍冬科华南忍冬 *Lonicera confusa* DC. 的花蕾。
别名 山金银花、土忍冬。

形态特征 半常绿藤本。幼枝、叶柄、总花梗、苞片、小苞片和萼筒均密被灰黄色卷曲短柔毛，并疏生微腺毛；小枝淡红褐色或近褐色。叶纸质，卵形至卵状矩圆形。花有香味，双花腋生或于小枝或侧生短枝顶集合成具 2～4 节的短总状花序，有明显的总苞叶。果实黑色，椭圆形或近圆形，长 6～10 毫米。花期 4—5 月，有时 9—10 月开第二次花，果熟期 10 月。

分　布 生于丘陵地的山坡、杂木林和灌丛中及平原旷野路旁或河边，海拔最高达 800 米。分布于恭城瑶族自治县、龙胜各族自治县。

性能主治 味甘，性寒。清热解毒，疏散风热。用于痈肿疔疮，喉痹，丹毒，热毒血痢，风热感冒，温病发热。

采收加工 花蕾尚未开放之前采收，采摘的花蕾及时晾干或烘干。

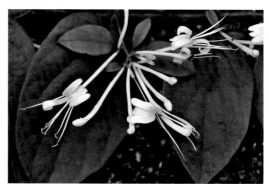
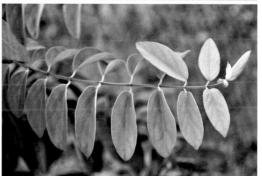
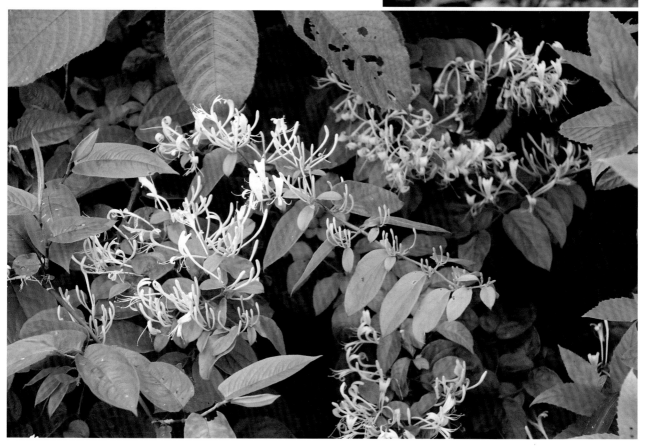

接 骨 草

来源 忍冬科接骨草 *Sambucus chinensis* Lindl. 的全草。
别名 陆英。

形态特征 高大草本或半灌木，高 1 ~ 2 米。茎有棱条，髓部白色。羽状复叶的托叶叶状或有时退化成蓝色的腺体；小叶 2 ~ 3 对，互生或对生，狭卵形，嫩时上面被疏长柔毛。复伞形花序顶生，大而疏散，总花梗基部托以叶状总苞片，分枝 3 ~ 5 出，纤细，被黄色疏柔毛。果实红色，近圆形，直径 3 ~ 4毫米。核 2 ~ 3 颗，卵形，长 2.5 毫米，表面有小疣状突起。花期 4—5 月，果熟期 8—9 月。

分　布 生于海拔 300 ~ 2 600 米的山坡、林下、沟边和草丛中，亦有栽种。分布于阳朔县、灵川县、全州县、兴安县、永福县、灌阳县、龙胜各族自治县、平乐县、荔浦市。

性能主治 味苦，性平。活血散瘀，消肿止咳。主治跌打扭伤，疬腮，闭经，咳嗽。

采收加工 全年均可采收，鲜用或切断晒干。

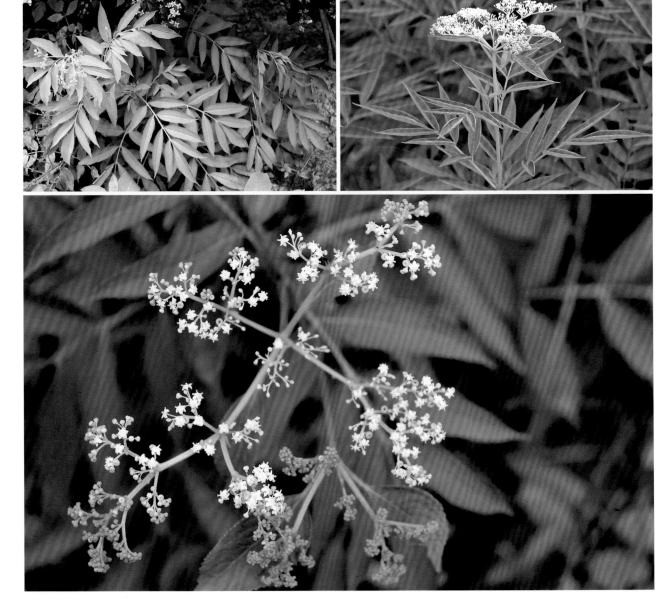

接 骨 木

来源 忍冬科接骨木 *Sambucus williamsii* Hance 的茎枝。
别名 木蒴藋、续骨草。

形态特征 落叶灌木或小乔木，高 5～6 米。老枝淡红褐色，具明显的长椭圆形皮孔，髓部淡褐色。羽状复叶有小叶 2～3 对，有时仅 1 对或多达 5 对，侧生小叶片卵圆形、狭椭圆形至倒矩圆状披针形。圆锥形聚伞花序顶生，具总花梗，花序分枝多成直角开展，有时被稀疏短柔毛，随即光滑无毛。果实红色，极少蓝紫黑色，卵圆形或近圆形，略有皱纹。花期 4—5 月，果熟期 9—10 月。

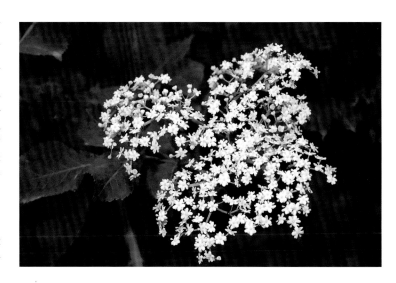

分　　布 生于海拔 540～1 600 米的山坡、灌丛、沟边、路旁、宅边。分布于灌阳县。

性能主治 味甘、苦，性平。祛风利湿，活血止血。主治风湿痹痛，痛风，大骨节病，急慢性肾炎，风疹，跌打损伤，骨折肿痛，外伤出血。

采收加工 全年可采，鲜用或切段晒干。

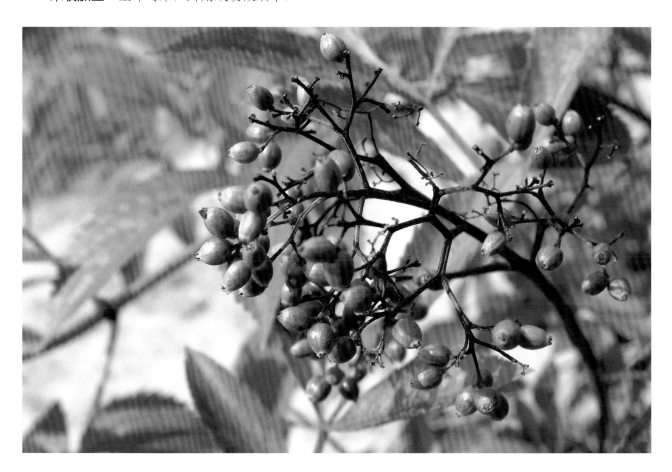

续 断

来源 川续断科川续断 *Dipsacus asper* Wall. ex Henry 的根。
别名 龙豆、小续断。

形态特征 多年生草本，高达2米。主根1条或在根茎上生出数条，圆柱形，黄褐色，稍肉质；茎中空，具6～8条棱，棱上疏生下弯粗短的硬刺。基生叶稀疏丛生，叶片琴状羽裂；叶柄长可达25厘米。头状花序球形，总花梗长达55厘米。瘦果长倒卵柱状，包藏于小总苞内，长约4毫米，仅顶端外露于小总苞外。花期7—9月，果期9—11月。

分　布 生于沟边、草丛、林缘和田野路旁。分布于临桂区、全州县、兴安县、灌阳县、龙胜各族自治县、恭城瑶族自治县、资源县。

性能主治 味苦、辛，性微温。补肝肾，强筋骨，调血脉，止崩漏。主治腰背酸痛，肢节痿痹，跌扑创伤，损筋折骨，胎动漏红，血崩，遗精，带下，痈疽疮肿。

采收加工 秋季采挖，除去根头和须根，用微火烘至半干，堆置"发汗"至内部变绿色时，再烘干。

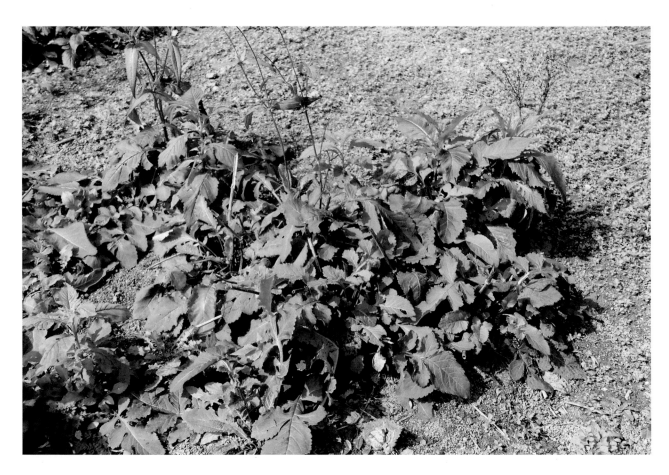

青 蒿 根

来源 菊科黄花蒿 *Artemisia annua* L. 的根。
别名 草蒿、臭青蒿。

形态特征 一年生草本，有浓烈的挥发性香气。根单生，垂直，狭纺锤形。茎单生，有纵棱，幼时绿色，后变褐色或红褐色，多分枝；茎、枝、叶两面及总苞片背面无毛或初时背面微有极稀疏短柔毛，后脱落无毛。叶纸质，绿色。头状花序球形，多数，直径 1.5 ～ 2.5 毫米，有短梗，下垂或倾斜。瘦果小，椭圆状卵形，略扁。花果期 8—11 月。

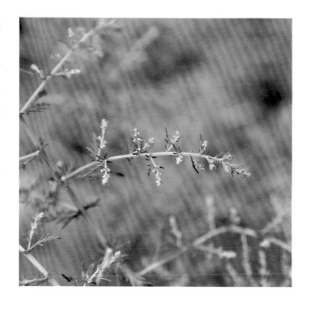

分 布 生于旷野、山坡、路边、河岸等处。分布于兴安县、灌阳县、平乐县、恭城瑶族自治县。

性能主治 味辛、苦，性凉。清热除蒸，燥湿除痹，凉血止血。主治骨蒸劳热，关节酸疼，大便下血。

采收加工 秋、冬季采挖，洗净，切段，晒干。

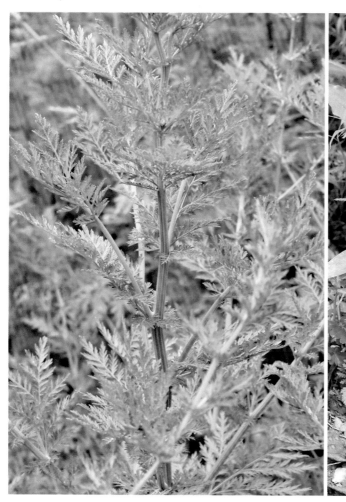
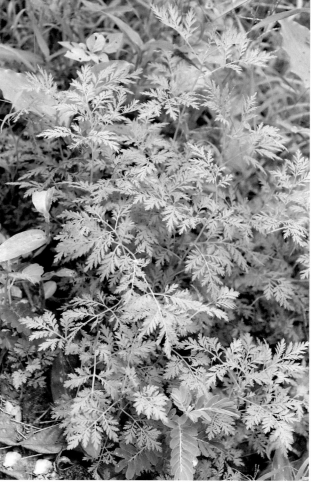

刘 寄 奴

来源 菊科奇蒿 *Artemisia anomala* S. Moore 的全草。
别名 金寄奴、乌藤菜。

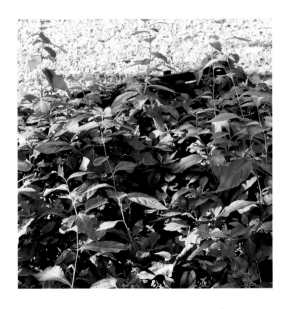

形态特征 多年生草本。主根稍明显或不明显，侧根多数；根状茎稍粗，直径3～5毫米，弯曲，斜向上。茎单生，稀2至少数，高80～150厘米，具纵棱，黄褐色或紫褐色。叶厚纸质或纸质，上面绿色或淡绿色。头状花序长圆形或卵形，直径2～2.5毫米，无梗或近无梗，在分枝上端或分枝的小枝上排成密穗状花序，并在茎上端组成狭窄或稍开展的圆锥花序。瘦果倒卵形或长圆状倒卵形。花果期6—11月。

分 布 生于低海拔地区林缘、路旁、沟边、河岸、灌丛及荒坡等地。分布于灵川县、全州县、兴安县、永福县、资源县、恭城瑶族自治县、灌阳县、龙胜各族自治县。

性能主治 味辛、微苦，性温。破瘀通经，止血消肿，消食化积。主治经闭，痛经，产后瘀滞腹痛，恶露不尽，癥瘕，跌打损伤，金疮出血，风湿痹痛，便血，尿血，痈疮肿毒，烫伤，食积腹痛，泄泻痢疾。

采收加工 夏、秋季花开时采收，连根拔起，洗净，鲜用，或晒干，打成捆备用，防夜露雨淋变黑。

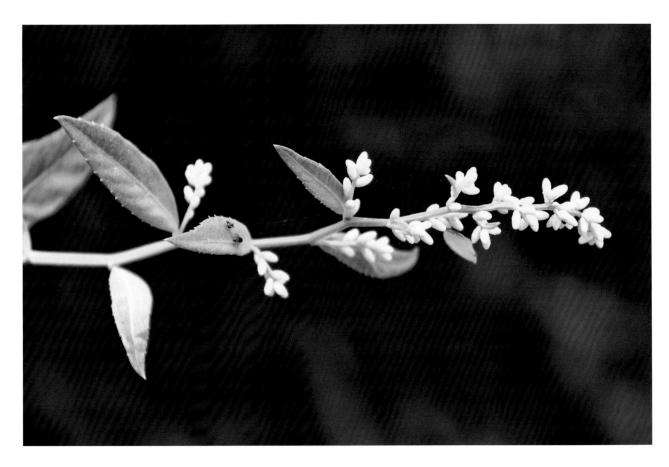

香艾

来源 菊科馥芳艾纳香 *Blumea aromatica* DC. 的全草。

别名 山风。

形态特征 粗壮草本或亚灌木状。茎直立，高 0.5 ～ 3 米，基部径约 1 厘米或更粗，木质，有分枝，具粗沟纹，被黏绒毛或上部花序轴被开展的密柔毛，杂有腺毛。下部叶近无柄，倒卵形、倒披针形或椭圆形。头状花序多数，直径 1 ～ 1.5 厘米，无柄或有长 1 ～ 1.5 厘米的柄，花序柄被柔毛，杂有卷腺毛。瘦果圆柱形，有 12 条棱，长约 1 毫米，被柔毛。冠毛棕红色至淡褐色，糙毛状，长 7 ～ 9 毫米。花期 10 月至翌年 3 月。

分 布 生于低山林缘、荒坡或山谷路旁。分布于龙胜各族自治县、兴安县。

性能主治 味辛、微苦，性温。祛风，除湿，止痒，止血。主治风寒湿痹，关节疼痛，风疹，湿疹，皮肤瘙痒，外伤出血。

采收加工 秋季采收，鲜用或切段晒干。

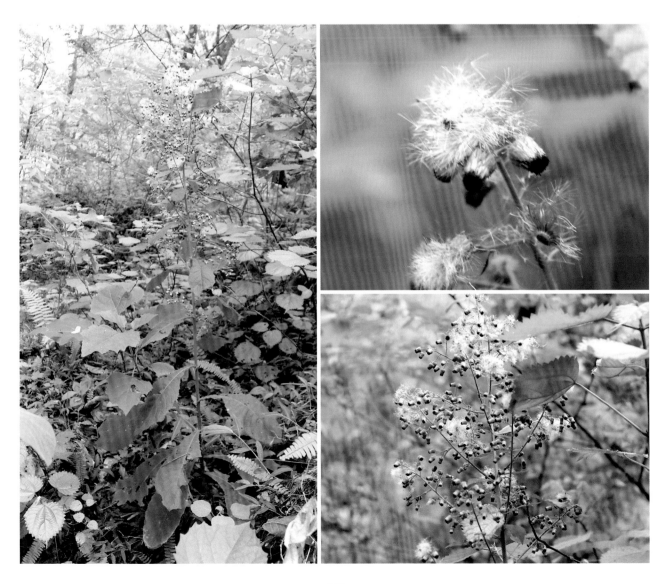

鹅 不 食 草

来源　菊科石胡荽 *Centipeda minima* (L.) A. Braun & Asch. 的全草。
别名　球子草、地胡椒。

形态特征　一年生小草本。茎多分枝，高 5 ～ 20 厘米，匍匐状，微被蛛丝状毛或无毛。叶互生，楔状倒披针形，长 7 ～ 18 毫米，顶端钝，基部楔形，边缘有少数锯齿，无毛或背面微被蛛丝状毛。头状花序小，扁球形，直径约 3 毫米，单生于叶腋，无花序梗或极短。瘦果椭圆形，长约 1 毫米，具 4 棱，棱上有长毛，无冠状冠毛。花果期 6—10 月。

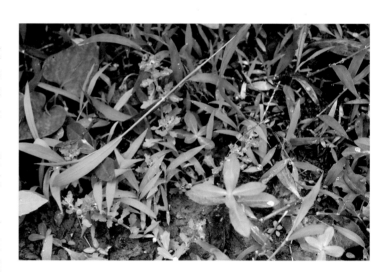

分　布　生于路旁、荒野阴湿地。分布于阳朔县、灵川县、全州县、兴安县、灌阳县、龙胜各族自治县、平乐县、恭城瑶族自治县。

性能主治　味辛，性温。通鼻窍，止咳。主治风寒头痛，咳嗽痰多，鼻塞不通，鼻渊流涕。

采收加工　9—11 月花开时采收，鲜用或晒干。

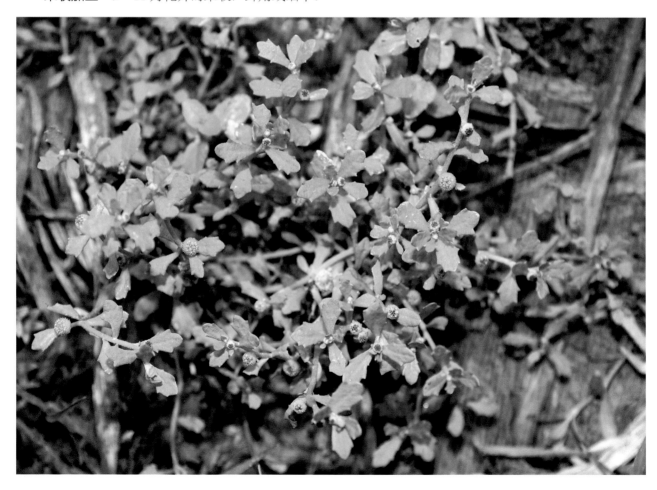

白 牛 胆

来源 菊科羊耳菊 *Inula cappa* (Buch.-Ham.) DC. 的全草。

别名 猪耳风、大力王。

形态特征 亚灌木。根状茎粗壮，多分枝。茎直立，高70～200厘米，粗壮，全部被污白色或浅褐色绢状或棉状密绒毛。全部叶基部圆形或近楔形，顶端钝或急尖，边缘有小尖头状细齿或浅齿。头状花序倒卵圆形，宽5～8毫米，多数密集于茎和枝端成聚伞圆锥花序；被绢状密绒毛。有线形的苞叶。瘦果长圆柱形，长约1.8毫米，被白色长绢毛。花期6—10月，果期8—12月。

分　布 生于亚热带和热带海拔500～3 200米的低山和亚高山的湿润或干燥丘陵地、荒地、灌丛或草地，在酸性土、沙土和黏土上都常见。分布于灵川县、兴安县、永福县、龙胜各族自治县、资源县、平乐县。

性能主治 味辛、甘、微苦，性温。祛风散寒，行气利湿，解毒消肿。主治风寒感冒，咳嗽，风湿痹痛，泻痢，肝炎，乳腺炎，痔疮，湿疹，疥癣。

采收加工 全年均可采，鲜用或晒干。

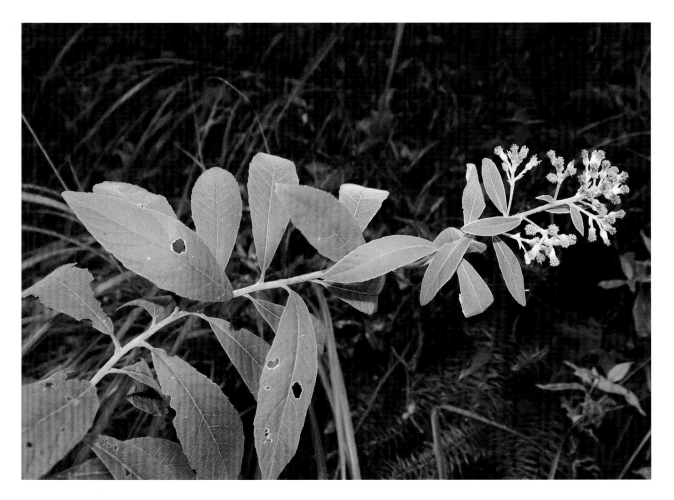

千里光

来源 菊科千里光 *Senecio scandens* Buch.-Ham. ex D. Don 的全草。
别名 千里及、九里明。

形态特征 多年生攀援草本。根状茎木质，粗，径达 1.5 厘米。茎伸长，弯曲，长 2～5 米，多分枝，被柔毛或无毛，老时变木质，皮淡色。叶具柄，叶片卵状披针形至长三角形，长 2.5～12 厘米，宽 2～4.5 厘米。头状花序有舌状花，多数，在茎枝端排列成顶生复聚伞圆锥花序；分枝和花序梗被密至疏短柔毛。瘦果圆柱形，长 3 毫米，被柔毛；冠毛白色，长 7.5 毫米。

分　　布 生于海拔 50～3 200 米森林、灌丛中，攀援于灌木、岩石上或溪边。分布于兴安县、灌阳县。

性能主治 味苦、辛，性寒。清热解毒，明目退翳，杀虫止痒。主治流感，上呼吸道感染，肺炎，急性扁桃体炎，腮腺炎，急性肠炎，菌痢，黄疸性肝炎，急性尿路感染，目赤肿痛翳障，痈肿疔毒，丹毒，湿疹，干湿癣疮，滴虫性阴道炎，烧烫伤。

采收加工 9—10 月收割全草，晒干或鲜用。

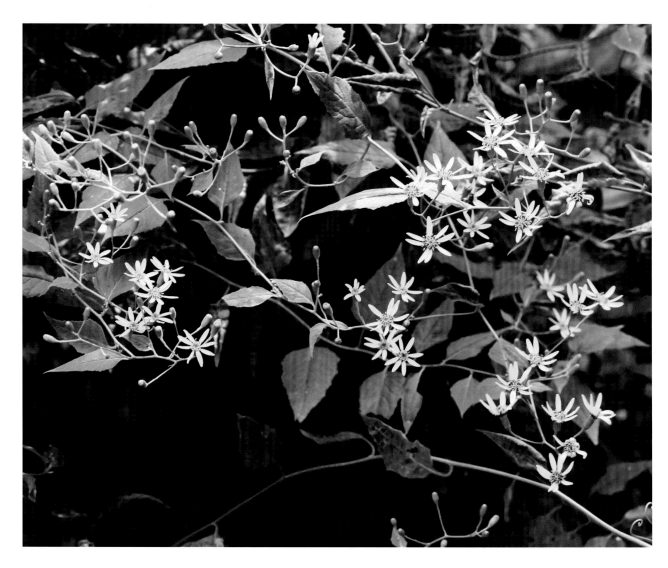

一枝黄花

来源　菊科一枝黄花 *Solidago decurrens* Lour. 的全草或根。
别名　野黄菊、黄花一枝香。

形态特征　多年生草本，高（9）35 ～ 100 厘米。茎直立，通常细弱，单生或少数簇生，不分枝或中部以上有分枝。中部茎叶椭圆形，长椭圆形、卵形或宽披针形；全部叶质地较厚，叶两面、沿脉及叶缘有短柔毛或下面无毛。头状花序较小，多数在茎上部排列成紧密或疏松的长 6 ～ 25 厘米的总状花序或伞房圆锥花序，少有排列成复头状花序的。瘦果长 3 毫米，无毛，极少有在顶端被稀疏柔毛的。花果期 4—11 月。

分　布　生于海拔 500 ～ 2 850 米阔叶林缘、林下、灌丛中及山坡草地上。分布于兴安县、象山区。

性能主治　味辛、苦，性凉。疏风泄热，解毒消肿。主治风热感冒，头痛，咽喉肿痛，肺热咳嗽，黄疸，泄泻，热淋，痈肿疮疖，毒蛇咬伤。

采收加工　9—10 月开花盛期，割取地上部分，或挖取根部，洗净，鲜用或晒干。

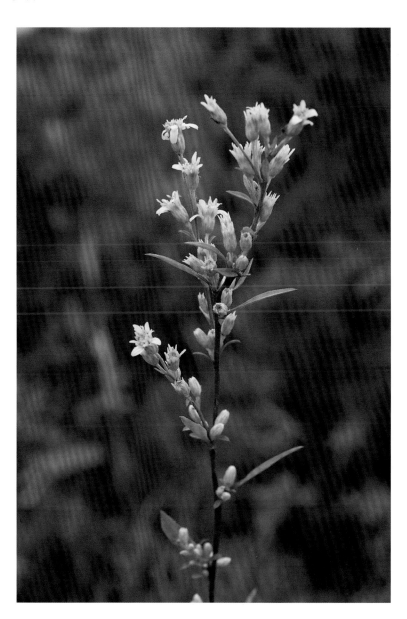

蒲 公 英

来源 菊科蒲公英 *Taraxacum mongolicum* Hand.-Mazz. 的全草。
别名 蒲公草。

形态特征 多年生草本。根圆柱状，黑褐色，粗壮。叶倒卵状披针形、倒披针形或长圆状披针形，长4～20厘米，宽1～5厘米。花葶1至数个，与叶等长或稍长，高10～25厘米，上部紫红色，密被蛛丝状白色长柔毛；头状花序直径30～40毫米。瘦果倒卵状披针形，暗褐色，长4～5毫米，宽1～1.5毫米；冠毛白色，长约6毫米。花期4—9月，果期5—10月。

分　布 生于中、低海拔地区的山坡草地、路边、田野、河滩。市内各地均有分布。

性能主治 味苦、甘，性寒。清热解毒，消肿散结，利尿通淋。主治疔疮肿毒，乳痈，瘰疬，目赤，咽痛，肺痈，肠痈，湿热黄疸，热淋涩痛。

采收加工 4—5月开花前或刚开花时连根挖取，除去泥土，晒干。

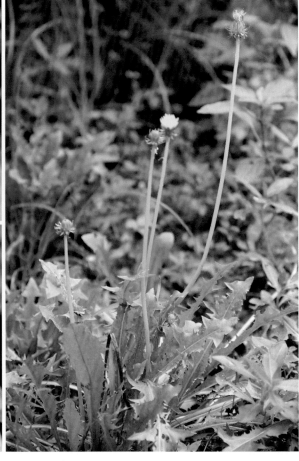

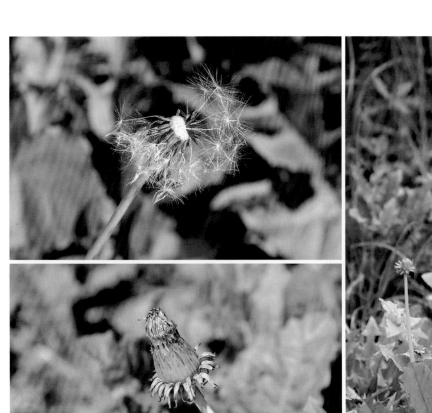

龙 胆 地 丁

来源 龙胆科华南龙胆 *Gentiana loureirii* (G. Don) Griseb. 的全草。

别名 紫花地丁。

形态特征 多年生草本，高 3 ～ 8 厘米。根略肉质，粗壮，根皮易剥落。茎少数丛生，紫红色，直立，密被乳突，有少数分枝。基生叶缺无或发达，在花期不枯萎，莲座状，狭椭圆形，长 15 ～ 30 毫米，宽 3.5 ～ 5 毫米。花数朵，单生于小枝顶端；花梗紫红色，密被乳突，长 5 ～ 12 毫米，裸露；花冠紫色，漏斗形。蒴果倒卵形，先端圆形，有宽翅，两侧边缘有狭翅。花果期 2—9 月。

分 布 生于海拔 300 ～ 2 300 米山坡路旁、荒山坡及林下。分布于象山区、龙胜各族自治县、兴安县。

性能主治 味苦，性寒。清热利湿，解毒消痈。主治肝炎，痢疾，小儿发热，咽喉肿痛，带下，血尿，阑尾炎，疮疡肿毒，淋巴结结核。

采收加工 春、夏季花初开时采收，晒干。

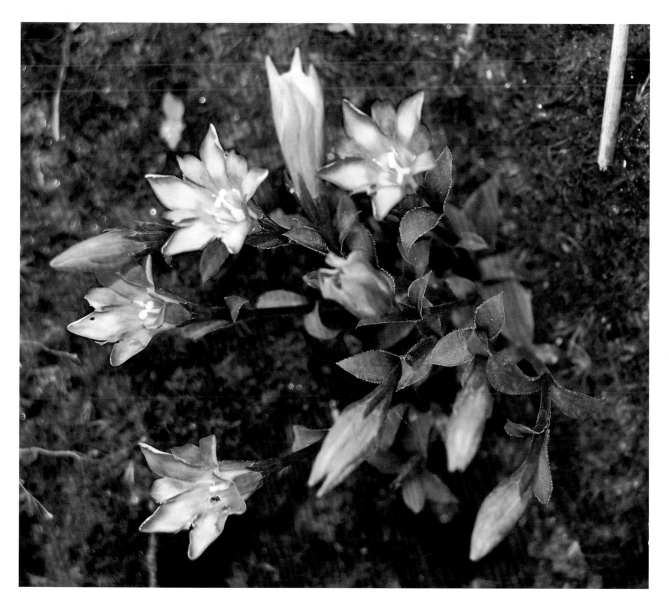

喉咙草

来源　报春花科点地梅 *Androsace umbellata* (Lour.) Merr. 的全草或果实。
别名　佛顶珠、白花草。

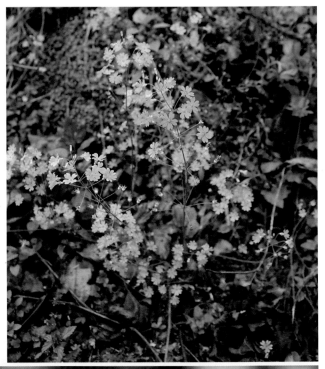

形态特征　一年生或二年生草本。主根不明显，具多数须根。叶全部基生，叶片近圆形或卵圆形，直径5～20毫米，先端钝圆，基部浅心形至近圆形，边缘具三角状钝牙齿，两面均被贴伏的短柔毛；叶柄长1～4厘米，被开展的柔毛。花葶通常数枚自叶丛中抽出，高4～15厘米，被白色短柔毛；伞形花序4～15花。蒴果近球形，直径2.5～3毫米，果皮白色，近膜质。花期2—4月，果期5—6月。

分　布　生于林缘、草地和疏林下。分布于全州县。

性能主治　味苦、辛，性微寒。清热解毒，消肿止痛。主治咽喉肿痛，口疮，牙痛，头痛，赤眼，风湿痹痛，哮喘，淋浊，疔疮肿毒，烫火伤，蛇咬伤，跌打损伤。

采收加工　清明前后采收全草，晒干。

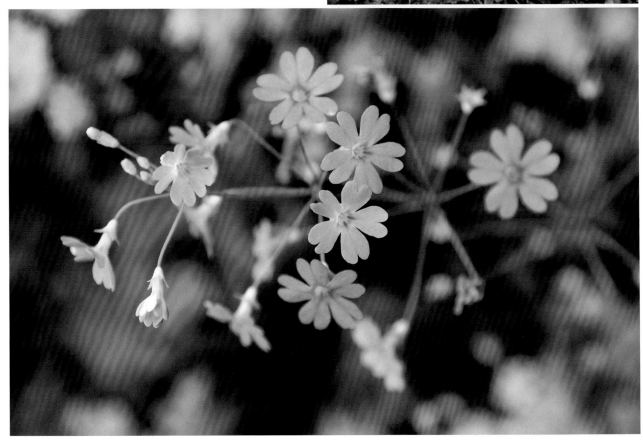

广 西 过 路 黄

来源 报春花科广西过路黄 *Lysimachia alfredii* Hance 的全草。
别名 斗笠花、笠麻花。

形态特征 多年生草本。茎簇生，直立或有时基部倾卧生根，高 10～30（45）厘米。单一或近基部有分枝，被褐色多细胞柔毛。叶对生，茎下部的较小，常成圆形，上部茎叶较大，茎端的 2 对间距很短，密聚成轮生状，叶片卵形至卵状披针形；叶柄长 1～2.5 厘米，密被柔毛。总状花序顶生，缩短成近头状。蒴果近球形，褐色，直径 4～5 毫米。花期 4—5 月，果期 6—8 月。

分 布 生于海拔 200～900 米山谷溪边、沟旁湿地、林下和灌丛中。分布于阳朔县、临桂区、灵川县、全州县、兴安县、灌阳县、龙胜各族自治县、平乐县、恭城瑶族自治县。

性能主治 性苦、辛，性凉。清热利湿，排石通淋。主治黄疸性肝炎，痢疾，热淋，石淋，带下。

采收加工 全年均可采，洗净，鲜用或晒干。

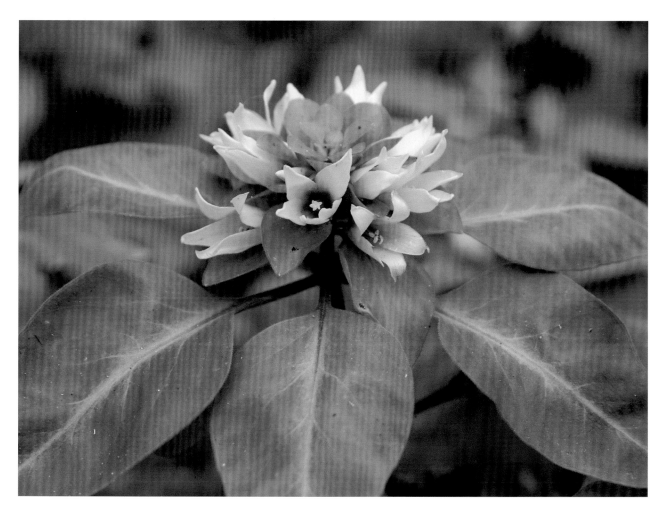

追风伞

来源 报春花科狭叶落地梅 *Lysimachia paridiformis* Franch. var. *stenophylla* Franch. 的全草或根。

别名 背花草、灯台草。

形态特征 多年生草本。须根淡黄色，数条丛生。茎节间长，节处稍膨大，有短柔毛。叶6～18片轮生茎端，叶片披针形至线状披针形。花6至多朵集生茎端成伞形花序；花较大，花冠钟状，长可达17毫米；花梗长可达3厘米，密被褐色腺体；花柱细长。蒴果球形。花期5月，果期5—6月。

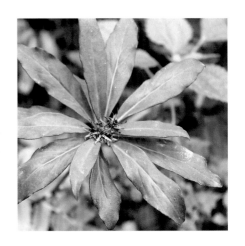

分 布 生于林下和阴湿沟边。分布于阳朔县、灵川县、兴安县、永福县、灌阳县、龙胜各族自治县、平乐县、荔浦市、恭城瑶族自治县、全州县。

性能主治 味辛，性温。祛风通络，活血止痛。主治风湿痹痛，半身不遂，小儿惊风，跌打，骨折。

采收加工 全年均可采，洗净，鲜用或晒干。

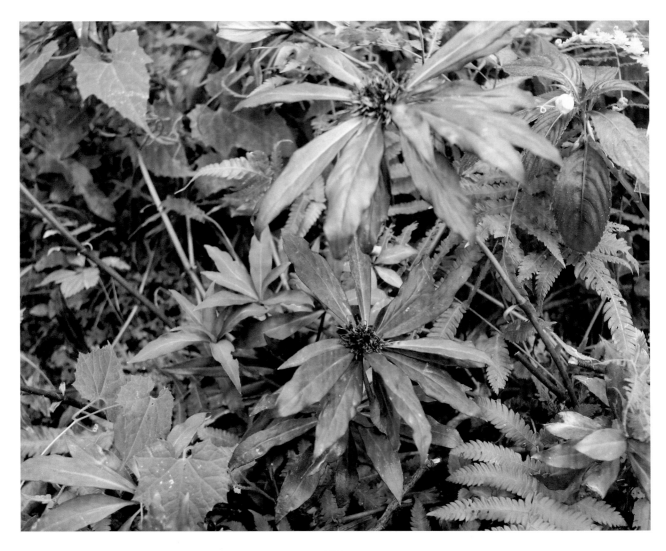

白花丹

来源　白花丹科白花丹 *Plumbago zeylanica* L. 的全草或根。

别名　猛老虎、千槟榔、照药、棵端、巅邦。

形态特征　常绿亚灌木。直立，多分枝；枝条开散或上端蔓状。叶薄，通常长卵形。穗状花序，通常含 25～70 朵花；总花梗长 5～15 毫米；花轴长 2～15 厘米；花萼长 10.5～11.5 毫米；花冠白色或微带蓝白色；雄蕊约与花冠筒等长，花药长约 2 毫米，蓝色；子房椭圆形，有 5 棱，花柱无毛。蒴果长椭圆形。种子红褐色。花期 10 月至翌年 3 月，果期 12 月至翌年 4 月。

分　布　生于污秽阴湿处或半遮阴的地方。分布于阳朔县、临桂区、全州县、平乐县、荔浦市、恭城瑶族自治县、象山区。

性能主治　味辛、苦、涩，性温，有毒。祛风除湿，行气活血，解毒消肿。主治风湿痹痛，心胃气痛，肝脾肿大，血瘀经闭，跌打扭伤，痈肿瘰疬，疥癣瘙痒，毒蛇咬伤。

采收加工　全年均可采，切段晒干或鲜用。

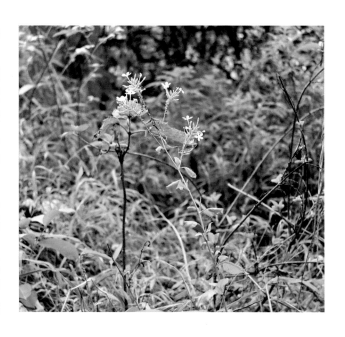

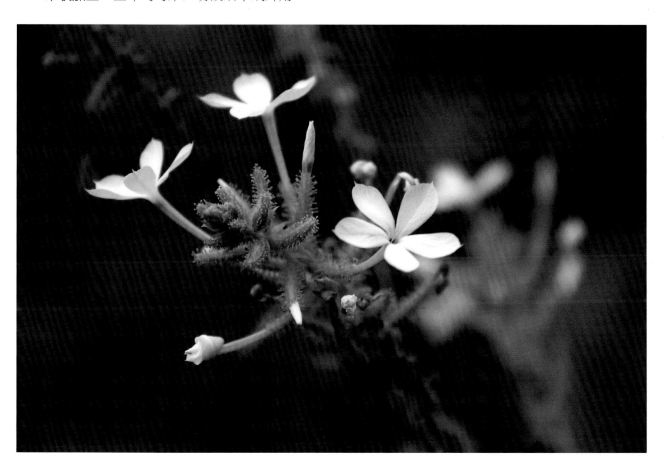

车 前 草

来源 车前科车前 *Plantago asiatica* L. 的全草。

别名 咳麻草、猪肚草、钱串草、蹄马、求马。

形态特征 根丛生，须状。叶基生，具长柄；叶片皱缩，展平后呈卵状椭圆形或宽卵形，长 6 ～ 13 厘米，宽 2.5 ～ 8 厘米；表面灰绿色或污绿色，具明显弧形脉 5 ～ 7 条；先端钝或短尖，基部宽楔形，全缘或有不规则波状浅齿。穗状花序数条，花茎长。蒴果盖裂，萼宿存。

分　布 生于海拔 3 ～ 3 200 米草地、沟边、河岸湿地、田边、路旁或村边空旷处。分布于阳朔县、临桂区、灵川县、全州县、兴安县、永福县、灌阳县、龙胜各族自治县、资源县、荔浦市、恭城瑶族自治县、象山区。

性能主治 味甘，性寒。清热，利尿通淋，祛痰，凉血，解毒。主治热淋涩痛，水肿尿少，暑湿泄泻，痰热咳嗽，吐血衄血，痈肿疮毒。

采收加工 夏季采挖，除去泥沙，晒干。

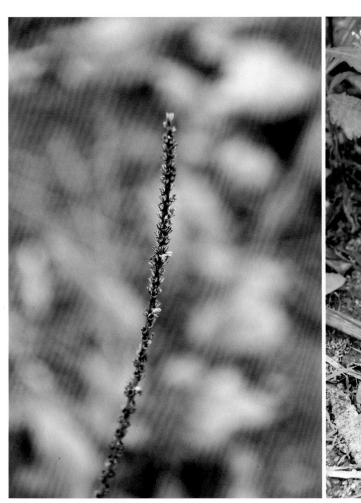
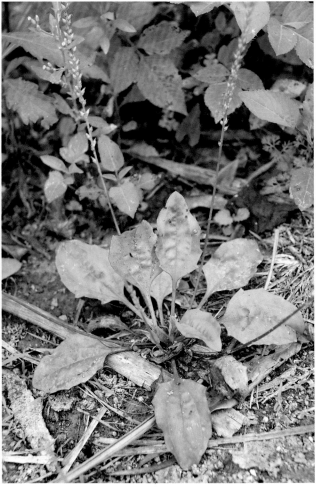

土 党 参

来源 桔梗科大花金钱豹 *Campanumoea javanica* Bl. subsp. *javanica* 的根。

别名 土洋参、人参薯、模登果。

形态特征 多年生草质缠绕藤本，全株光滑无毛，具白色粉霜，有白色乳汁。叶通常对生；叶片卵状心形，边缘有浅钝齿。花 1～2 朵腋生；萼管短，与子房贴生。5 深裂，裂片三角状披针形；花冠钟状，长 2～3 厘米；雄蕊 5 枚，线形；子房半下位，柱头通常 5 裂。浆果近球形，直径 12～20 毫米。花期 5—11 月。

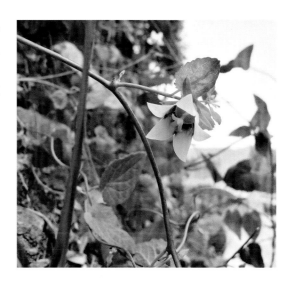

分　布 生于山坡草地上或疏林中。分布于阳朔县、灵川县、永福县、龙胜各族自治县、全州县、临桂区。

性能主治 味甘，性平。健脾益气，补肺止咳，下乳。主治虚劳内伤，气虚乏力，心悸，多汗，脾虚泄泻，带下，乳汁稀少，小儿疳积，遗尿，肺虚咳嗽。

采收加工 秋季采挖，洗净。晒干。

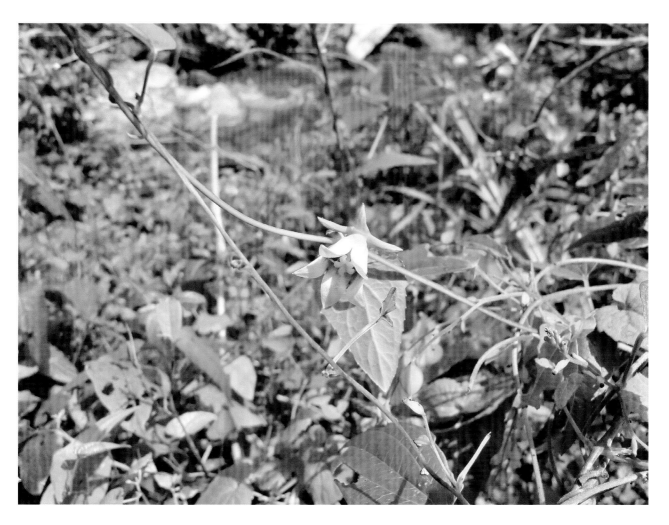

党 参

来源 桔梗科植物党参 *Codonopsis pilosula* (Franch.) Nannf. 的根。
别名 狮子参、中灵草。

形态特征 多年生草本。茎基具多数瘤状茎痕，根常肥大呈纺锤状或纺锤状圆柱形。茎缠绕，有多数分枝。叶在主茎及侧枝上的互生，在小枝上的近于对生，叶片卵形或狭卵形。花单生于枝端。花萼贴生至子房中部，筒部半球状，顶端钝或微尖，其间湾缺尖狭；花冠上位，阔钟状，浅裂，裂片正三角形，全缘；花丝基部微扩大，长约 5 毫米，花药长形，长 5 ~ 6 毫米；柱头有白色刺毛。蒴果下部半球状，上部短圆锥状。花果期 7—10 月。

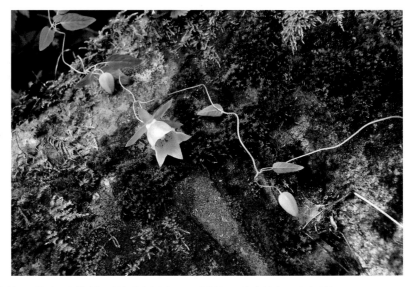

分　　布 生于山地灌木丛中及林缘。分布于恭城瑶族自治县、灵川县、全州县、永福县。

性能主治 味甘，性平。健脾益肺，养血生津。主治脾肺气虚，食少倦怠，咳嗽虚喘，气血不足，面色萎黄，心悸气短，津伤口渴，内热消渴。

采收加工 秋季采挖，洗净，晒干。

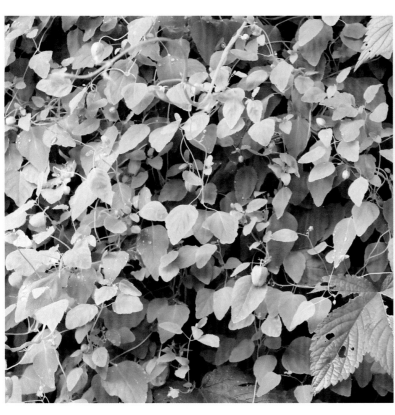

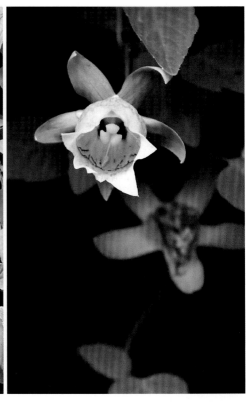

桔 梗

来源 桔梗科桔梗 *Platycodon grandiflorus* (Jacq.) A. DC. 的根。

别名 包袱花、紫花丁、铃铛花。

形态特征 茎高 20 ～ 120 厘米。叶全部轮生，部分轮生至全部互生，叶片卵形，卵状椭圆形至披针形，边缘具细锯齿。花单朵顶生，或数朵集成假总状花序，或有花序分枝而集成圆锥花序；花萼筒部半圆球状或圆球状倒锥形，被白粉；花冠大，长 1.5 ～ 4 厘米。蒴果球状，或球状倒圆锥形，或倒卵状。花期 7—9 月。

分　布 生于海拔 2 000 米以下的向阳处草丛、灌丛中，少生于林下。分布于全州县、永福县、龙胜各族自治县、资源县、恭城瑶族自治县、兴安县、临桂区。

性能主治 味苦、辛，性平。宣肺，利咽，祛痰，排脓。主治咳嗽痰多，胸闷不畅，咽痛音哑，肺痈吐脓。

采收加工 春、秋季采挖，洗净，除去须根，趁鲜剥去外皮或不去外皮，干燥。

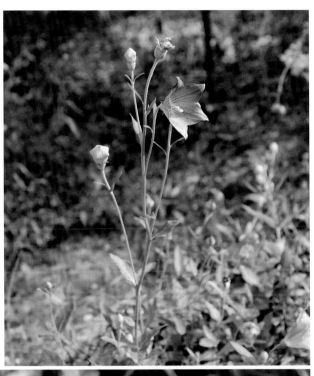

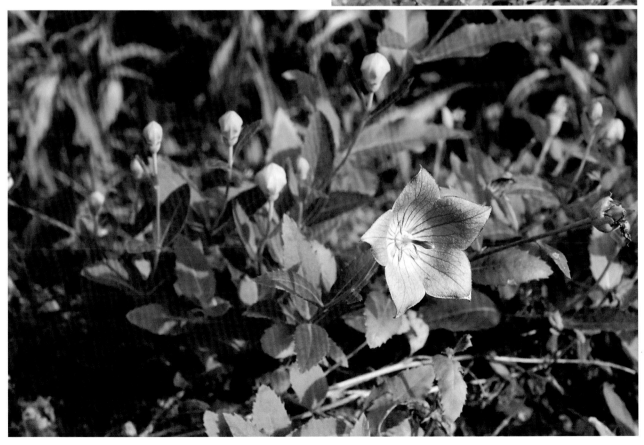

半边莲

来源 桔梗科半边莲 *Lobelia chinensis* Lour. 的全草。
别名 急解索、马麻惹、娘脸水、乌香仰。

形态特征 多年生草本。茎细弱，匍匐，分枝直立。叶互生，椭圆状披针形至条形。花通常 1 朵，生分枝的上部叶腋；花梗细；花萼筒倒长锥状，基部渐细而与花梗无明显区分；花冠粉红色或白色，背面裂至基部，喉部以下生白色柔毛；雄蕊长约 8 毫米，花丝中部以上连合，花药管长约 2 毫米，背部无毛或疏生柔毛。蒴果倒锥状。花果期 5—10 月。

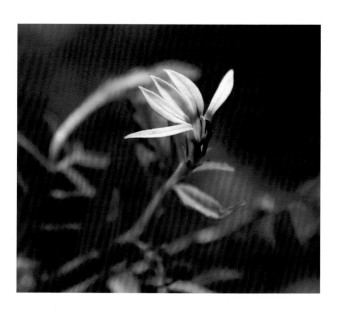

分　布 生于水田边、沟边及潮湿草地上。分布于阳朔县、临桂区、灵川县、全州县、兴安县、龙胜各族自治县、资源县、平乐县、荔浦市、恭城瑶族自治县、灌阳县、永福县。

性能主治 味辛，性平。清热解毒，利尿消肿。用于痈肿疔疮，蛇虫咬伤，臌胀水肿，湿热黄疸，湿疹湿疮。

采收加工 夏季采收，除去泥沙，洗净，晒干。

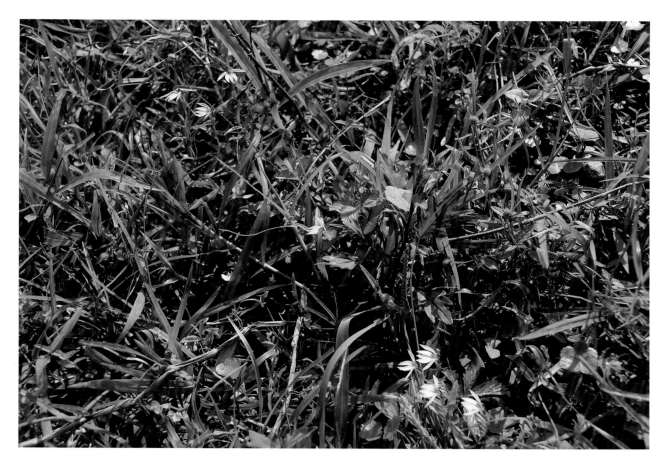

牙 痛 草

来源 紫草科小花琉璃草 *Cynoglossum lanceolatum* Forsk. 的全草。

别名 母猪尾、狭叶倒提壶、拦路虎。

形态特征 多年生草本。茎直立，中下部有分枝。叶片长圆状披针形，上面被具基盘的硬毛及稠密的伏毛，下面密生短柔毛。花序顶生及腋生，分枝钝角叉状分开，无苞片，果期延长呈总状；花萼长1~1.5毫米；花冠淡蓝色，钟状，喉部有5个半月形附属物；花药卵圆形；花柱肥厚，四棱形。小坚果卵球形，背面突，密生长短不等的锚状刺，边缘锚状刺基部不连合。花果期4—9月。

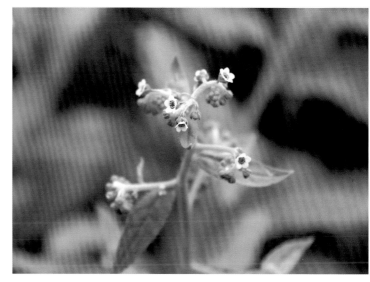

分 布 生于海拔300~2 800米丘陵、山坡草地及路边。分布于永福县。

性能主治 味苦，性凉。清热解毒，利水消肿。主治急性肾炎，牙周炎，牙周脓肿，下颌急性淋巴结炎，毒蛇咬伤。

采收加工 5—8月采收，晒干或鲜用。

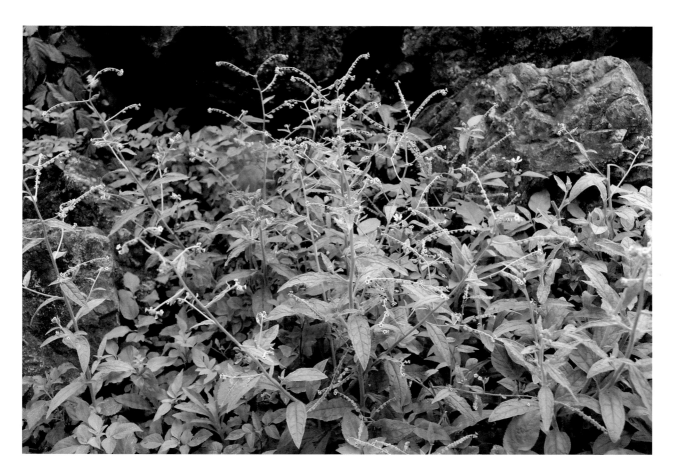

曼 陀 罗

来源 茄科曼陀罗 *Darura stramonium* L. 的全株。
别名 辣喝咪、醉心花。

形态特征 草本或亚灌木状。全体近于平滑或在幼嫩部分被短柔毛。叶广卵形，基部不对称楔形，边缘有不规则波状浅裂。花单生于枝杈间或叶腋；花萼筒状，筒部有 5 棱角，5 浅裂；花冠漏斗状，檐部 5 浅裂，裂片有短尖头，长 6～10 厘米；雄蕊不伸出花冠；子房密生柔针毛。蒴果直立生，卵状，表面生有坚硬针刺或有时无刺而近平滑。花期 6—10 月，果期 7—11 月。

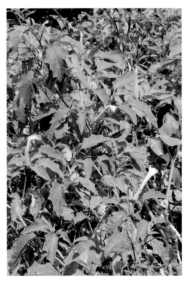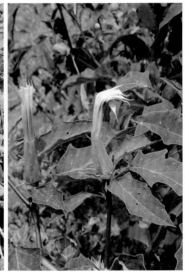

分　布 生于住宅旁、路边或草地上，也有作药用或观赏而栽培。分布于永福县。

性能主治 味辛、苦，性温，有大毒。止咳平喘，麻醉止痛，散瘀消肿，镇静安神。

采收加工 全年可采根、叶，鲜用或晒干备用；夏、秋季采花，冬季采果，晒干备用。

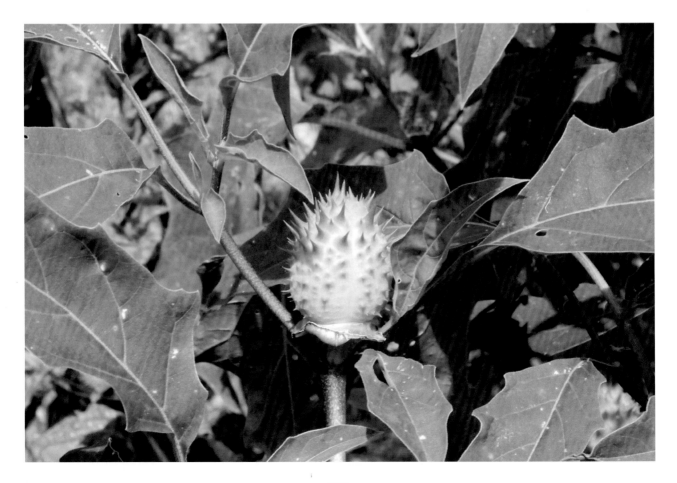

玄 参

来源 玄参科玄参 *Scrophularia ningpoensis* Hemsl. 的根。
别名 元参、墨参。

形态特征 高大草本。茎四棱形，有浅槽。叶在茎下部多对生而具柄，上部的有时互生而柄极短，叶片多为卵形，边缘具细锯齿。花序为疏散的大圆锥花序，由顶生和腋生的聚伞圆锥花序合成，长可达50厘米，但在较小的植株中，仅有顶生聚伞圆锥花序，聚伞花序常二至四回复出，有腺毛；花褐紫色；雄蕊稍短于下唇，花丝肥厚，退化雄蕊大而近于圆形。蒴果卵圆形，连同短喙长 8～9 毫米。花期 6—10月，果期 9—11 月。

分　布 生于海拔 1 700 米以下的竹林、溪旁、丛林及高草丛中，也有栽培。分布灌阳县、龙胜各族自治县、资源县、恭城瑶族自治县、全州县。

性能主治 味甘、苦、咸，性微寒。清热凉血，滋阴降火，解毒散结。主治热入营血，温毒发斑，热病伤阴，舌绛烦渴，津伤便秘，骨蒸劳嗽，目赤，咽痛，白喉，瘰疬，痈肿疮毒。

采收加工 冬季茎叶枯萎时采挖，除去根茎、幼芽、须根及泥沙，晒或烘至半干，堆放 3～6 天，反复数次至干燥。

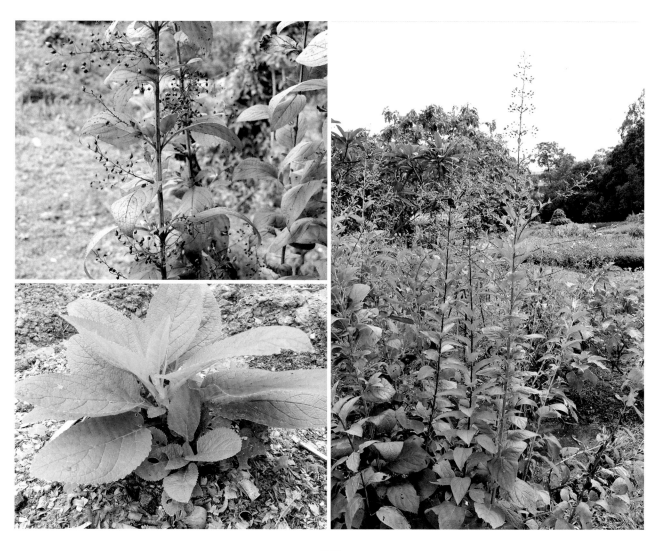

白 接 骨

来源 爵床科白接骨 *Asystasia neesiana* (Wall.) Nees 的全草。
别名 接骨草、玉龙骨、接骨丹。

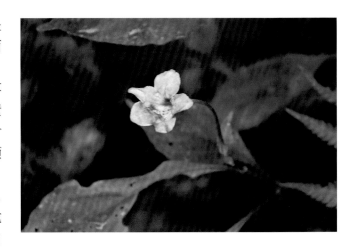

形态特征 草本。具白色，富黏液。茎略呈四棱形。叶片卵形至椭圆状矩圆形，纸质，两面凸起，疏被微毛。总状花序或基部有分枝，顶生，长 6～12 厘米；花单生或对生；苞片 2 片；花萼裂片 5 片，主花轴和花萼被有柄腺毛；花冠淡紫红色，漏斗状，外疏生腺毛，花冠筒细长，裂片5 片；雄蕊 2 强，2 药室等高。蒴果，上部具 4 颗种子，下部实心细长似柄。

分　布 生于林下或溪边。分布于阳朔县、临桂区、灵川县、全州县、兴安县、灌阳县、龙胜各族自治县、资源县、荔浦市、恭城瑶族自治县。

性能主治 味苦、淡，性凉。化瘀止血，续筋接骨，利尿消肿，清热解毒。主治吐血，便血，外伤出血，跌打瘀肿，扭伤骨折，风湿肢肿，腹水，疮疡溃烂，疖肿，咽喉肿痛。

采收加工 夏、秋季采收，晒干或鲜用。

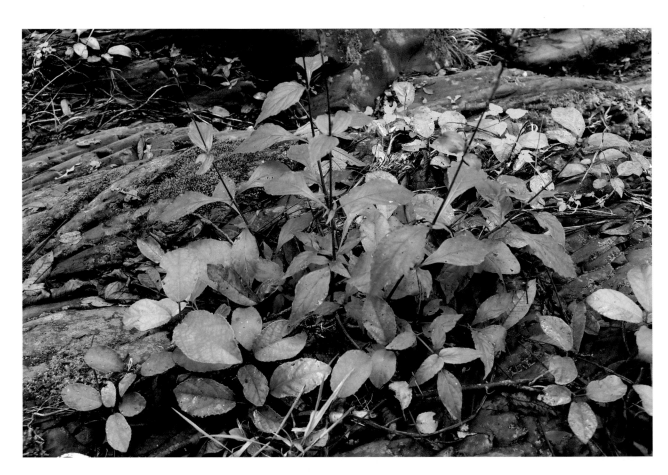

大 驳 骨

来源 爵床科鸭嘴花 *Adhatoda vasica* Nees. 的全株。

别名 龙头草、大骨风、接骨木、莫哈蒿。

形态特征 灌木。叶纸质，矩圆状披针形至披针形，或卵形或椭圆状卵形，背面被微柔毛；中脉在上面具槽。茎叶揉后有特殊臭气。穗状花序卵形或稍伸长；苞片卵形或阔卵形；小苞片披针形，稍短于苞片，萼裂片 5 片，矩圆状披针形；花冠白色，有紫色条纹或粉红色，被柔毛，冠管卵形；药室椭圆形，基部通常有球形附属物不明显。蒴果近木质，上部具 4 颗种子，下部实心短柄状。

分　布 分布于灵川县，市内各地零星栽培。

性能主治 味辛、微苦，性平。活血止痛，接骨续伤，止血。主治筋伤骨折，扭伤，瘀血肿痛，风湿痹痛，腰痛，月经过多，崩漏。

采收加工 全年均可采，晒干或鲜用。

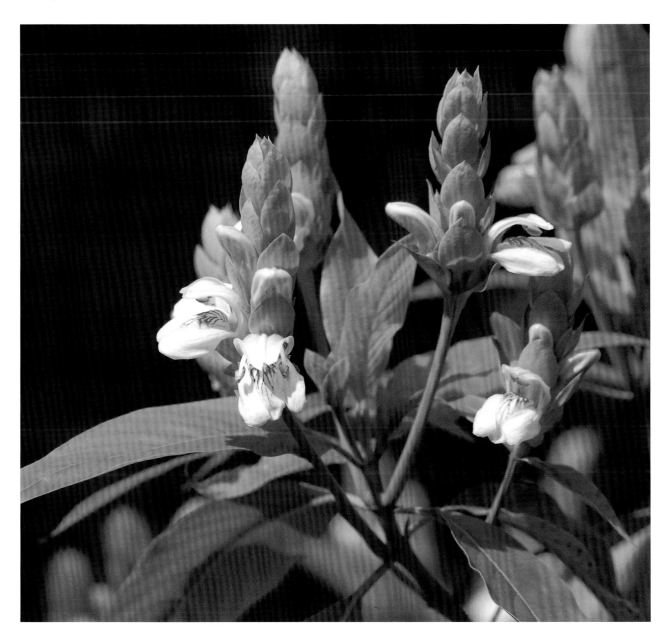

南板蓝根

来源 爵床科马蓝 *Baphicacanthus cusia* (Nees) Bremek. 的根茎和根。
别名 土板蓝根、蓝靛根、板蓝根。

形态特征 草本。根茎粗壮，断面呈蓝色。茎基部稍木质化，略带方形，稍分枝，节膨大，幼时被褐色微毛。叶对生；叶片卵状椭圆形；边缘有浅锯齿或波状齿或全缘，上面无毛，有钟乳线条，下面稍生褐色微软毛，侧脉 5～6 对。花无梗，成疏生的穗状花序，顶生或腋生；苞片叶状，狭倒卵形；花萼裂片 5 片，条形，通常一片较大，呈匙形，无毛；花冠漏斗状，淡紫色，5 裂近相等；雄蕊 4 枚，花柱细长。蒴果为稍狭的匙形。种子 4 颗，有微毛。花期 6—10 月，果期 7—11 月。

分　　布 生于潮湿地方。分布于兴安县、永福县、荔浦市、龙胜各族自治县。

性能主治 味苦，性寒。清热解毒，凉血消斑。主治发热咽痛，温毒发斑，丹毒。

采收加工 夏、秋季采挖，除去地上茎，洗净，晒干。

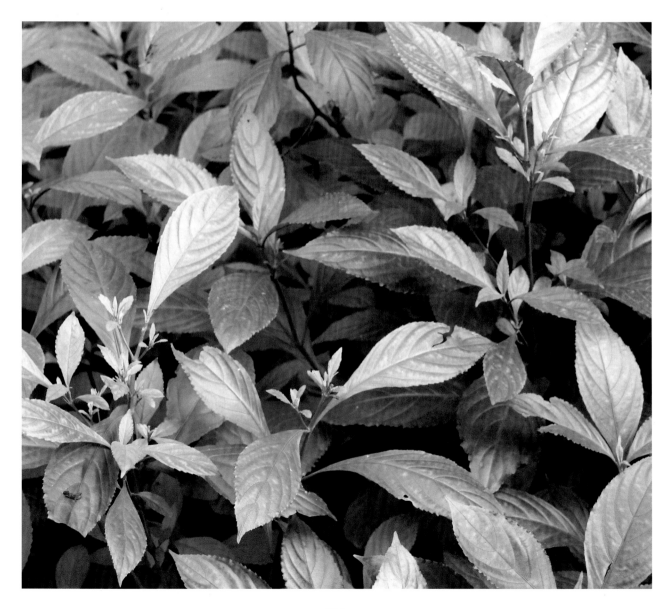

大青

来源 马鞭草科大青 *Clerodendrum cyrtophyllum* Turcz. 的茎、叶。

别名 羊咪青、鸡屎青、猪屎青、路边青。

形态特征 灌木或小乔木。叶片纸质，两面无毛或沿脉疏生短柔毛，背面常有腺点。伞房状聚伞花序，生于枝顶或叶腋；苞片线形；花小，有桔香味；萼杯状，外面被黄褐色短绒毛和不明显的腺点，顶端 5 裂，裂片三角状卵形；花冠白色，外面疏生细毛和腺点，顶端 5 裂，裂片卵形；雄蕊 4 枚；子房 4 室，每室 1 胚珠，常不完全发育；柱头 2 浅裂。果实球形或倒卵形。花果期 6 月至翌年 2 月。

分　布 生于海拔 1 700 米以下的平原、丘陵、山地林下或溪谷旁。分布于阳朔县、临桂区、灵川县、全州县、兴安县、永福县、灌阳县、恭城瑶族自治县。

性能主治 味苦，性寒。清热解毒，凉血止血。主治外感热病热盛烦渴，咽喉肿痛，口疮，黄疸，热毒痢，急性肠炎，痈疽肿毒，衄血，血淋，外伤出血。

采收加工 夏、秋季采收，洗净，鲜用或切段晒干。

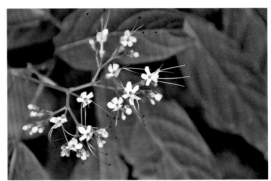

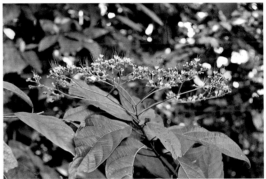

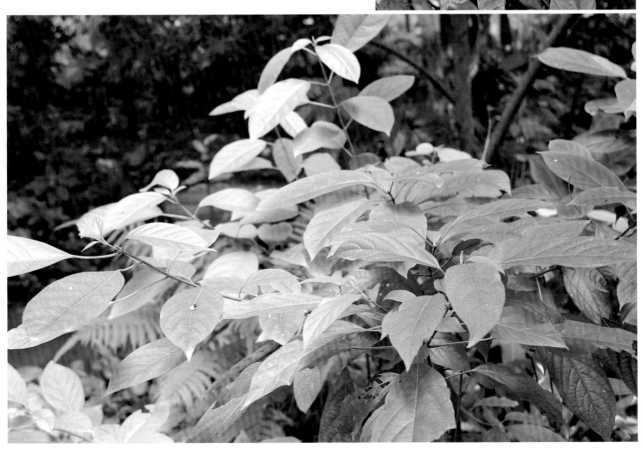

假 连 翘

来源 马鞭草科假连翘 *Duranta erecta* L. 的果实。
别名 白解、洋刺、番仔刺。

形态特征 灌木。枝条有皮刺，幼枝有柔毛。叶对生，少有轮生，叶片卵状椭圆形或卵状披针形，纸质，全缘或中部以上有锯齿，有柔毛。总状花序顶生或腋生，常排成圆锥状；花萼管状，有毛，5 裂，有 5 棱；花冠通常蓝紫色，5 裂，裂片平展，内外有微毛；花柱短于花冠管；子房无毛。核果球形。花果期 5—10 月，在南方可为全年。

分　　布 我国南部常见栽培，常为野生。分布于恭城瑶族自治县、象山区。

性能主治 味甘、微辛，性温，有小毒。截疟，活血止痛。主治疟疾，跌打伤痛。

采收加工 夏、秋季采收果实，鲜用或晒干。

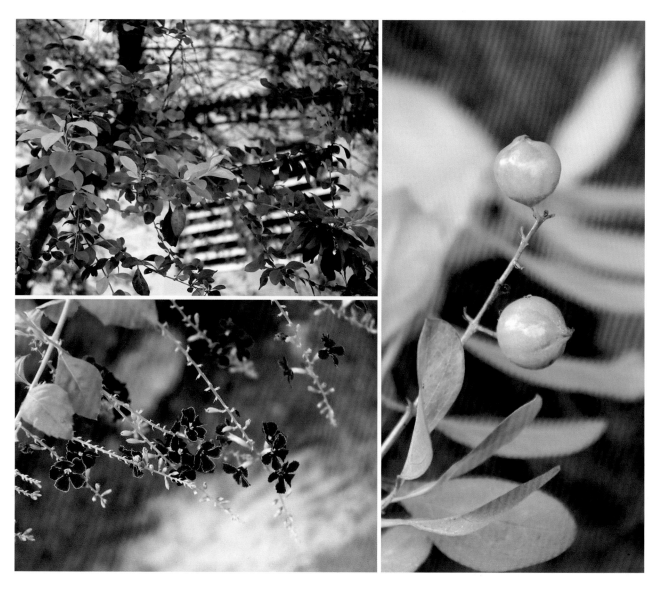

断 血 流

来源 唇形科风轮菜 *Clinopodium chinense* (Benth.) O. Ktze. 的地上部分。

别名 苦刀草、黑地兰、荫风轮、九层塔。

形态特征 多年生草本。茎基部匍匐生根，四棱形，密被短柔毛及腺微柔毛。叶卵圆形，坚纸质。轮伞花序多花密集，半球状；苞叶叶状，向上渐小至苞片状；苞片针状，极细；花萼狭管状；花冠紫红色，冠筒伸出，冠檐二唇形；雄蕊4枚，前对稍长，均内藏或前对微露出，花药2室，室近水平叉开。小坚果倒卵形。花期5—8月，果期8—10月。

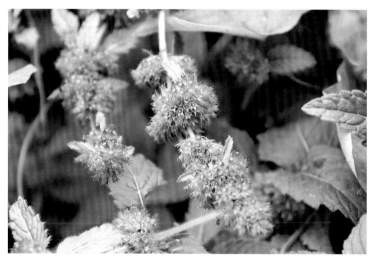

分 布 生于海拔1 000米以下的山坡、草丛、路边、沟边、灌丛及林下。分布于象山区、阳朔县、临桂区、灵川县、全州县、兴安县、灌阳县、龙胜各族自治县、资源县、荔浦市、平乐县。

性能主治 味微苦、涩，性凉。收敛止血。主治崩漏，尿血，鼻衄，牙龈出血，创伤出血。

采收加工 夏季开花前采收，除去泥沙，晒干。

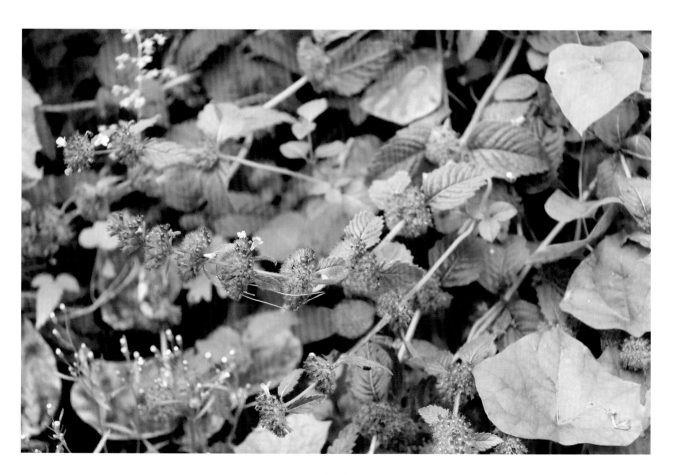

连 钱 草

来源 唇形科活血丹 *Glechoma longituba* (Nakai) Kupr. 的地上部分。

别名 钻地风、接骨消。

形态特征 多年生草本。具匍匐茎，逐节生根。茎四棱形，幼嫩部分被疏长柔毛。叶草质，叶片心形或近肾形，边缘具圆齿或粗锯齿状圆齿。轮伞花序通常 2 花，稀具 4～6 花；花萼管状，萼齿 5 枚，齿卵状三角形；花冠淡蓝色、蓝色至紫色，下唇具深色斑点，冠筒直立，上部渐膨大成钟形，有长筒与短筒两型，短筒者通常藏于花萼内；雄蕊 4 枚，内藏，无毛；花药 2 室，略叉开；子房 4 裂。成熟小坚果长圆状卵形。花期 4—5 月，果期 5—6 月。

分　布 生于海拔 50～2 000 米林缘、疏林下、草地中、溪边等阴湿处，有零星栽培。分布于灵川县、兴安县、永福县、灌阳县、资源县、恭城瑶族自治县、象山区、阳朔县。

性能主治 味辛、微苦，性微寒。利湿通淋，清热解毒，散瘀消肿。主治热淋，石淋，湿热黄疸，疮痈肿痛，跌打损伤。

采收加工 春季至秋季采收，除去杂质，晒干。

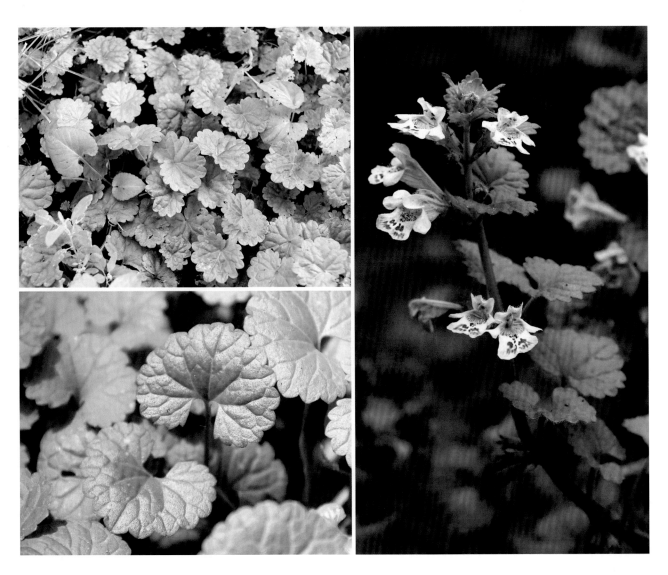

香茶菜

来源　唇形科香茶菜 *Isodon amethystoides* (Bentham) Hara 的地上部分。
别名　蛇通管、蛇总管、烈双、伤寒头、土茵陈。

形态特征　多年生直立草本。茎四棱形，具槽，密被向下贴生疏柔毛或短柔毛。叶卵状圆形，卵形至披针形，密被白色或黄色小腺点。花序为由聚伞花序组成的顶生圆锥花序，聚伞花序多花，分枝纤细而极叉开；花萼钟形，萼齿 5 枚，果萼直立，阔钟形；花冠白、蓝白或紫色，冠筒在基部上方明显浅囊状突起，冠檐二唇形，上唇先端具 4 圆裂，下唇阔圆形；雄蕊及花柱与花冠等长，均内藏；花盘环状。成熟小坚果卵形。花期 6—10 月，果期 9—11 月。

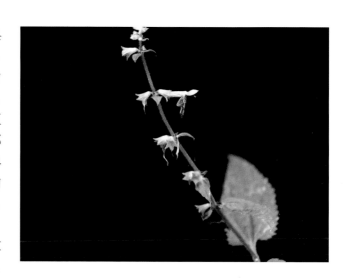

分　布　生于海拔 200～900 米林下或草丛中的湿润处。分布于阳朔县、兴安县、灌阳县、资源县、恭城瑶族自治县、象山区、平乐县。

性能主治　味辛、苦，性凉。清热利湿，活血散瘀，解毒消肿。主治湿热黄疸，淋证，水肿，咽喉肿痛。关节痹痛，闭经，乳痛，痔疮，发背，跌打损伤，毒蛇咬伤。

采收加工　6—10 月开花时割取地上部分，晒干。或随采随用。

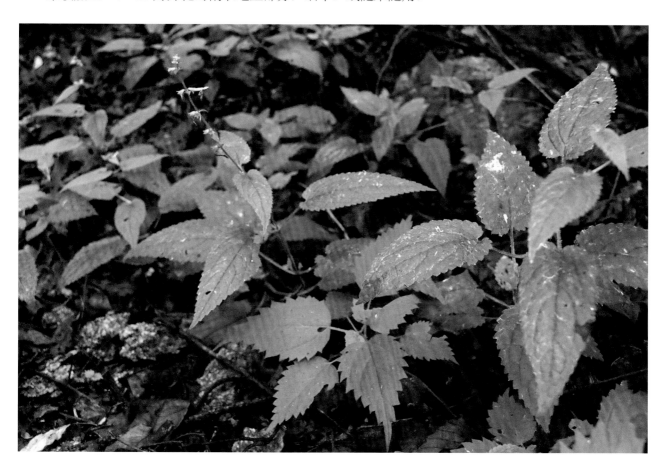

薄 荷

来源 唇形科薄荷 *Mentha haplocalyx* Briq. 的地上部分。

别名 浮荒、娘拉照。

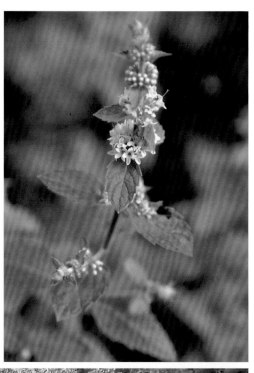

形态特征 多年生草本。茎直立，下部数节具纤细的须根及水平匍匐根状茎。叶片长圆状披针形，披针形，椭圆形或卵状披针形；通常沿脉上密生微柔毛。轮伞花序腋生，轮廓球形；花萼管状钟形，外被微柔毛及腺点，10 脉，萼齿 5 枚，狭三角状钻形，先端长锐尖；花冠淡紫色，冠檐 4 裂；雄蕊 4 枚，花药卵圆形，2 室，室平行；花柱略超出雄蕊，先端近相等 2 浅裂，裂片钻形。小坚果卵珠形，具小腺窝。花期 7—9 月，果期 10 月。

分 布 生于海拔 3 500 米以下水旁潮湿地。分布于临桂区、全州县、兴安县、灌阳县、恭城瑶族自治县、象山区。

性能主治 味辛，性凉。疏散风热，清利头目，利咽，透疹，疏肝行气。主治风热感冒，风温初起，头痛，目赤，喉痹，口疮，风疹，麻疹，胸胁胀闷。

采收加工 夏、秋季茎叶茂盛或花开至三轮时，选晴天，分次采割，晒干或阴干。

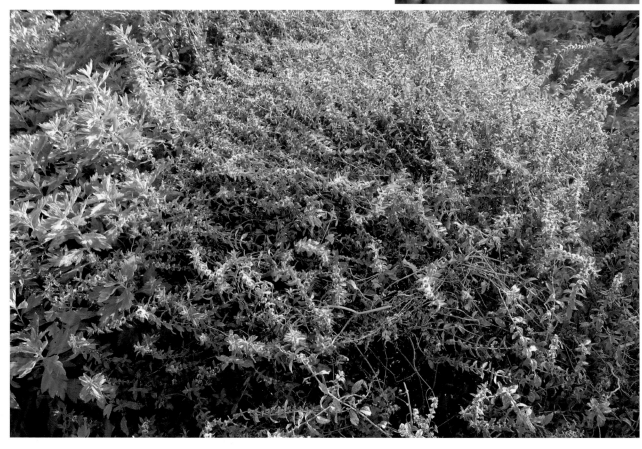

罗 勒

来源 唇形科罗勒 *Ocimum basilicum* L. 的全草。
别名 苏薄荷、紫苏薄荷。

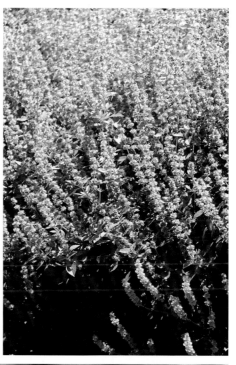

形态特征 一年生草本。茎钝四棱形，上部微具槽。叶两面近无毛，下面具腺点。总状花序顶生于茎、枝上，各部均被微柔毛，由多数具6花交互对生的轮伞花序组成；花萼钟形，萼齿5枚；花冠淡紫色，或上唇白色下唇紫红色，伸出花萼，冠筒内藏；雄蕊4枚，分离，花丝丝状，后对花丝基部具齿状附属物，花药卵圆形，汇合成1室；花盘平顶，具4齿，齿不超出子房。小坚果卵珠形，有具腺的穴陷。花期通常7—9月，果期9—12月。

分 布 多为栽培，有逸为野生的。分布于临桂区、灌阳县、荔浦市、恭城瑶族自治县，市内各地零星栽培。

性能主治 味辛、甘，性温。疏风解表，化湿和中，行气活血，解毒消肿。主治感冒头痛，发热咳嗽，中暑，食积不化，不思饮食，脘腹胀满疼痛，呕吐泻痢，风湿痹痛，遗精，月经不调，牙痛口臭，翳肉遮睛，皮肤湿疮，瘾疹瘙痒，跌打损伤，蛇虫咬伤。

采收加工 开花后割取地上部分，鲜用或阴干。

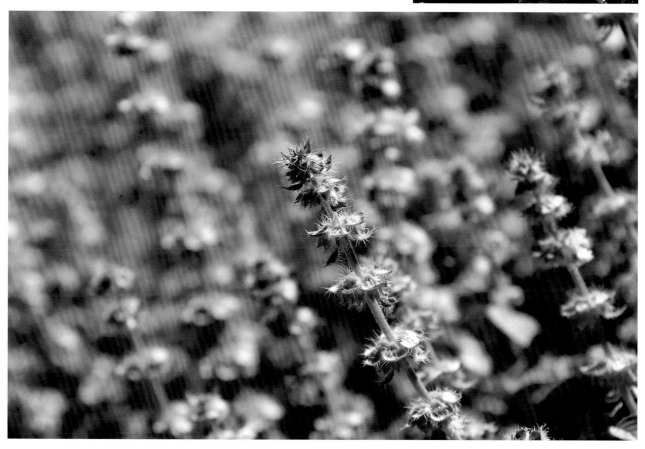

猫 须 草

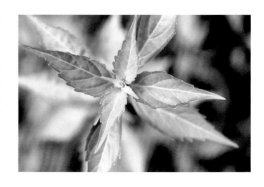

来源　唇形科肾茶 *Clerodendranthus spicatus* (Thunb.) C. Y. Wu ex H. W. Li 的全草。

别名　猫须公、牙努秒、圆锥直管草、芽糯妙、爪哇茶。

形态特征　多年生草本。茎直立，具浅槽及细条纹。叶片边缘具粗锯齿或疏圆齿，齿端具小突尖，两面均被短柔毛及散布凹陷腺点。轮伞花序，在主茎及侧枝顶端组成具总梗长 8～12 厘米的总状花序；苞片圆卵形；花萼卵珠形；花冠浅紫或白色，冠筒狭管状；雄蕊 4 枚，花丝长丝状，药室叉开；花柱先端棒状头形；花盘前方呈指状膨大。小坚果卵形。花果期 5—11 月。

分　布　生于海拔 1 050 米以下林下潮湿处，有时也见于无阴平地上，更多为栽培。市内各地均有分布。

性能主治　味甘、淡、微苦，性凉。清热利湿，通淋排石。主治急慢性肾炎，膀胱炎，尿路结石，胆结石，风湿性关节炎。

采收加工　在高温高湿地区，肾茶终年生长，尤以 4—10 月生长旺盛。一般每年可采收 2～3 次，管理得好，可收 4 次，每次在现蕾开花前采收为佳，宜选晴天，割下茎叶，晒至七成干后，于清晨捆扎成把。

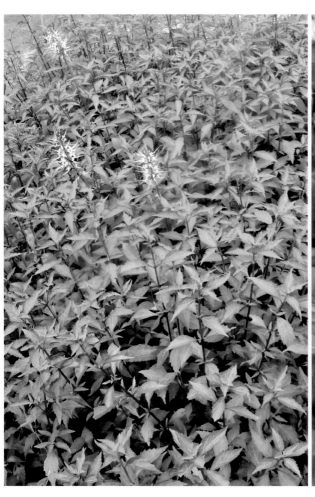
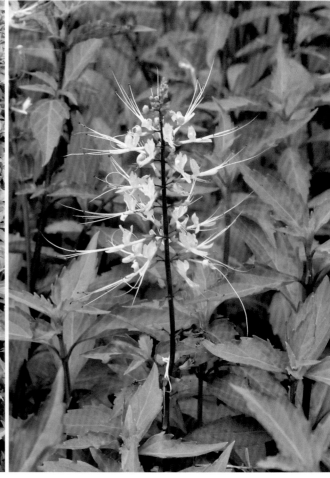

紫 苏 叶

来源 唇形科紫苏 *Perilla frutescens* (L.) Britt. 的叶（或带嫩枝）。

别名 皱紫苏、红苏、臭苏。

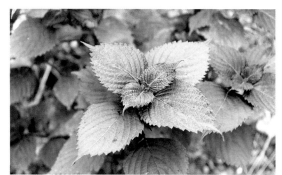

形态特征 一年生直立草本。茎密被长柔毛。叶阔卵形或圆形，边缘在基部以上有粗锯齿，膜质或草质。轮伞花序 2 花，偏向一侧的顶生及腋生总状花序；苞片先端具短尖，外被红褐色腺点，边缘膜质；花萼钟形，10 脉；花冠白色至紫红色，冠筒短，喉部斜钟形；雄蕊 4 枚，离生，插生喉部，花丝扁平，花药 2 室，室平行；花盘前方呈指状膨大。小坚果近球形。花期 8—11 月，果期 8—12 月。

分　布 全国各地广泛栽培，但以长江流域为主产地。分布于阳朔县、临桂区、灵川县、全州县、兴安县、永福县、灌阳县、龙胜各族自治县、恭城瑶族自治县、象山区、平乐县。

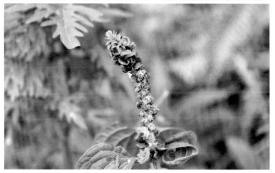

性能主治 味辛，性温。解表散寒，行气和胃。主治风寒感冒，咳嗽呕恶，妊娠呕吐，鱼蟹中毒。

采收加工 夏季枝叶茂盛时采收，除去杂质，晒干。

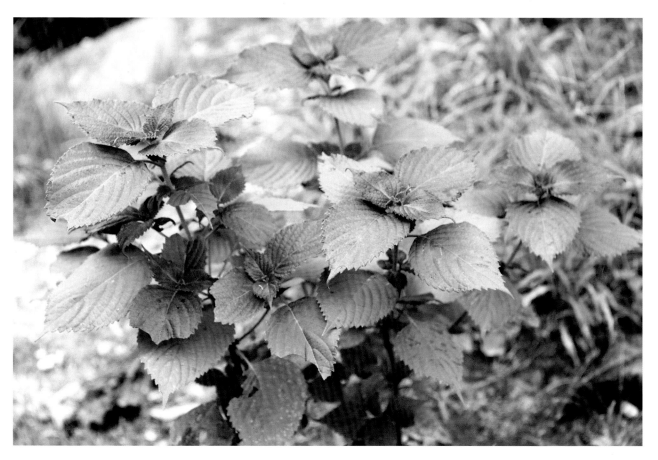

丹 参

来源 唇形科丹参 *Salvia miltiorrhiza* Bunge 的根和根茎。

别名 红根、木羊乳、逐马。

形态特征 多年生直立草本。叶常为奇数羽状复叶，密被向下长柔毛，边缘具圆齿。轮伞花序 6 朵花或多花，组成长 4.5～17 厘米具长梗的顶生或腋生总状花序；苞片披针形；花萼钟形，具 11 脉，二唇形，先端具 3 个小尖头；花冠紫蓝色，内面离冠筒基部 2～3 毫米有斜生不完全小疏柔毛毛环，冠筒外伸，比冠檐短，冠檐镰刀状，3 裂，裂片顶端具不整齐的尖齿；能育雄蕊 2 枚，伸至上唇片。小坚果椭圆形。花期 4—8 月，花后见果。

分　布 生于海拔 120～1 300 米山坡、林下草丛或溪谷旁。分布于龙胜各族自治县。

性能主治 味苦，性微寒。活血祛瘀，通经止痛，清心除烦，凉血消痈。主治胸痹心痛，脘腹胁痛，癥瘕积聚，热痹疼痛，心烦不眠，月经不调，痛经经闭，疮疡肿痛。

采收加工 春、秋季采挖，除去泥沙，干燥。

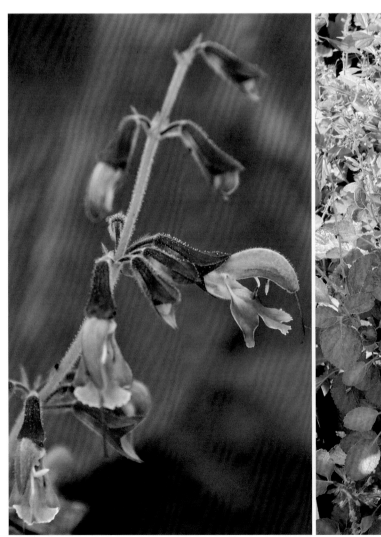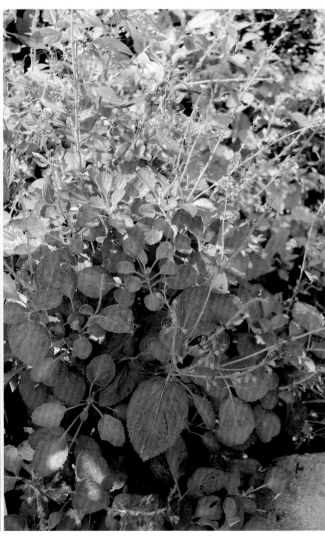

红 根 草

来源 唇形科红根草 *Salvia prionitis* Hance 的带根全草。

别名 红地胆、棵壤红。

形态特征 一年生草本。茎密被白色长硬毛。叶大多数基出，也有茎生的，单叶或三出羽状复叶，复叶的顶生小叶最大，侧生小叶最小，卵圆形。轮伞花序 6 ～ 14 花，疏离，组成顶生总状花序或总状圆锥花序；花序轴密被具腺疏柔毛；花萼钟形，带紫色，外面被具腺疏柔毛，内面喉部有长硬毛环；花冠青紫色，内面在冠筒中部有斜向完全的小疏柔毛毛环，冠筒筒状；能育雄蕊 2 枚，外伸；花盘前方略膨大。小坚果椭圆形。花期 6—8 月。

分　布 生于海拔 100 ～ 800 米山坡、向阳处草丛及路边。分布于灌阳县、阳朔县、永福县、临桂区、灵川县。

性能主治 味微苦，性凉。疏风清热，利湿，止血，安胎。主治感冒发热，肺炎咳喘，咽喉肿痛，肝炎胁痛，腹泻，痢疾，肾炎，吐血，胎漏。

采收加工 夏、秋季采收，洗净，晒干。

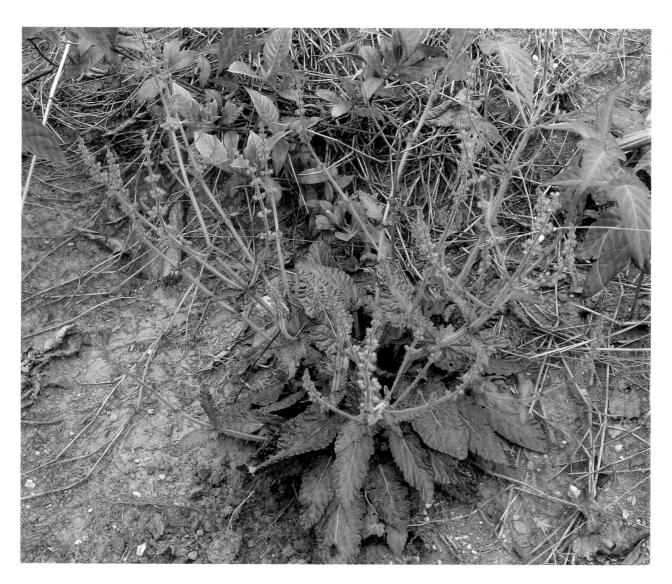

半 枝 莲

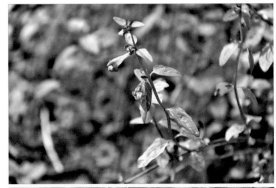

来源 唇形科半枝莲 *Scutellaria barbata* D. Don 的全草。

别名 骂辣耙、挖耳草、边条林、牙刷草、狭叶韩信草。

形态特征 多年生草本。茎四棱形，不分枝或具或多或少的分枝。叶片边缘生有疏而钝的浅齿，两面沿脉上疏被紧贴的小毛或几无毛。花单生于茎或分枝上部叶腋内；花萼开花时长约 2 毫米；花冠紫蓝色；冠筒基部囊大；冠檐 2 唇形，上唇盔状，下唇中裂片梯形；雄蕊 4 枚；花丝扁平；花柱细长，先端锐尖，微裂；花盘盘状，前方隆起，后方延伸成短子房柄；子房 4 裂，裂片等大。小坚果褐色，扁球形，具小疣状突起。花果期 4—7 月。

分 布 生于海拔 2 000 米以下水田边、溪边或湿润草地上。分布于象山区、灵川县、兴安县、永福县、灌阳县、龙胜各族自治县、恭城瑶族自治县、荔浦市、阳朔县。

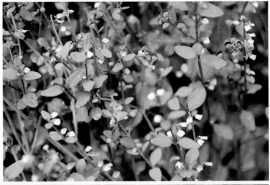

性能主治 味辛、苦，性寒。清热解毒，化瘀利尿。主治疔疮肿毒，咽喉肿痛，跌扑伤痛，水肿，黄疸，蛇虫咬伤。

采收加工 夏、秋季茎叶茂盛时采挖，洗净，晒干。

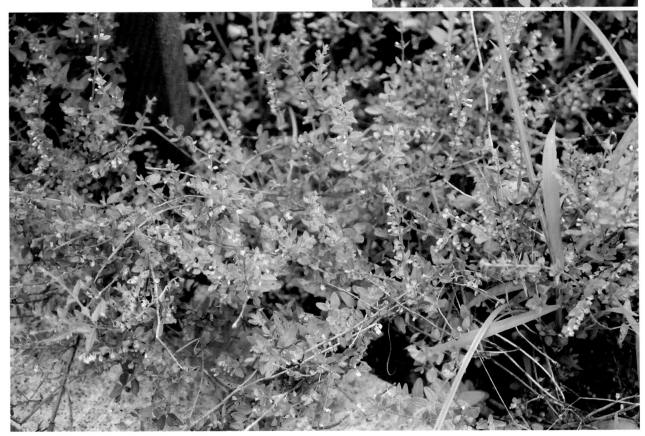

韩信草

来源　唇形科韩信草 *Scutellaria indica* L. 的全草。

别名　楝灿粉（壮语）、耳挖草、大韩信草、大叶半枝莲、笑花草。

形态特征　草本。茎四棱形。叶对生，心状卵圆形至椭圆形，边缘密生圆齿，两面被毛。花两性；花轮有花2朵，集成偏侧的顶生部状花序；苞片卵圆形，两面都有短柔毛；小梗基部有1对刚毛状小苞片；花萼钟状，具2唇，全缘，萼筒背生1囊状盾鳞；花冠蓝紫色，二唇形；二强雄蕊；子房上位，光滑，4裂。小坚果横生，卵形，有小瘤状突起。花期4—5月，果期6—9月。

分　布　生于海拔1 500米以下的山地或丘陵地、疏林下、路旁空地及草地上。分布于象山区、灵川县、兴安县、永福县、灌阳县、龙胜各族自治县、资源县、恭城瑶族自治县。

性能主治　味辛、苦，性平。祛风，活血，解毒，止痛。主治跌打损伤，吐血，咳血，痈肿，疔毒，喉风，牙痛。

采收加工　春、夏季采收，洗净，鲜用或晒干。

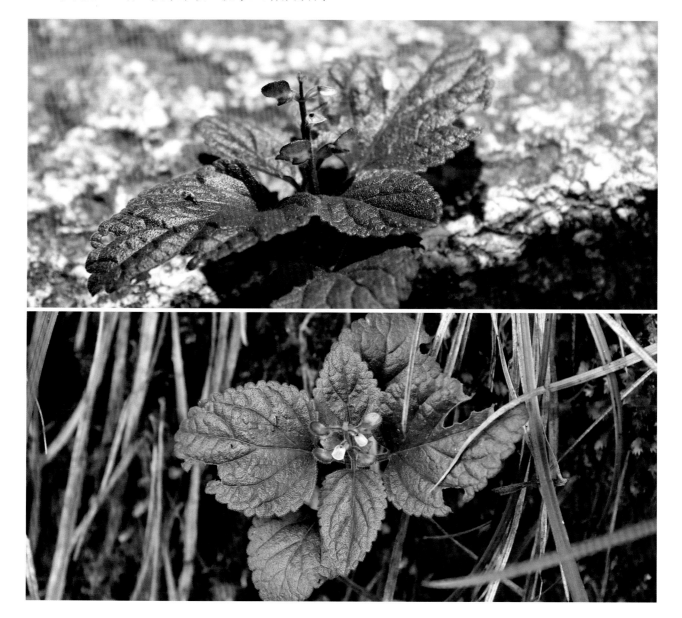

地 蚕

来源 唇形科地蚕 *Stachys geobombycis* C. Y. Wu 的块茎或全草。

别名 棵冷蓼（壮语）、土冬虫草、白冬虫草、白虫草、肺痨草。

形态特征 草本。根茎横走，肉质，肥大。茎具四槽。叶柄密被疏柔毛状刚毛；叶片卵圆形，先端钝，基部浅心形或圆形，边缘有圆齿状锯齿，上面散布疏柔毛状刚毛；苞叶小，最下一对苞叶与茎叶同形。轮伞花序腋生；花梗被微柔毛；花萼倒圆锥形，密被微柔毛及具腺微柔毛；萼筒边缘有具腺微柔毛；花冠淡紫至紫蓝色，亦有淡红色；雄蕊 4 枚，花丝丝状，中部以下被微柔毛，花药卵圆形；花柱丝状，先端等 2 浅裂；花盘杯状。小坚果黑色。花期 4—5 月。

分 布 生于湿润草地上，也有栽培。分布于灵川县、永福县、灌阳县、全州县。

性能主治 味甘，性平。益肾润肺，滋阴补血，清热除烦。主治肺结核咳嗽，肺虚气喘，吐血，盗汗，贫血，小儿疳积。

采收加工 秋季采收，洗净，鲜用或蒸熟晒干备用。

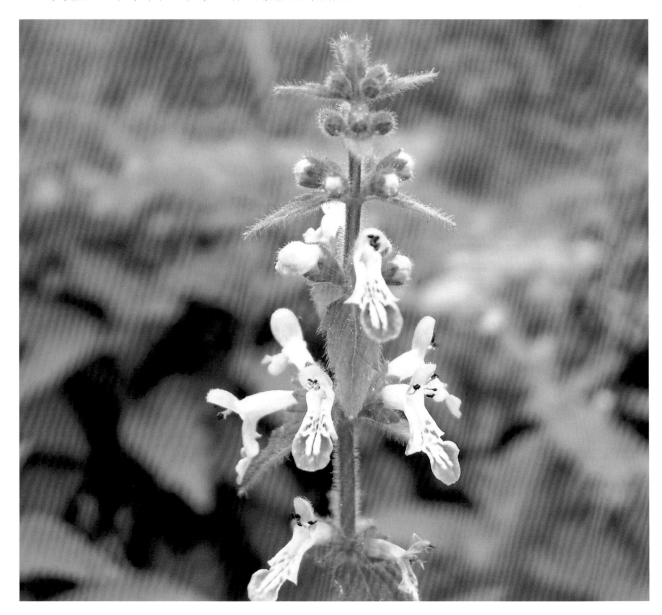

苦 草

来源 水鳖科苦草 *Vallisneria natans* (Lour.) Hara 的全草。

别名 带脚小草、小节草、扁草、韭菜草、水鳖苦草。

形态特征 草本。匍匐枝纤细。叶基生，无柄；叶片长条形，随水深浅而长短不一，绿色或略带紫红色，质薄，半透明，全缘或有尖锐锯齿。花单性，雌雄异株；雄花佛焰苞状，每佛焰苞内含雄花200余朵或更多，开放时雄花从苞中脱出，浮于水面上，萼片3片，大小不等，成舟形；雌花佛焰苞状，绿色或暗紫色，梗纤细，开花时伸出水面，受精后花序柄旋卷，将子房带入水中，萼片3片，绿紫色，花瓣白色。果实圆柱形。种子倒长卵形，有腺毛状凸起。花期8—9月。

分　　布 生于池沼、溪流中。分布于荔浦市、恭城瑶族自治县。

性能主治 味苦，性温。燥湿止带，行气活血。主治带下色白、产后恶露不尽。

采收加工 全年可采，洗净，干燥。

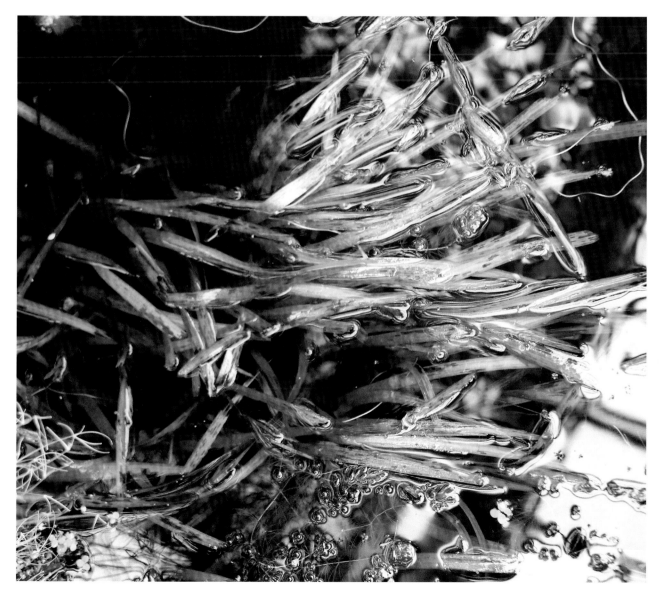

泽 泻 实

来源 泽泻科东方泽泻 *Alisma orientale* (Samuel.) Juz. 的果实。

别名 碰凛聘（壮语）、水泻、芒芋、及泻、天鹅蛋。

形态特征 草本。具块茎。叶基生，叶片卵状椭圆形柄长，基部鞘状。花葶由叶丛中抽出，轮生状圆锥花序，花两性，萼片3片，绿色；花瓣3片，白色，雄蕊6枚；心皮多数，离生，子房上位1室。聚合瘦果。花期6—8月，果期7—9月。

分　布 生于浅泽边缘或水田中。分布于永福县、灵川县。

性能主治 味甘，性平。祛风湿，益肾气。主治风痹，肾亏体虚，消渴。

采收加工 夏、秋季果实熟后分批采收。用刀割下果序，扎成小束，挂于空气流通处，脱粒，晒干。

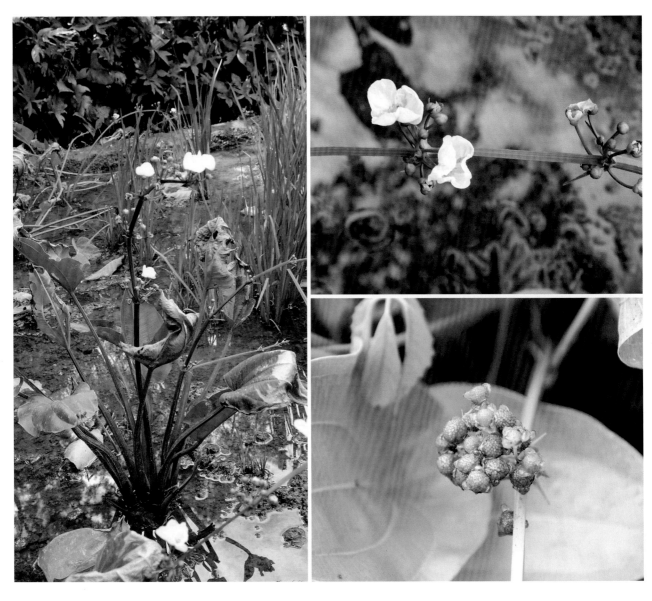

慈 姑

来源 泽泻科慈姑 *Sagittaria trifolia* L. 的球茎。

别名 棵勒现（壮语）、茨菇、慈菇、白地栗。

形态特征 草本。匍匐茎末端膨大呈球茎。叶基生，叶形变化大，常为戟形。总状花序，花单性，3～5 朵一轮，花序下部为雌花，具短花梗；上部为雄花，具细长花梗；苞片披针形；花被片外轮 3 片，萼片状，卵形，内轮 3 片，花瓣状，白色，基部常有紫斑；雄蕊多数；心皮多数，密集成球形。瘦果斜倒卵形，背腹两面有翅。种子褐色，具小凸起。花期 8—10 月。

分　布 生于沼泽、水塘，常栽培于水田。分布于灵川县、兴安县、永福县、灌阳县、龙胜各族自治县、资源县。

性能主治 味甘、微苦、微辛，性微寒。活血凉血，止咳通淋，散结解毒。主治产后血闷，胎衣不下，带下，崩漏，衄血，呕血，咳嗽痰血，淋浊，疮肿，目赤肿痛，角膜白斑，瘰疬，睾丸炎，骨膜炎，毒蛇咬伤。

采收加工 秋季初霜后，茎叶黄枯，球茎充分成熟，自此至翌春发芽前，可随时采收。采收后，洗净，鲜用或晒干用。

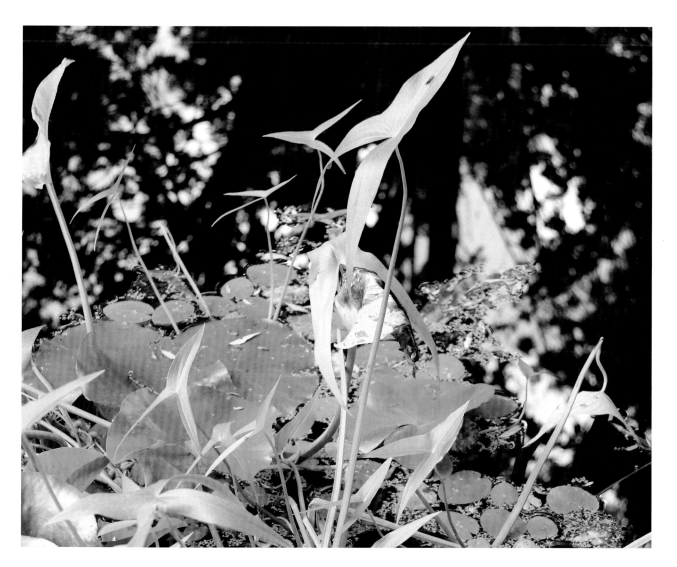

干 姜

来源 姜科姜 *Zingiber officinale* Rosc. 的根茎。

别名 棵兴（壮语）、白姜、均姜、干生姜。

形态特征 草本。根茎块状，指状分叉。单叶二列互生；叶披针形，具叶鞘。穗状花序白根茎抽出，具苞片多层，每一苞片内有花 1 至数朵；花两性，萼管状，花冠白色或淡黄色；雄蕊 1 枚，暗紫色；子房下位，3 室，花柱 1 枚，柱头近球形。蒴果。种子黑色，有假种皮。花期 8 月。

分　布 常见栽培。市内各地均有分布。

性能主治 味辛，性热。温中散寒，回阳通脉，温肺化饮。主治脘腹冷痛，呕吐泄泻，肢冷脉微，寒饮喘咳。

采收加工 冬季采挖，除去须根和泥沙，晒干或低温干燥。趁鲜切片晒干或低温干燥者称为"干姜片"。

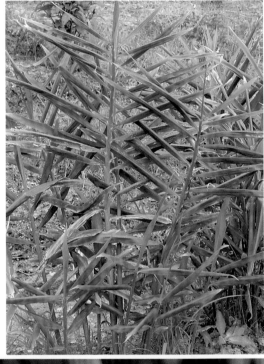

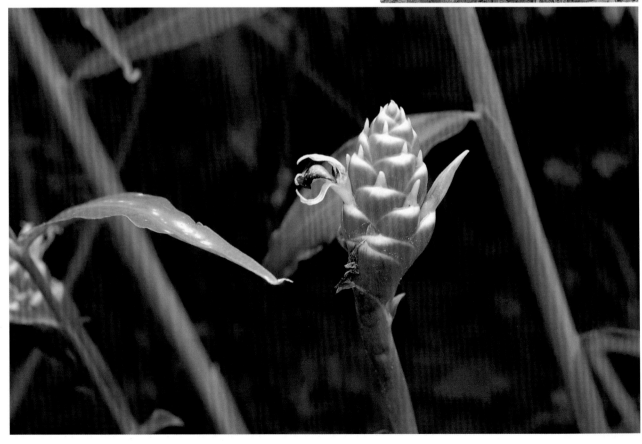

黄花菜

来源 日光兰科黄花菜 *Hemerocallis citrina* Baroni 的全草。

别名 金针菜、柠檬萱草、金针花。

形态特征 一年生直立草本。全株密被黏质腺毛与淡黄色柔毛，有恶臭气味。叶为掌状复叶；小叶倒披针状椭圆形。花单生于叶胶，于茎上部逐渐变小，但近顶部则成总状或伞房状花序，花梗纤细；子房无柄，圆柱形，除花柱与柱头外密被腺毛，花期时亦不外露，子房顶部变狭而伸长，柱头头状。果直立，圆柱形，密被腺毛；成熟后果瓣白先端向下开裂。种子黑褐色，表面约有30条横向平行皱纹。无明显花果期，通常3月出苗，7月果熟。

分 布 生长环境差异较大，多生于干燥气候条件下的荒地、路旁及田野间。分布于阳朔县、临桂区、兴安县、荔浦市、象山区、平乐县。

性能主治 味甘，性凉。散瘀消肿，祛风止痛，生肌疗疮。主治跌打肿痛，劳伤腰痛，疝气疼痛，头痛，痢疾，疮疡溃烂，耳尖流脓，眼红痒痛，白带淋浊。

采收加工 秋季采，鲜用或晒干。

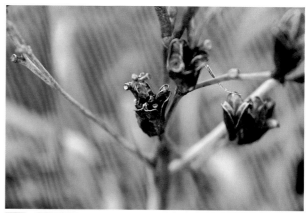

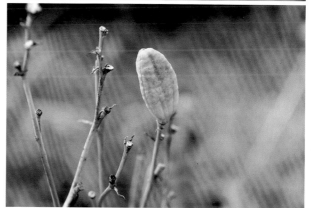

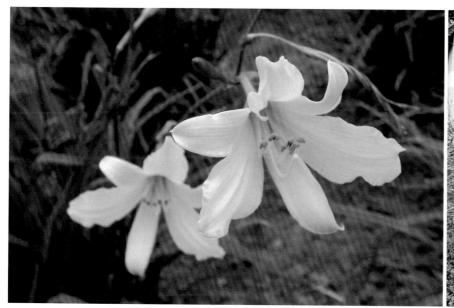

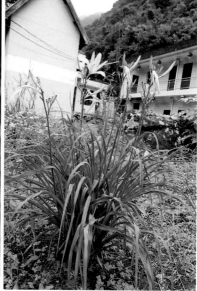

天冬

来源 百合科天门冬 *Asparagus cochinchinensis* (Lour.) Merr. 的块根。

别名 甜洞（壮语）、天门冬、明天冬、赶条蛇、多仔婆。

形态特征 草本。茎细长，分枝具棱或狭翅。叶状枝常 3 枚成簇，线形，叶鳞片状，基部具硬刺。花常 2 朵腋生，雌雄异株，淡绿色；花被片 6 片；雌蕊 1 枚，子房 3 室。浆果球形，熟时红色。花期 5—6 月，果期 8—10 月。

分　　布 生于疏林或灌丛中，有栽培。分布于象山区、临桂区、阳朔县、灵川县、全州县、兴安县、永福县、灌阳县、龙胜各族自治县、恭城瑶族自治县、荔浦市、资源县。

性能主治 味甘、苦，性寒。养阴润燥，清肺生津。主治肺燥干咳，顿咳痰黏，腰膝酸痛，骨蒸潮热，内热消渴，热病津伤，咽干口渴，肠燥便秘。

采收加工 秋、冬季采挖，洗净，除去茎基和须根，置沸水中煮或蒸至透心，趁热除去外皮，洗净，干燥。

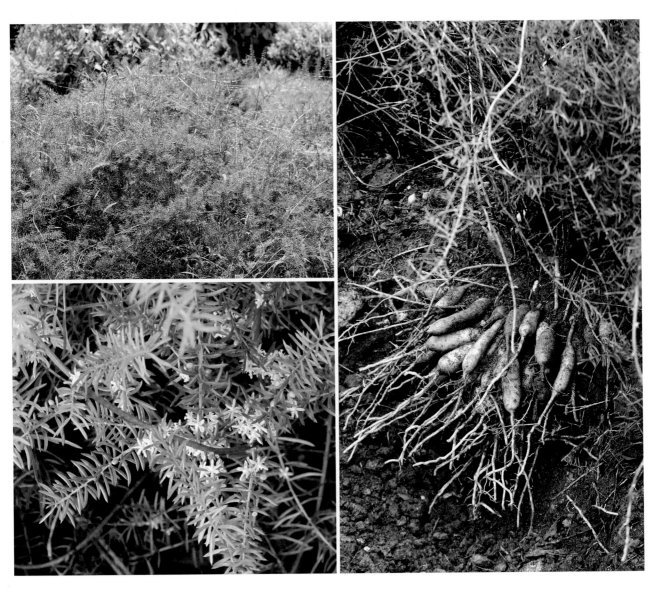

开口箭

来源 百合科开口箭 *Tupistra chinensis* Baker 的根茎。

别名 莲厄老（壮语）、牛尾七、竹根七、开喉剑、老蛇莲。

形态特征 草本。根茎长圆柱形，多节，绿色至黄色。叶基生；叶片倒披针形或条形，先端渐尖，基部渐狭；鞘叶 2 枚。穗状花序侧生，直立，密生多花；苞片卵状披针形至被针形，有几枚无花苞片簇生花序顶端；花被短钟状，裂片 6 片，卵形，黄色或黄绿色；雄蕊 6 枚，花丝基部扩大，有的彼此联合，上部分离，花药卵形；子房球形，3 室，花柱不明显，柱头钝三棱形，先端 3 裂。浆果球形，熟时紫红色，具 1 ~ 3 颗种子。花期 4—6 月，果期 9—11 月。

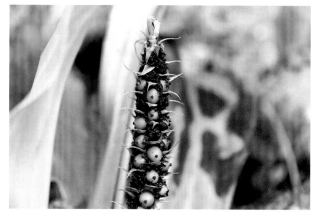

分　布 生于林下阴湿处、溪边或路旁。分布于兴安县、永福县、灌阳县、资源县、荔浦市、临桂区。

性能主治 味苦、辛，性寒，有毒。清热解毒，祛风除湿，散瘀止痛。主治白喉，咽喉肿痛，风湿痹痛，跌打损伤，胃痛，痈肿疮毒，毒蛇咬伤，狂犬咬伤。

采收加工 全年均可采收，除去叶及须根，洗净，鲜用或切片晒干。

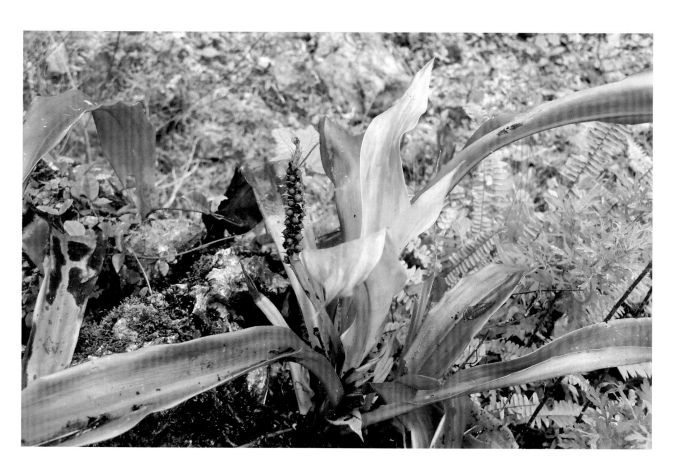

百合

来源 百合科百合 *Lilium brownii* F. E. Brown var. *viridulum* Baker 的肉质鳞叶。

别名 邦酶（壮语）、野百合、喇叭筒、山百合、家百合。

形态特征 草本。鳞茎球形，白色，肉质。茎直立，圆柱形，常有褐紫色斑点。叶互生，披针形，全缘，叶脉5条，平行。花单生于茎顶，少有1朵以上者；花被片6片，倒卵形，花被多为白色，背部紫褐色；雄蕊6枚；雌蕊1枚，子房3室，每室胚珠多数。蒴果长圆形。种子多数。花期6—8月，果期9月。

分　　布 生于海拔900米以下的山坡草丛、石缝中或村舍附近，也有栽培。分布于全州县、资源县、阳朔县、灌阳县、龙胜各族自治县、灵川县、永福县。

性能主治 味甘，性寒。养阴润肺，清心安神。主治阴虚燥咳，劳嗽咳血，虚烦惊悸，失眠多梦，精神恍惚。

采收加工 秋季采挖，洗净，剥取鳞叶，置沸水中略烫，干燥。

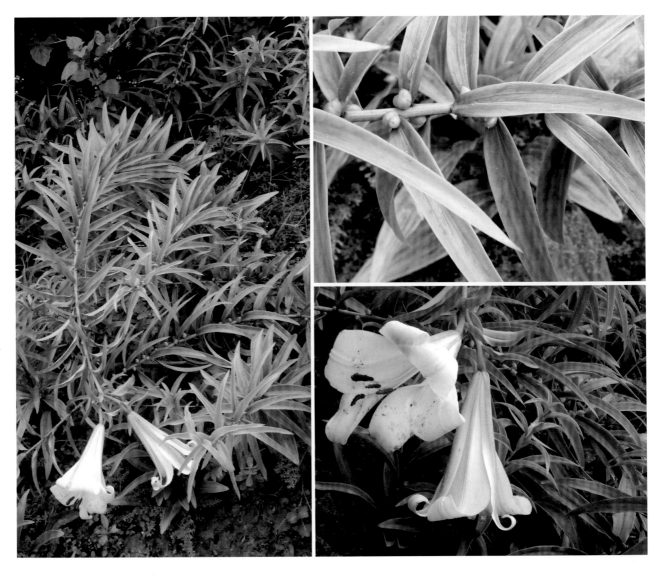

麦 冬

| 来源 | 百合科麦冬 *Ophiopogon japonicus* (L.f.) Ker-Gawl. 的块根。 |
| 别名 | 甲细（壮语）、麦门冬、沿阶草。 |

形态特征 草本。地下匍匐茎细长，须根前端或中部常膨大为纺锤形的块根。叶丛生，禾叶状，长 10～50厘米，宽1.5～4毫米，具3～7条脉。花葶常比叶短，总状花序，花1～2朵，生于苞片腋内，苞片披针形，花微下垂，花被片6片，披针形，不展开，白色或淡紫色；雄蕊6枚，花丝很短；子房半下位，柱头略呈圆锥形。浆果球形，成熟时深绿色或蓝黑色。花期5—7月，果期7—10月。

分　布 生于山地湿处，也有栽培。分布于灵川县、永福县、象山区、平乐县、阳朔县、灌阳县、资源县。

性能主治 味甘、微苦，性微寒。养阴生津，润肺清心。主治肺燥干咳，阴虚痨嗽，喉痹咽痛，津伤口渴，内热消渴，心烦失眠，肠燥便秘。

采收加工 夏季采挖，洗净，反复暴晒、堆置，至七八成干，除去须根，干燥。

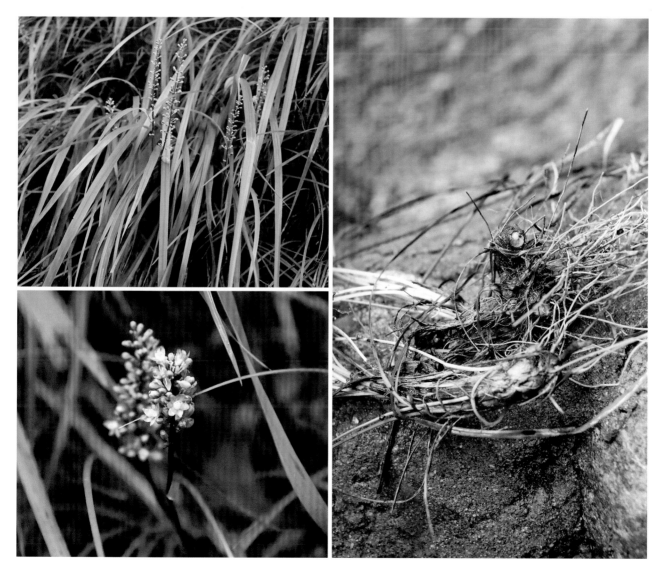

黄 精

来源 百合科多花黄精 *Polygonatum cyrtonema* Hua 的根茎。
别名 京四（壮语）、野仙姜、老虎姜、鸡头参、赖姜。

形态特征 草本。根状茎肥厚，通常连珠状或结节成块。叶互生，卵状披针形或长圆状披针形，先端尖至渐尖，基部宽楔形或近圆形，两面光滑无毛。花序腋生，具花 2～7 朵，排列成伞形花序，苞片纤细或无；雄蕊 6 枚，花丝着生于花被筒上；子房卵形，花柱细长。浆果球形，黑色。花期 5—6 月，果期 8—10 月。

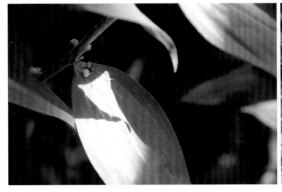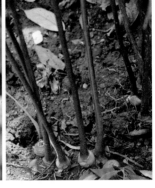

分　布 生于海拔 500～2 100 米林下、灌丛或山坡阴处。分布于阳朔县、灵川县、全州县、兴安县、永福县、灌阳县、龙胜各族自治县、恭城瑶族自治县、平乐县、资源县。

性能主治 味甘，性平。补气养阴，健脾，润肺，益肾。主治脾胃气虚，体倦乏力，胃阴不足，口干食少，肺虚燥咳，劳嗽咳血，精血不足，腰膝酸软，须发早白，内热消渴。

采收加工 春、秋季采挖，除去须根，洗净，置沸水中略烫或蒸至透心，干燥。

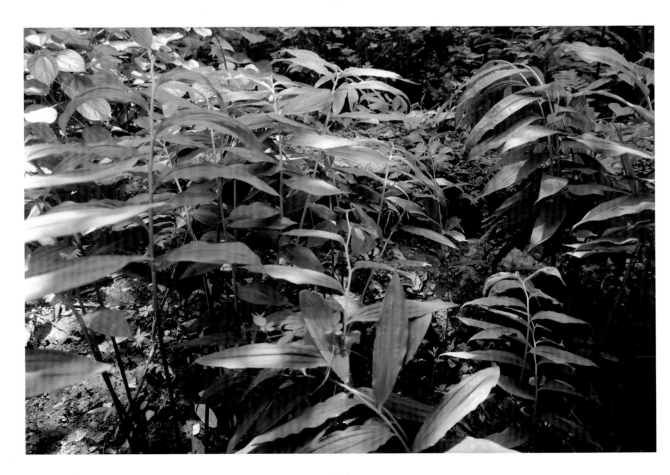

玉竹

来源 百合科玉竹 *Polygonatum odoratum* (Mill.) Druce 的根茎。

别名 棵而让（壮语）、萎蕤、玉参、甜草根、靠山竹。

形态特征 草本。根茎横走，节间明显。茎直立叶互生，椭圆形至卵状长圆形，顶端尖。花序腋生，着生花 1～2 朵，花被筒状，裂片 6 片，白色；雄蕊 6 枚。浆果球形，成熟后紫黑色。花期 4—5 月，果期 8—9 月。

分　布 生于山野林下或石隙间阴湿处。分布于全州县、龙胜各族自治县、资源县。

性能主治 味甘，性微寒。养阴润燥，生津止渴。主治肺胃阴伤，燥热咳嗽，咽干口渴，内热消渴。

采收加工 秋季采挖，除去须根，洗净，晒至柔软后，反复揉搓、晾晒至无硬心，晒干；或蒸透后，揉至半透明，晒干。

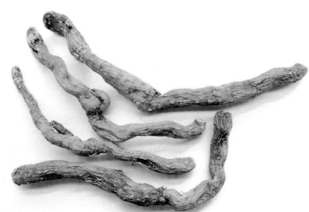
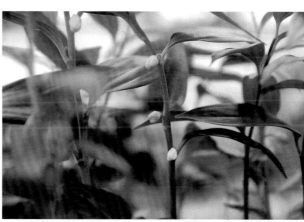

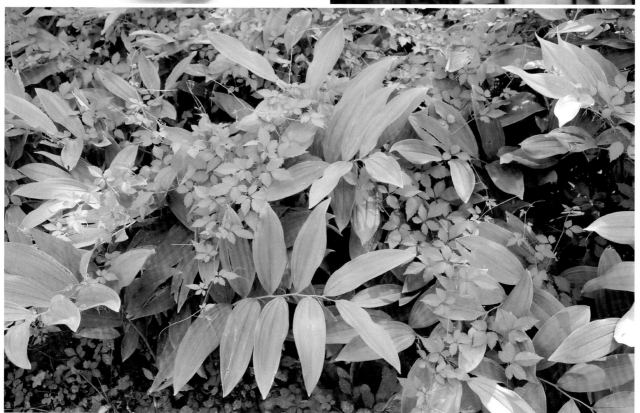

吉 祥 草

来源 百合科吉祥草 *Reineckia carnea* (Andr.) Kunth 的全草。

别名 棵医埃（壮语）、小青胆、小叶万年青、玉带草、观音草。

形态特征 草本。茎匍匐于地上，似根茎，绿色，节上生须根。叶簇生于茎顶或茎节，每簇 3～8 枚；叶片条形至披针形，先端渐尖，向下渐狭成柄。穗状花序，上部花有时仅具雄蕊；苞片卵状三角形，膜质，淡褐色或带紫色；花被片合生成短管状，上部 6 裂，裂片长圆形，稍肉质，开花时反卷，粉红色；雄蕊 6枚，花丝丝状，花药近长圆形，两端微凹；子房瓶状，3 室，花柱丝状，柱头头状，3 裂。浆果球形，熟时鲜红色。花果期 7—11 月。

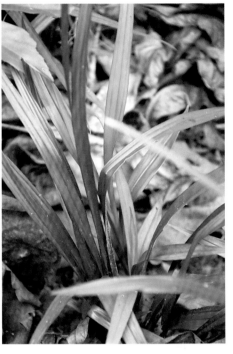

分 布 生于阴湿山坡、山谷或密林下，也有栽培。分布于兴安县、资源县、象山区、龙胜各族自治县、全州县、兴安县。

性能主治 味甘，性平。润肺止咳，祛风，接骨。主治肺结核，咳嗽咯血，慢性支气管炎，哮喘，风湿性关节炎。外用治跌打损伤，骨折。

采收加工 全年可采，洗净，鲜用或切段晒干。

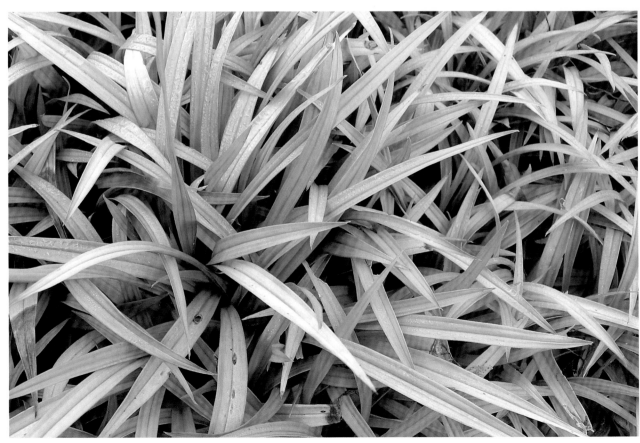

万年青

来源 百合科万年青 *Rohdea japonica* (Thunb.) Roth 的根及根茎。
别名 漫年青（壮语）、九节连、斩蛇剑、冬不凋草、铁扁担。

形态特征 草本。根茎倾斜，肥厚而短，须根细长，密被白色毛茸。叶丛生，披针形或带状，全缘，革质而光滑，叶面深绿色，下面淡绿色，具平行脉，中脉在叶背面隆起。花多数，成椭圆形穗状花序，花被淡绿色，裂片6片，下部愈合成盘状；雄蕊6枚，无柄，着生花被筒上，花药长椭圆形，内向，纵裂；子房球形，花柱甚短，柱头3裂，外展。浆果球形，肉质，成熟时橘红色或黄色，内含种子1颗。花期6—7月，果期8—10月。

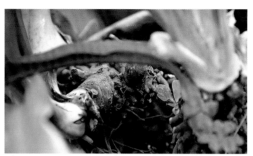

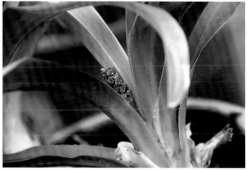

分　　布 生于海拔750～1 700米的林下、山谷阴湿草地。分布于资源县、全州县、临桂区。

性能主治 味苦，性寒，有小毒。清热解毒，强心利尿。主治咽喉肿痛、白喉、疟腮、疮疡肿毒，乳痈，蛇虫咬伤，心力衰竭，水肿，咯血，吐血。

采收加工 全年可采，挖取根及根茎，除去茎叶及须根后，洗净，晒干或烘干。

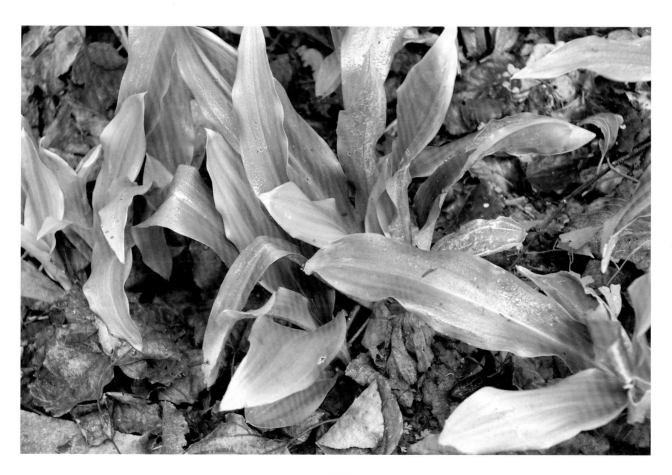

红 酸 七

来源 百合科油点草 *Tricyrtis macropoda* Miq. 的根或全草。
别名 油点草、白七、牛尾参、水扬罗。

形态特征 草本。根状茎横走。叶互生，近无柄，抱茎；叶片卵状椭圆形、长圆形至长圆状披针形，边缘具短糙毛。二歧聚伞花序顶生或生于上部叶腋，花序轴和花梗生有淡褐色短糙毛；苞片小，花疏生；花被片 6 片，离生，卵状椭圆形至披针形，绿白色或白色，内面具多数紫红色斑点；雄蕊 6 枚，花丝具紫色斑点，花药长圆形，2 室；子房 3 室，柱头 3 裂，密生腺毛。蒴果。种子小而扁，卵形或圆形。花果期 6—9 月。

分　　布 生于海拔 800 ～ 2 400 米的山地林下、草丛中或岩石缝隙中。分布于全州县、兴安县、灌阳县、龙胜各族自治县、资源县、荔浦市、恭城瑶族自治县。

性能主治 味甘，性平，补肺止咳。主治肺虚咳嗽。

采收加工 夏、秋季采挖，洗净，晒干。

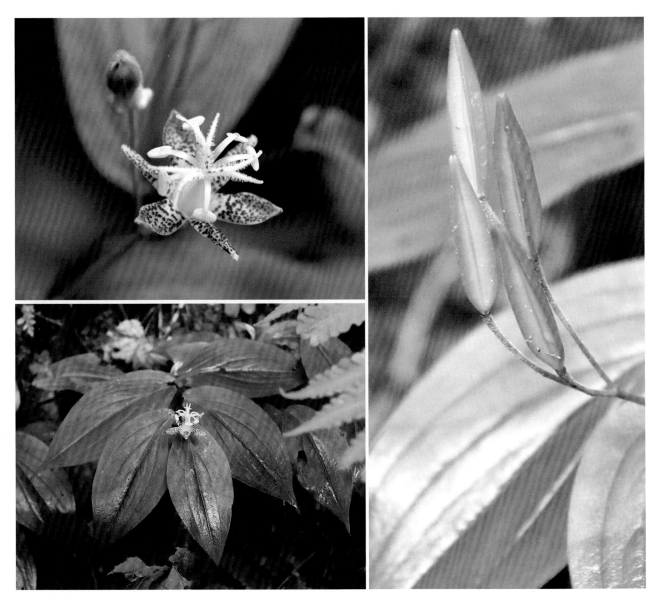

重楼

来源 百合科七叶一枝花 *Paris polyphylla* Smith 的根茎。

别名 棵重楼（壮语）、七叶一枝花、金线重楼、紫河车、蚤休。

形态特征 草本。根茎肥厚。茎单一，基部有膜质叶鞘包茎。叶轮生茎顶，4～9 片，通常为 7 片，长椭圆形或椭圆状披针形，全缘，膜质或薄纸质，主脉 3 条基出。花单生顶端，外列被片绿色，叶状，4～7 片，长卵形至卵状披针形；内列被片与外列同数，黄色或黄绿色，线形；雄蕊数与花被片同，花丝扁平，花药线形，纵裂；子房上位，花柱短，先端 4～7 裂，向外反卷；每室胚珠多数。蒴果球形，3～6 瓣裂，内含多数鲜红色卵形种子。花期 4—7 月，果期 8—11 月。

分 布 生于山地林中湿处。分布于兴安县、资源县、龙胜各族自治县。

性能主治 味苦，性微寒，有小毒。清热解毒，消肿止痛，凉肝定惊。主治疔疮痈肿，咽喉肿痛，蛇虫咬伤，跌打伤痛，惊风抽搐。

采收加工 秋季采挖，除去须根，洗净，晒干。

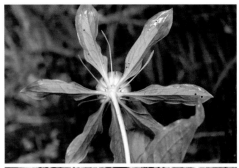

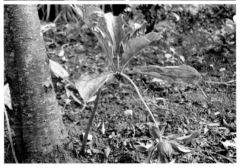

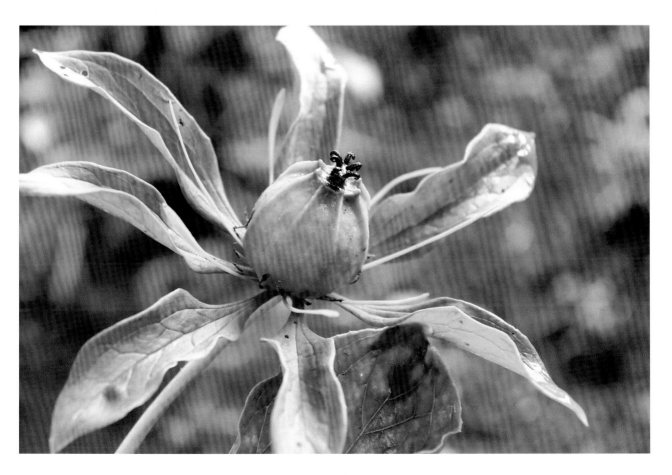

菝葜

来源 百合科菝葜 *Smilax china* L. 的根茎。

别名 勾金刚（壮语）、铁菱角、金刚兜、金刚头、红金刚藤。

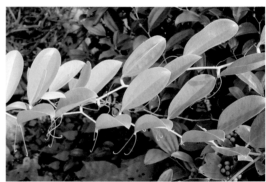

形态特征 攀援灌木。根茎横走，呈不规则状。茎疏生刺。叶革质，互生，叶形变化较大，圆形、卵形或广椭圆形，叶柄几乎都有卷须。花单性，雌雄异株，伞房花序；雄花具有6枚退化雄蕊；苞片卵状披针形，花被片6片，二轮，黄绿色。浆果熟时红色。花期4—5月，果期9月。

分　布 生于丘陵及山地林中。分布于全州县、兴安县、永福县、灌阳县、龙胜各族自治县、资源县、荔浦市、恭城瑶族自治县、象山区、平乐县、阳朔县、灵川县、临桂区。

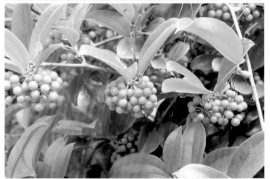

性能主治 味甘、微苦、涩，性平。利湿去浊，祛风除痹，解毒散瘀。主治小便淋浊，白带量多，风湿痹痛，疔疮痈肿。

采收加工 秋末至翌年春季采挖，除去须根，晒干或趁鲜切片，干燥。

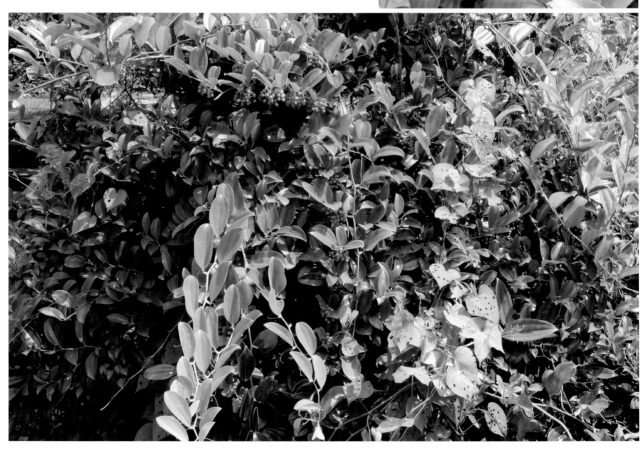

魔芋

来源 天南星科魔芋 *Amorphophallus rivieri* Durieu 的块茎。
别名 别木（壮语）、蒟蒻、花秆南星、花秆莲、花伞把。

形态特征 草本。块茎扁球形，暗红褐色，中央部分着生土黄色肉质根及纤维状须根；叶基生，3 裂，长圆状椭圆形，顶端骤狭渐尖，基部宽楔形，叶脉网状。佛焰苞漏斗形，花单性，肉穗花序圆柱形，常伸出佛焰苞外，顶端具紫色圆锥形附属器；子房球形，柱头 3 裂。浆果球形或扁球形，黄绿色，含种子 1～4 颗。花期 4—6 月，果期 6—8 月。

分　布 生于疏林下、林缘或溪谷两旁湿润地或栽培。分布于象山区、龙胜各族自治县、全州县。

性能主治 味辛，性寒，有毒。化痰消积，解毒散结，行瘀止痛。主治痰嗽，积滞，疟疾，瘰疬，癥瘕，跌打损伤，痈肿，疔疮，丹毒，烫火伤，蛇咬伤。

采收加工 10—11 月采收，挖起块茎，鲜用或洗净，切片晒干。

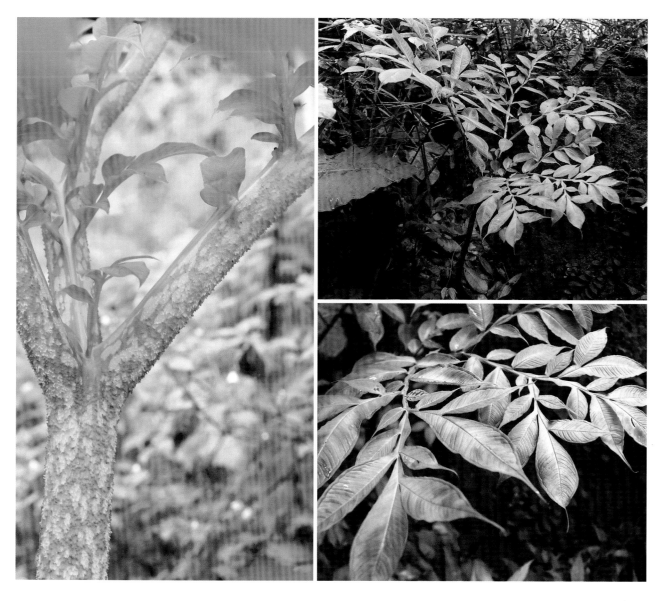

天 南 星

来源 天南星科天南星 *Arisaema erubescens* (Wall.) Schott 的块茎。

别名 棵别厄（壮语）、一把伞、土南星、大药狗丹、山棒子。

形态特征 草本。叶单一，鸟趾状全裂，裂片 13 ～ 21 片，倒披钉形，中裂片较相邻者小。花单性，同株或异株；花序柄等长或稍长于叶柄；佛焰苞绿色，下部筒状，上部渐次扩大，向前弯曲；雄花序下部 3 ～ 4 厘米处具雄花；附属体鼠尾状，长达 18 厘米，伸出佛焰苞外。浆果红色。花期4—5月，果期6—7月。

分　布 生于林中。分布于阳朔县、灵川县、兴安县、永福县、龙胜各族自治县、恭城瑶族自治县、灌阳县、全州县。

性能主治 味苦、辛，性温，有毒。散结消肿。外用治痈肿，蛇虫咬伤。

采收加工 秋、冬季茎叶枯萎时采挖，除去须根及外皮，干燥。

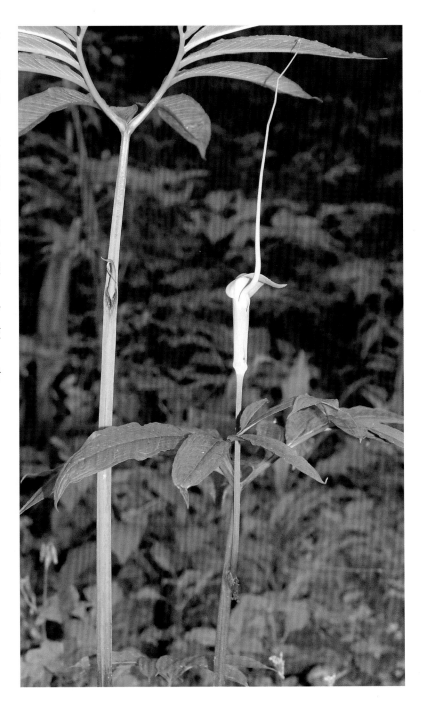

半 夏

| 来源 | 天南星科半夏 *Pinellia ternata* (Thunb.) Breit. 的块茎。 |
| 别名 | 裸半夏（壮语）、三叶老、三叶半夏、小天老星、戈半夏。 |

形态特征 草本。幼苗常为单叶，卵状心形，2～3年后生3小叶的复叶；叶柄长10～25厘米，基部有珠芽。花单性同株，花序柄长于叶柄，佛焰苞绿色，下部细管状；雌花生于花序基部，雄花生于上端；花序顶端附属器青紫色，伸于佛焰苞外呈鼠尾状。浆果卵状椭圆形，绿色。花期6—7月，果期8—9月。

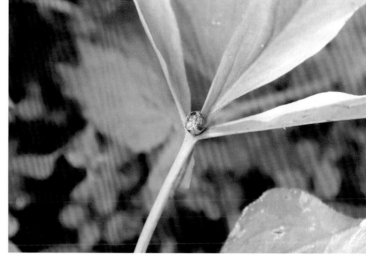

分　布 生于石山林荫处。分布于象山区、阳朔县、临桂区、灵川县、兴安县、资源县、恭城瑶族自治县、平乐县、荔浦市、临桂区。

性能主治 味辛，性温，有毒。燥湿化痰，降逆止呕，消痞散结。主治湿痰寒痰，咳喘痰多，痰饮眩悸，风痰眩晕，痰厥头痛，呕吐反胃，胸脘痞闷；外治痈肿痰核。

采收加工 夏、秋季采挖，洗净，除去外皮和须根，晒干。

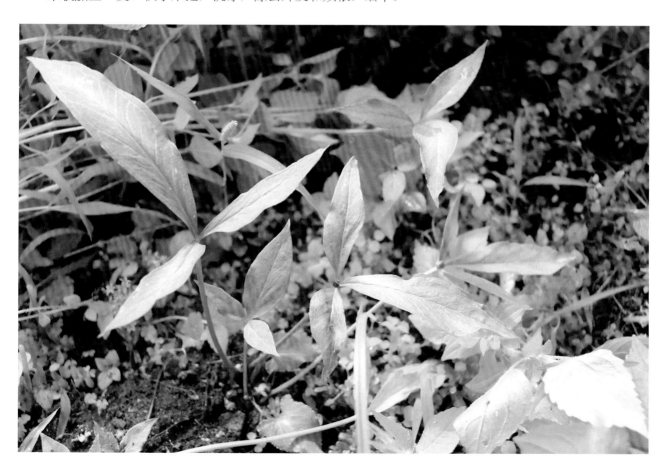

罗裙带

来源 石蒜科文殊兰 *Crinum asiaticum* L. var. *sinicum* (Roxb. ex Herb.) Baker 的叶。

别名 楣捆（壮语）、水蕉、朱兰叶、海蕉、白花石蒜。

形态特征 草本。鳞茎长柱形。叶20～30片，基生，带状披针形，边缘波状，暗绿色。花茎直立，几与叶等长，伞形花序有花10～24朵，佛焰苞状总苞片披针形；花高脚碟状，芳香；花被管长约10厘米，花被裂片线形，白色；雄蕊6枚，着生于花被管喉部；子房下位。蒴果近球形。花期6—8月，果期11—12月。

分布 生于河边、溪边及沟边沙地，也有栽培。分布于兴安县。

性能主治 味苦、辛，性寒。清热解毒，祛瘀止痛。主治热疮肿毒，淋巴结炎，咽喉炎，头痛，痹痛麻木，跌打瘀肿，骨折，毒蛇咬伤。

采收加工 全年可采，多用鲜品或洗净晒干备用。

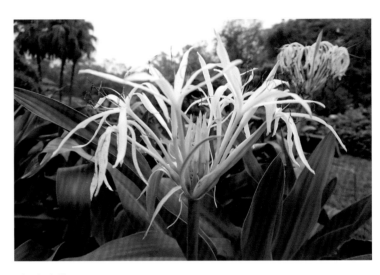

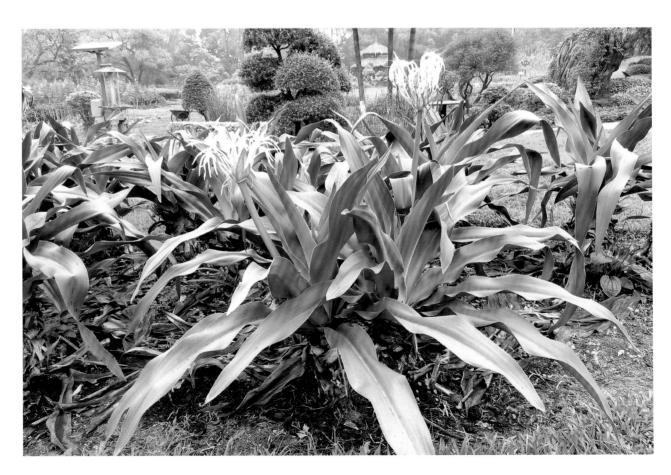

肝风草

来源 石蒜科葱莲 *Zephyranthes candida* (Lindl.) Herb. 的全草。

别名 玉帘、惊风草、白花独蒜、石葱、葱兰。

形态特征 草本。鳞茎灰黄色，内层白色含黏液。叶数枚，线形，光滑，叶面有槽。花茎中空；花单生于花茎顶端，花柄包藏于佛焰苞内；花被直立，漏斗状，近喉部常有微小鳞片，裂片钝或短尖；雄蕊6枚，3长3短；子房下位，每室有胚珠多数，花柱线形，稍长于雄蕊，柱头微3裂。蒴果近球形，3裂。种子黑色，近扁平。花期夏、秋季。

分　　布 多为栽培。分布于兴安县。

性能主治 味甘，性平。平肝息风。主治小儿惊风，癫痫，破伤风。

采收加工 全年均可采，洗净，多为鲜用。

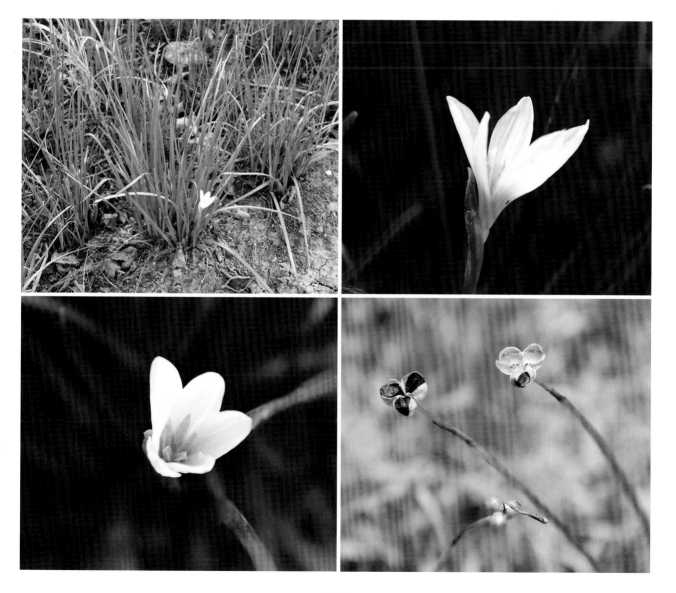

雄 黄 兰

来源 鸢尾科雄黄兰 *Crocosmia crocosmiflora* (Nichols.) N. E. Br. 的球茎。

别名 棵母令（壮语）、搜山虎、扭子药、山慈菇、黄大蒜。

形态特征 草本。球茎扁圆球状，为棕褐色网状的膜质包被。叶多基生，剑形，先端渐尖，基部鞘状，嵌叠状排成 2 列。花茎上部具 2～4 分枝，多花组成疏散的穗状圆锥花序；每花基部有 2 膜质苞片。花橙黄色，两侧对称，花被裂片 6 片，2 轮排列，花被管略弯曲；雄蕊 3 枚，偏向花的一侧，花丝着生花被管上；子房下位，绿色，长圆形，花柱先端 3 裂。蒴果，三棱状球形。种子椭圆形。花期 7—8 月，果期 8—10 月。

分　　布 常逸为半野生，各地有栽培。分布于兴安县。

性能主治 味甘、辛，性平。散瘀止痛，消炎，止血，生肌。主治全身筋骨疼痛，各种疮肿，跌打损伤，外伤出血，腮腺炎。

采收加工 地上部分枯萎后，或早春萌芽前挖取球茎，洗净泥土，晒干或鲜用。

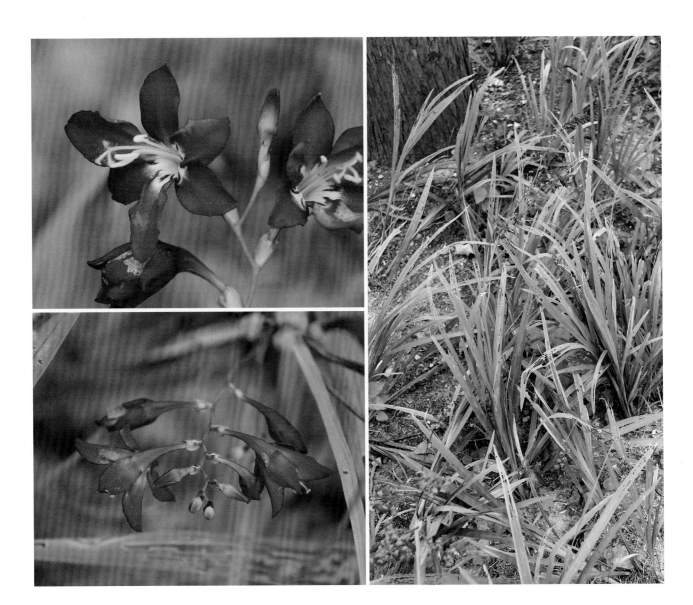

射 干

来源 鸢尾科射干 *Belamcanda chinensis* (L.) DC. 的根茎。

别名 棵射干（壮语）、扁竹、绞剪草、剪刀草、山蒲扇。

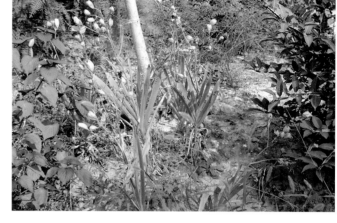

形态特征 草本。根茎粗壮，横生，鲜黄色呈不规则的结节状，着生多数细长的须根。茎直立。叶互生，扁平，宽剑形，对折互相嵌叠，排成 2 列，先端渐尖，基部抱茎，全缘，绿色带白粉。聚伞花序伞房状顶生，二叉状分枝，枝端着生数花，花梗及分枝基部均有膜质苞片；苞片披针形至狭卵形；花被片 6 枚，2 轮，橘黄色，有暗红色斑点。蒴果倒卵形或长椭圆形，具 3 纵棱，成熟时室背开裂。种子多数，近圆形，黑紫色有光泽。花期 6—8 月，果期 7—9 月。

分　布 生于山地草丛或林缘。分布于阳朔县、兴安县、资源县、平乐县、全州县、灌阳县、临桂区。

性能主治 味苦，性寒。清热解毒，消痰，利咽。主治热毒痰火郁结，咽喉肿痛，痰涎壅盛，咳嗽气喘。

采收加工 春初刚发芽或秋末茎叶枯萎时采挖，除去须根和泥沙，干燥。

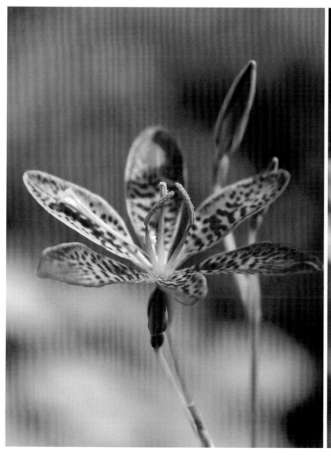

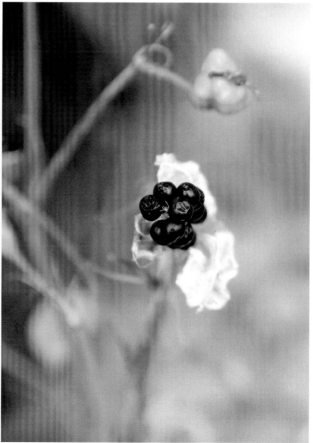

搜 山 黄

来源 鸢尾科唐菖蒲 *Gladiolus gandavensis* Van Houtte 的球茎。

别名 十样锦、剑兰、菖兰、荸荠莲、搜山虎。

形态特征 草本。球茎扁圆球形，外包有棕色或黄棕色的膜质包被。叶基生或在花茎基部互生，剑形，嵌叠状排成 2 列，灰绿色，有数条纵脉及 1 条明显而突出的中脉。花茎直立，不分枝；顶生穗状花序每朵花下有苞片 2 片，膜质，黄绿色，卵形或宽披针形，中脉明显；无花梗；花单生，两侧对称；雄蕊 3 枚，直立；花柱顶端 3 裂，柱头略扁宽而膨大，具短绒毛。蒴果椭圆形或倒卵形，成熟时室背开裂；种子扁而有翅。花期 7—9 月，果期 8—10 月。

分 布 全国各地广为栽培，贵州及云南一些地方常逸为半野生。市内各地有栽培。

性能主治 味苦，性凉。清热解毒，散瘀消肿，主治疮痈肿毒，咽喉肿痛，疟腮，痧证，跌打损伤。

采收加工 秋季采挖，洗净，晒干备用或鲜用。

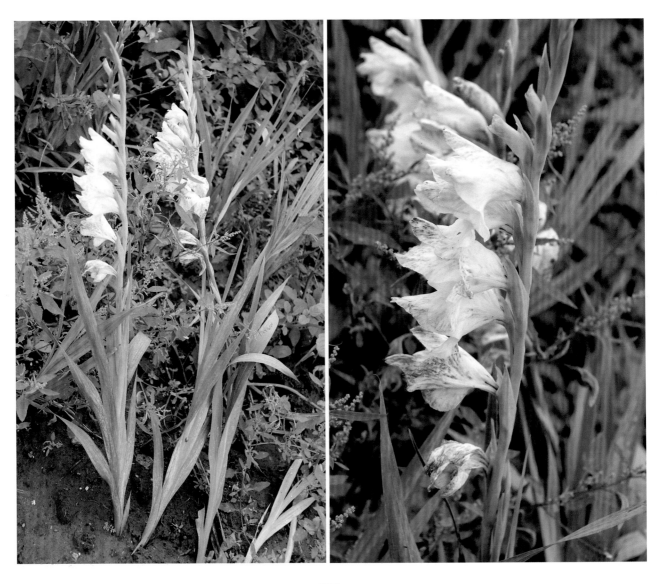

百 部

来源 百部科对叶百部 *Stemona tuberosa* Lour. 的块根。

别名 大百部、对叶百部。

形态特征 草本。茎攀援状，下部木质化，分枝表面具纵槽。叶对生或轮生，卵状披针形、卵形或宽卵形，边缘稍波状，纸质或薄革质；花单生或成总状花序，生于叶腋或偶而贴生于叶柄上；苞片小，披针形；花被片黄绿色带紫色脉纹；雄蕊紫红色，短于或几等长于花被；花丝粗短；花药顶端具短钻状附属物；药隔肥厚，向上延伸为长钻状或披针形的附属物；子房小，卵形，花柱近无。蒴果光滑，具多数种子。花期4—7月，果期7—8月。

分　　布 生于海拔300～2 200米的山坡丛林下、溪边、路旁及山谷和阴湿岩石中。分布于临桂区。

性能主治 味甘、苦，性微温。润肺下气止咳，杀虫灭虱。主治新久咳嗽，肺痨咳嗽，顿咳；外用于头虱，体虱，蛲虫病，阴痒。

采收加工 春、秋季采挖，除去须根，洗净，置沸水略烫或蒸至无白心，取出，晒干。

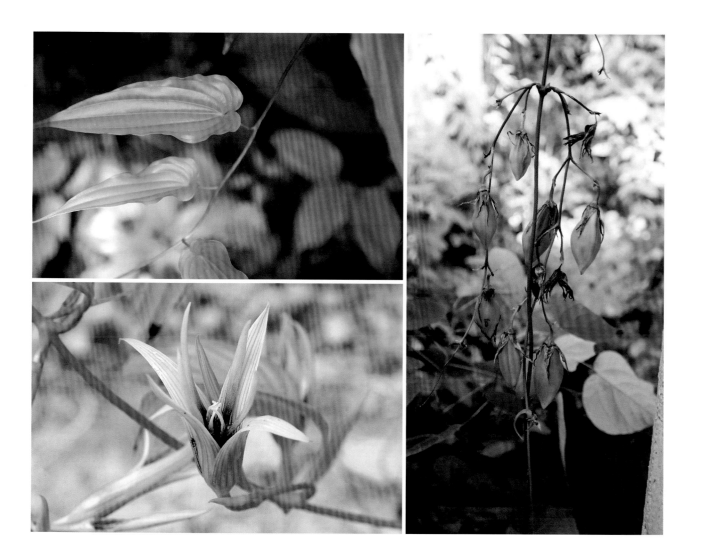

山 药

来源 薯蓣科薯蓣 *Dioscorea opposita* Thunb. 的根茎。

别名 淮山药、面山药。

形态特征 藤本。块茎长圆柱形，断面干时白色。茎带紫红色，无毛。单叶，茎下部的互生，中部以上的对生；叶片变异大，边缘常 3 裂；叶腋内常有珠芽。雌雄异株；雄花序为穗状花序，近直立，2～8个着生于叶腋，花序轴呈"之"字状曲折，苞片和花被片有紫褐色斑点，雄蕊 6 枚；雌花序为穗状花序，1～3 个着生于叶腋。蒴果不反折，三棱状扁圆形或三棱状圆形，外面有白粉。种子着生于每室中轴中部，四周有膜质翅。花期 6—9 月，果期 7—11 月。

分　布 生于山坡、山谷林下溪边、路旁的灌丛中或杂草中，或为栽培。分布于全州县、龙胜各族自治县、资源县。

性能主治 味甘，性平。补脾养胃，生津益肺，补肾涩精。主治脾虚食少，久泻不止，肺虚喘咳，肾虚遗精，带下，尿频，虚热消渴。麸炒山药补脾健胃。主治脾虚食少，泄泻便溏，白带过多。

采收加工 冬季茎叶枯萎后采挖，切去根头，洗净，除去外皮和须根，干燥，习称"毛山药片"；或除去外皮，趁鲜切厚片，干燥，称为"山药片"；也有选择肥大顺直的干燥山药，置清水中，浸至无干心，闷透，切齐两端，用木板搓成圆柱状，晒干，打光，习称"光山药"。

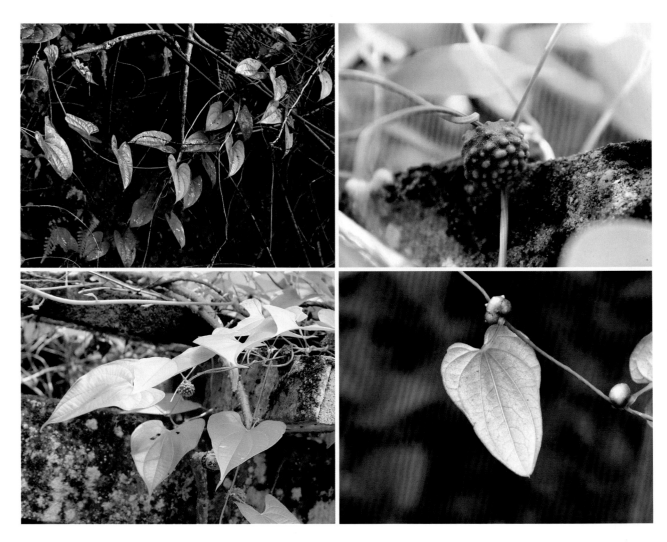

仙 茅

来源 石蒜科仙茅 *Curculigo orchioides* Gaertn. 的根茎。
别名 独脚仙茅、棵哈仙。

形态特征 草本。根状茎近圆柱状，粗厚，直生。叶线形、线状披针形或披针形，大小变化甚大，两面散生疏柔毛或无毛。花茎甚短，大部分藏于鞘状叶柄基部之内，亦被毛；苞片披针形，具缘毛。总状花序，通常具4～6朵花；花黄色；花被裂片长圆状披针形，外轮的背面有时散生长柔毛；雄蕊长约为花被裂片的1/2，柱头3裂，分裂部分较花柱为长；子房狭长，顶端具长喙，被疏毛。浆果近纺锤状，顶端有长喙。种子表面具纵凸纹。花果期4—9月。

分布 生于海拔1 600米以下的林中、草地或荒坡上。分布于兴安县、资源县、恭城瑶族自治县、平乐县、荔浦市、阳朔县、灌阳县、龙胜各族自治县。

性能主治 味辛，性热，有毒。补肾阳，强筋骨，祛寒湿。主治阳痿精冷，筋骨痿软，腰膝冷痛，阳虚冷泻。

采收加工 秋、冬季采挖，除去根头和须根，洗净，干燥。

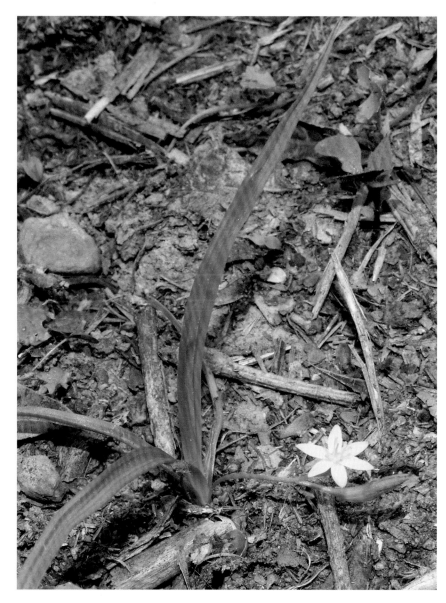

水 田 七

来源 蒟蒻薯科裂果薯 *Schizocapsa plantaginea* Hance 的根茎。

别名 水三七、土三七、黑冬叶。

形态特征 草本。根状茎粗短，常弯曲。叶片狭椭圆状披针形；叶柄基部有鞘。总苞片 4 片，卵形或三角状卵形，内轮 2 枚常较小；小苞片线形。伞形花序有花 8～15 朵；花被裂片 6 片，淡绿色、青绿色、淡紫色，外轮 3 片披针形，内轮 3 片卵圆形，较外轮短而宽，顶端具小尖头；雄蕊 6 枚，顶端兜状，两侧向下突出呈耳状；柱头 3 裂，每裂又 2 浅裂。蒴果近倒卵形，3 瓣裂。种子多数、半月形、长圆形或为不规则长圆形，有条纹。叶的上表皮细胞无气孔。花果期 4—11 月。

分　布 生于海拔 200～600 米的水边、沟边、山谷、林下、路边、田边潮湿地方。分布于临桂区、全州县、永福县、恭城瑶族自治县、灌阳县。

性能主治 味苦、微甘，性凉，有小毒。清热解毒、祛痰止咳、理气止痛、散瘀止血。主治感冒发热，咳嗽，百日咳，泻痢腹痛，消化不良，肝炎，咽喉炎，牙痛，颈淋巴结结核，疮肿，烧烫伤，带状疱疹，跌打损伤，外伤出血。

采收加工 春、夏采挖，洗净，鲜用或切片晒干。

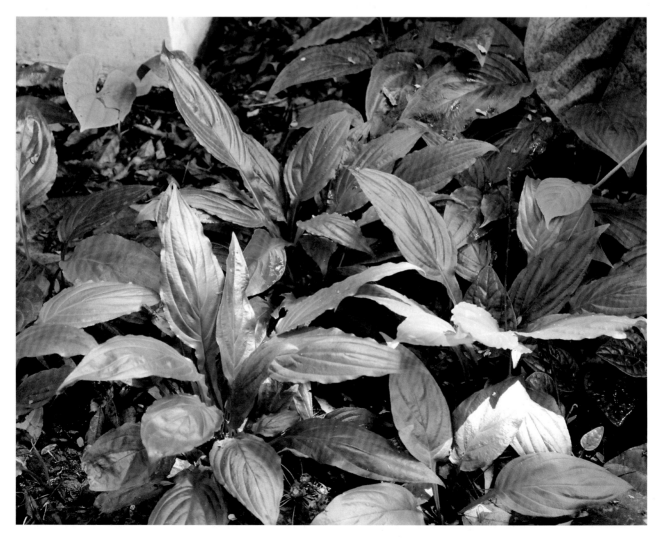

白及

来源 兰科白及 *Bletilla striata* (Thunb.) Reichb. f. 的块茎。

别名 棵白及。

形态特征 草本。假鳞茎扁球形，上面具荸荠似的环带，富黏性。茎粗壮，劲直。叶4～6片，狭长圆形或披针形。花序具3～10朵花，不分枝；花序轴或多或少呈"之"字状曲折；花苞片长圆状披针形；花大，紫红色或粉红色；萼片和花瓣近等长，狭长圆形，先端急尖；花瓣较萼片稍宽；唇瓣较萼片和花瓣稍短，倒卵状椭圆形，白色带紫红色，具紫色脉；唇盘上面具5条纵褶片，从基部伸至中裂片近顶部，仅在中裂片上面为波状；蕊柱具狭翅，稍弓曲。花期4—5月。

分　布 生于海拔100～3 200米的常绿阔叶林下或针叶林下、路边草丛或岩石缝中。分布于全州县、永福县、资源县。

性能主治 味苦、甘、涩，性微寒。收敛止血，消肿生肌。主治咯血，吐血，外伤出血，疮疡肿毒，皮肤皲裂。

采收加工 夏、秋季采挖，除去须根，洗净，置沸水煮或蒸至无白心，晒至半干，除去外皮，晒干。

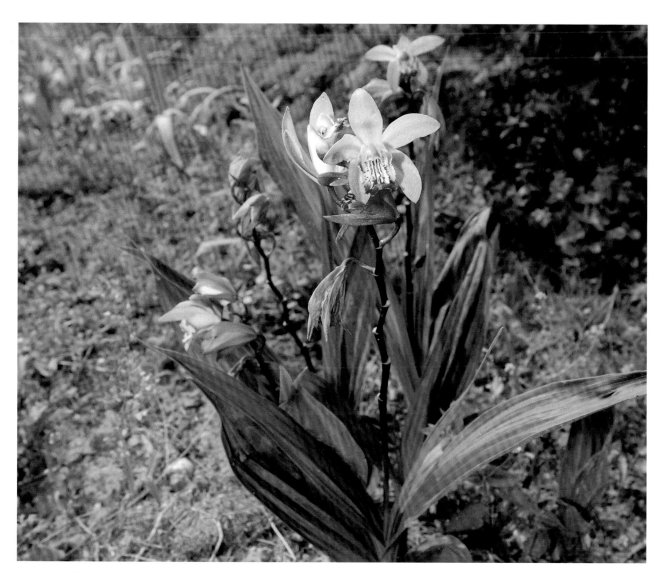

铁 皮 石 斛

来源 兰科铁皮石斛 *Dendrobium officinale* Kimura et Migo 的茎。
别名 铁皮兰。

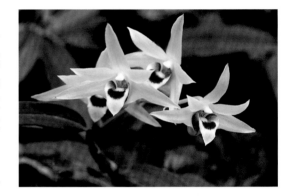

形态特征 草本。茎直立，圆柱形不分枝，具多节，中部以上互生 3 ～ 5 片叶。叶长圆状披针形，边缘和中肋常带淡紫色；叶鞘常具紫斑。总状花序具 2 ～ 3 朵花；花序轴回折状弯曲；花苞片浅白色，卵形；萼片和花瓣黄绿色，近相似，长圆状披针形，具 5 条脉；唇瓣白色，卵状披针形，中部反折，不裂或不明显 3 裂，中部两侧具紫红色条纹；唇盘密布细乳突状的毛，中部具 1 个紫红色斑块；蕊柱黄绿色，先端两侧各具 1 个紫点。花期 3—6 月。

分　　布 生于海拔达 1 600 米的山地半阴湿的岩石上。分布于永福县。

性能主治 味甘，性微寒。益胃生津，滋阴清热。主治热病津伤，口干烦渴，胃阴不足，食少干呕，病后虚热不退，阴虚火旺，骨蒸劳热，目暗不明，筋骨痿软。

采收加工 11 月至翌年 3 月采收，除去杂质，剪去部分须根，边加热边扭成螺旋形或弹簧状，烘干，或切成段，干燥或低温烘干，前者习称"铁皮枫斗"（耳环石斛）；后者习称"铁皮石斛"。

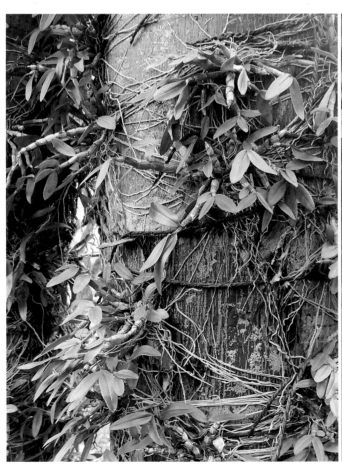

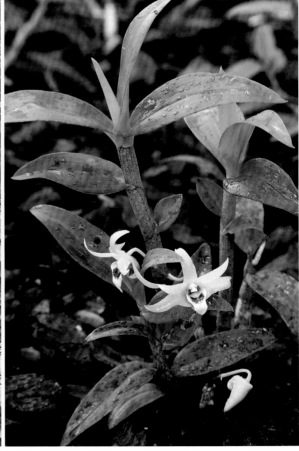

肾 经 草

来源 兰科毛葶玉凤花 *Habenaria ciliolaris* Kraenzl. 的块茎。

别名 双肾草、地夫子、野阳合、玉峰兰。

形态特征 多年生草本。块茎长圆形或圆柱形，肉质。叶密生于茎中部以下，4～6片。总状花序疏生6～10朵花；花葶棱上有长柔毛，先端具星状毛；花淡绿色；苞片卵形，具缘毛；中萼片卵形，兜状；侧萼片卵形，稍偏斜，反折；花瓣不裂，三角形；唇瓣3裂，裂片条状丝形，中裂片较侧裂片短，下弯；距悬垂，棒状，前弯，与子房等长；柱头2裂，突起；子房具喙，先端明显弯曲，被单生的星状毛。

分 布 生于山坡林下和沟边。分布于阳朔县、全州县。

性能主治 味甘、微苦，性平。壮腰补肾、清热利水、解毒。主治肾虚腰痛，遗精，阳痿，带下，热淋，毒蛇咬伤，疮疖肿毒。

采收加工 春、秋季采挖，去净茎叶和须根，洗净，晒干。

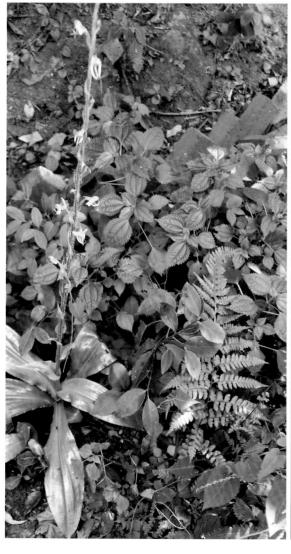
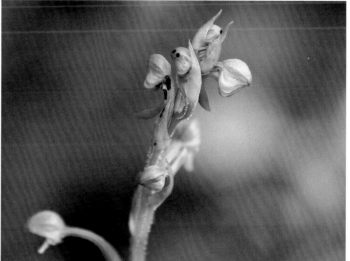
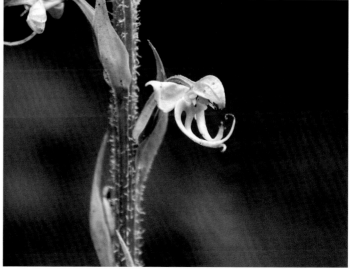

见 血 清

来源 兰科见血清 Liparis nervosa (Thunb.) Lindl. 的全草。
别名 羊耳蒜、岩芋、黑兰、矮胖儿、倒岩提。

形态特征 多年生草本。根状茎发达，褐色，横卧，其上着生细长的根数条；假鳞茎细长，圆柱形，具叶 3 ～ 5 枚。叶卵形至长圆形，先端渐尖，全缘，基部鞘状抱茎。总状花序疏散；苞片细小；萼片和花瓣常为黄绿色，侧面 2 枚萼片狭长圆形，中萼片狭长圆形，花瓣线形；唇瓣紫色或紫红色，卵形或倒卵形，先端钝或凹入，基部有 2 个小瘤体；蕊柱近先端的翅钝圆，基部稍膨大鼓出。蒴果纺锤形。

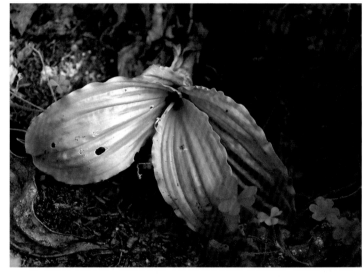

分　布 生于海拔 850 ～ 1 000 米的山坡阔叶林下。分布于永福县。

性能主治 味苦、涩，性凉。凉血止血，清热解毒。主治胃热吐血，肺热咯血，肠风下血，崩漏，创伤出血，疮疡肿毒，毒蛇咬伤，跌打损伤。

采收加工 夏、秋季采收，鲜用或切段晒干。

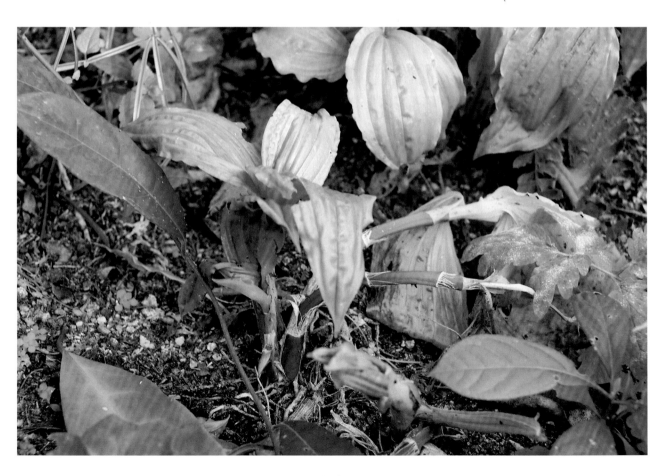

水 蜈 蚣

来源 莎草科水蜈蚣 *Kyllinga brevifolia* Rottb. 带根茎的全草。

别名 球子草、疟疾草、三荚草、金牛草。

形态特征 草本。根茎长而匍匐，外被膜质褐色鳞片，具多数节间，每节上生一秆。秆散生，扁三棱形，平滑。叶片上部边缘和背部中肋具细刺；叶状苞片 3 片。穗状花序单生，球形或卵球形，具密生的小穗；小穗披针形或长圆状披针形，压扁，有 1 花；鳞片膜质，阔卵形，白色，有锈斑，背面龙骨状突起绿色，具刺，顶端延伸成外弯的短尖，脉 5～7 条；雄蕊 3 枚，花药线形；花柱细长，柱头 2 枚。小坚果倒卵状长圆形，淡黄色，表面密具细点。花果期 5—10 月。

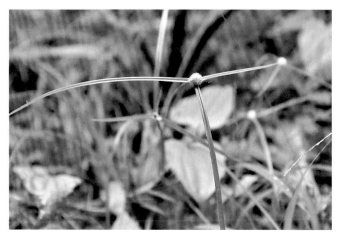

分　布 生于山坡、溪旁、荒地、路边草丛中及海边沙滩上。市内各地均有分布。

性能主治 味辛、微苦，性平。疏风解毒，清热利湿，活血解毒。主治感冒发热头痛，急性支气管炎，百日咳，疟疾，黄疸，痢疾，乳糜尿，疮疡肿毒，皮肤瘙痒，毒蛇咬伤，风湿性关节炎，跌打损伤。

采收加工 5—9 月采收，洗净，鲜用或晒干。

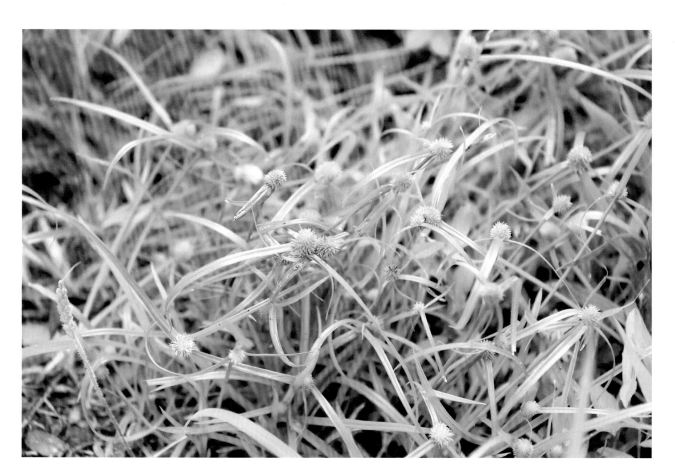

白 茅 根

来源 禾本科白茅 *Imperata cylindrica* Beauv. var. *major* (Nees) C. E. Hubb. 的根茎。
别名 丝毛草根、茅根。

形态特征 多年生草本。具横走多节被鳞片的长根状茎。秆直立具节，节具白柔毛。叶鞘无毛或上部及边缘具柔毛；叶片线形，长中脉在下面明显隆起并渐向基部增粗或成柄，边缘粗糙，上面被细柔毛。圆锥花序穗状，分枝短缩而密集；小穗柄顶端膨大成棒状，无毛或疏生丝状柔毛；小穗披针形，基部密生丝状柔毛；雄蕊 2 枚，花药黄色；柱头 2 枚，紫黑色，自小穗顶端伸出。颖果椭圆形。花果期 5—8 月。

分 布 生于低山带平原河岸草地、农田、果园、苗圃、田边、路旁、荒坡草地、林边、疏林下、灌丛中、沟边、河边堤埂、草坪、沙质草甸、荒漠与海滨，竞争扩展能力极强。市内各地均有分布。

性能主治 味甘，性寒。凉血止血，清热利尿。主治血热吐血，衄血，尿血，热病烦渴，湿热黄疸，水肿尿少，热淋涩痛。

采收加工 春、秋季采挖，洗净，晒干，除去须根和膜质叶鞘，捆成小把。

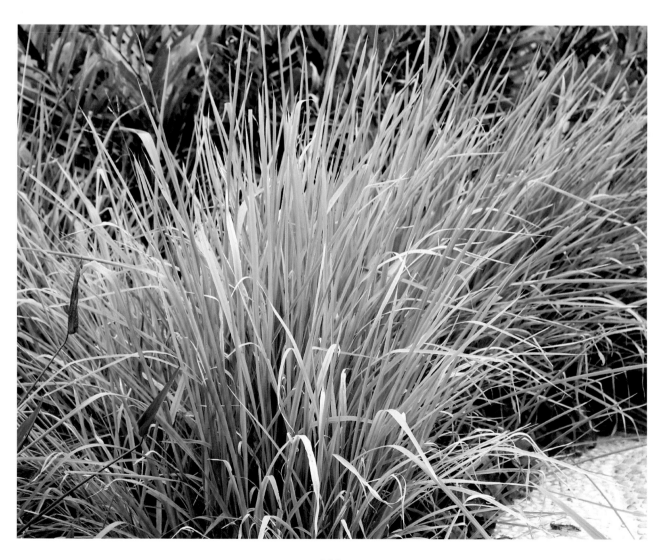

灵芝

来源 多孔菌科赤芝 *Ganoderma lucidum* (Leyss. ex Fr.) Karst. 的子实体。

别名 灵芝草、木灵芝、菌灵芝。

形态特征 担子果有柄。菌盖半圆形或肾形，盖表褐黄色或红褐色，盖边渐趋淡黄，有同心环纹，微皱或平滑，有亮漆状光泽，边缘微钝。菌肉乳白色，近管处淡褐色。管口近圆形，初白色，后呈淡黄色或黄褐色。菌柄圆柱形，侧生或偏生，与菌盖色泽相似。皮壳部菌丝呈棒状，顶端膨大。担子果多在秋季成熟，华南及西南可延至冬季成熟。

分布 赤芝生于向阳的壳斗科和松科松属植物等根际或枯树桩上；紫芝生于阔叶树或松科松属的树桩上。分布于兴安县、荔浦市、灌阳县、资源县，多见栽培。

性能主治 味甘，性平。补气安神，止咳平喘。主治心神不宁，失眠心悸，肺虚咳喘，虚劳短气，不思饮食。

采收加工 全年采收，除去杂质，剪除附有朽木、泥沙或培养基质的下端菌柄，阴干或在 40～50℃ 烘干。

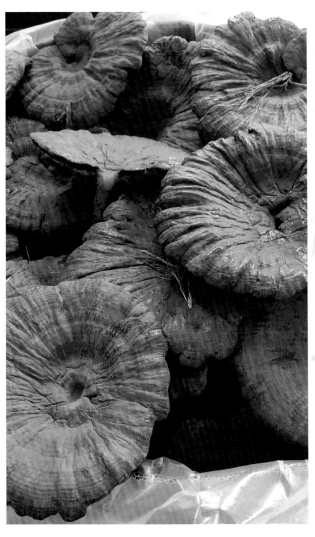

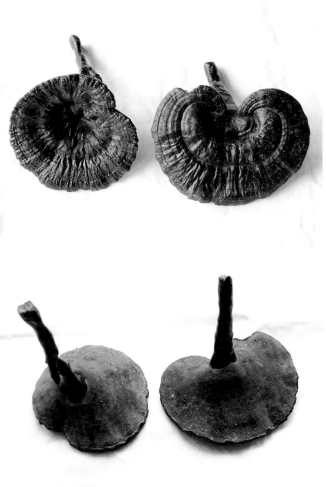

蟾 蜍

来源 蟾蜍科中华大蟾蜍 *Bufo gargarizans* Cantor 或黑眶蟾蜍 *Bufo melanostictus* Schneider 的全体。

别名 蛤蟆、癞蛤蟆。

形态特征 中华大蟾蜍，体宽，体长 10 厘米左右，四肢粗壮，前肢短、后肢长，雌性略大于雄性。皮肤粗糙，全身布满大小不等的圆形瘰疣。头宽大于头长，眼大而突出，头顶部两侧有大而长的耳后腺 1 个。躯体粗而宽。雄蟾蜍背面多为黑绿色，体侧有浅色斑纹；雌蟾背面斑纹较浅，瘰疣乳黄色。

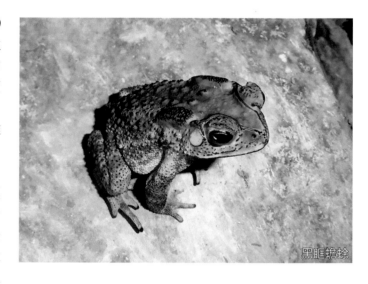
黑眶蟾蜍

黑眶蟾蜍，体长 7 ～ 10 厘米，雄性略小。自吻部开始有黑色骨质脊棱，一直沿眼鼻腺延伸至上眼睑并直达鼓膜上方，形成一个黑色的眼眶。眼后有香肠状的耳后腺，鼓膜显著，除头部外全身均布满大小不一的疣粒或小瘤。体色变异较大，一般为黄棕色，略具棕红色斑纹。

分　布 栖息于近水的泥土、石下，或潮湿的草丛中。市内各地均有分布。

性能主治 味辛，性凉，有毒。解毒散结，消积利水，杀虫消疳。主治痈疽，疔疮，发背，瘰病，恶疮、癥瘕癖积，臌胀，水肿，小儿疳积，破伤风，慢性咳喘。

采收加工 夏秋季捕捉，先采去蟾酥，然后将蟾蜍杀死，直接晒干。

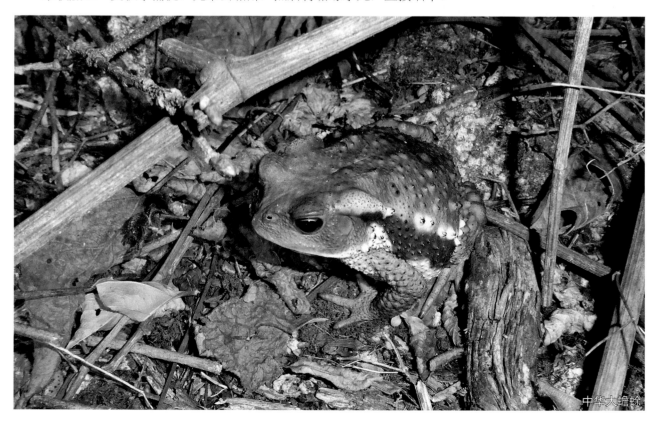
中华大蟾蜍

土 鳖 虫

来源 鳖蠊科地鳖 *Eupolyphaga sinensis* Walker 的雌虫体。
别名 土元。

形态特征 体长 1.3～3 厘米，宽 1.2～2.4 厘米，呈扁平卵形，黑色。前端较窄，后端较宽，背部紫褐色，具光泽。前胸背板较发达，盖住头部；腹背板 9 节，呈覆瓦状排列。腹面红棕色，头部较小，有丝状触角 1 对，常脱落；胸部有足 3 对，具细毛和刺。腹部有横环节。雌雄异型，雄虫有翅，雌虫无翅。

分　　布 栖息于潮湿的地下或沙土间。市内各地均有分布。

性能主治 味咸，性寒，有小毒。破血逐瘀，续筋接骨。主治跌打损伤，筋伤骨折，血瘀经闭，瘀阻腹痛，癥瘕痞块。

采收加工 全年均可捕捉，捕捉后置于沸水中烫死，晒干或烘干。

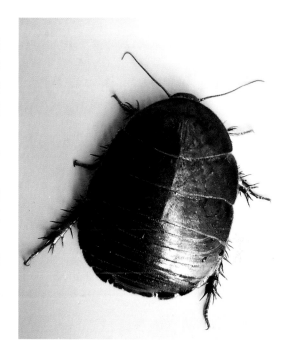

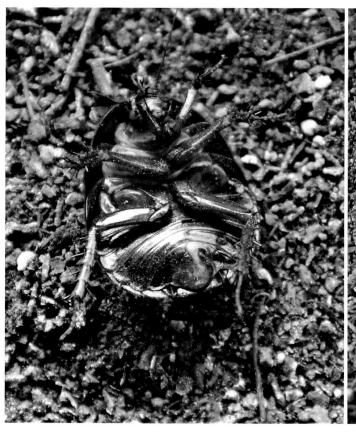

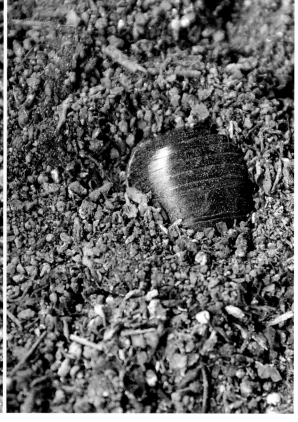

蝉 蜕

来源 蝉科黑蚱 *Cryptotoympana pustulata* Fabricius 的皮壳。
别名 蝉壳。

形态特征 体大、色黑有光泽，体长 4.4～4.8 厘米。复眼 1 对，大形，两复眼间有单眼 3 只，触角 1 对；口器发达，刺吸式；唇基梳状，上唇宽短，下唇延长成管状，长达第 3 对足的基部。胸部发达，后胸腹板上有一显著的锥状突起，向后延伸；足 3 对；翅 2 对，膜质，黑褐色，半透明，基部染有黄绿色，翅静止时覆在背部如屋脊状。腹部分 7 节，雄蝉第 1 节有特殊的发音器官。

分　布 多栖息于柳树、柑橘、荔枝等阔叶树上。市内各地均有分布。

性能主治 味甘，性寒。疏散风热，利咽，透疹，明目退翳，解痉。主治风热感冒，咽痛音哑，麻疹不透，风疹瘙痒，目赤翳障，惊风抽搐，破伤风。

采收加工 夏、秋季收集若虫羽化时脱落的皮壳，除去泥沙，晒干。

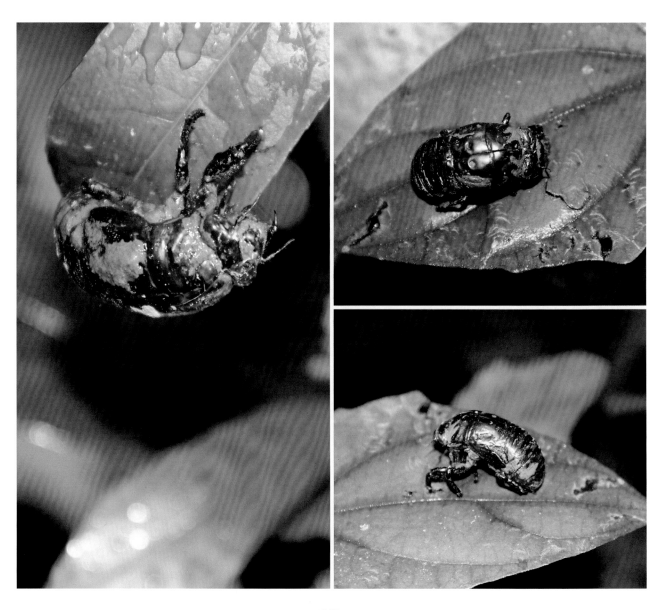

金 钱 白 花 蛇

来源 眼镜蛇科银环蛇 *Bungarus multicintus* Blyth 的幼蛇全体。
别名 银蛇、银包铁。

形态特征 体长 100 ～ 180 厘米。尾细长。背面黑色或蓝黑色，具 30 ～ 50 个白色或乳黄色窄横纹，腹面污白色。头背黑褐色，幼体枕背具浅色倒 "V" 形斑。背脊较高，横截面呈三角形，尾末端较尖。头椭圆形，与颈区分较不明显，冠背具典型的 9 枚大鳞片，无颊鳞，背正中一行脊鳞扩大呈六角形，尾下鳞单行。

分　布 栖息于平原及丘陵地带多水处。分布于龙胜各族自治县、临桂区。

性能主治 味甘、咸，性温，有毒。祛风，通络，止痉。主治风湿顽痹，麻木拘挛，中风口眼㖞斜，半身不遂，抽搐痉挛，破伤风，麻风，疥癣。

采收加工 夏、秋季捕捉，剖开腹部，除去内脏，擦净血迹，用酒精浸泡处理后，盘成圆形，用竹签固定，干燥。

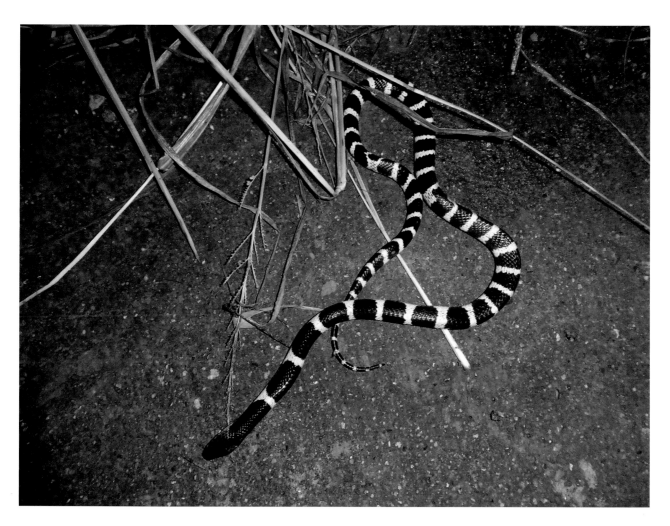

滑 石

来源 硅酸盐类矿物滑石族滑石，主含含水硅酸镁〔 $Mg_3(Si_4O_{10})(OH)_2$ 〕。

形态特征 块状集合体。呈不规则状。白色、黄白色或淡蓝灰色，有蜡样光泽。质软，细腻，手摸有滑润感，无吸湿性，置水中不崩散。

分　布 分布于变质的超基性且含镁、铁很高的硅酸盐岩石和白云质石灰岩中。市内各地均有分布。

性能主治 味甘、淡，性寒。利尿通淋，清热解暑；外用祛湿敛疮。主治热淋，石淋，尿热涩痛，暑湿烦渴，湿热水泻；外治湿疹，湿疮，痱子。

采收加工 四季均可开采。采挖后除去泥沙和杂石。

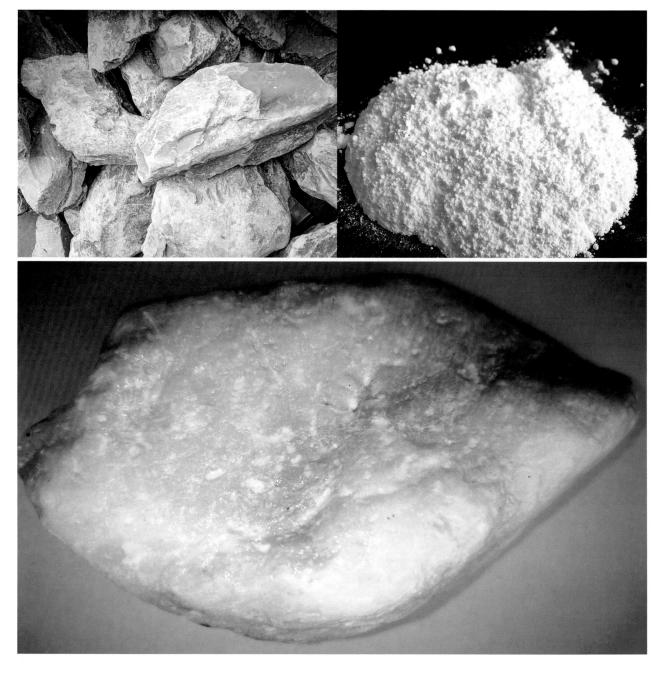

参 考 文 献

戴斌，2009．中国现代瑶药 [M]．南宁：广西科学技术出版社．

广西药用植物园，2009．药用植物花谱：1 ～ 4 册 [M]．重庆：重庆大学出版社．

广西植物研究所，1991—2017．广西植物志：1 ～ 6 卷 [M]．南宁：广西科技出版社．

国家药典委员会，2015．中华人民共和国药典：一部 [M]．北京：中国医药科技出版社．

国家中医药管理局《中华本草》编委会，1999．中华本草：1 ～ 9 册 [M]．上海：上海科学技术出版社．

林春蕊，许为斌，刘演，等，2016．广西恭城瑶族端午药市药用植物资源 [M]．南宁：广西科学技术出版社．

南京中医药大学，2006．中药大辞典 [M]．上海：上海科学技术出版社．

覃海宁，刘演，2010．广西植物名录 [M]．北京：科学出版社．

全国中草药汇编编写组，1996．全国中草药汇编 [M]．北京：人民卫生出版社．

冉先德，2010．中华药海：精华本 [M]．北京：东方出版社．

中国植物志编辑委员会，1959—2004．中国植物志：2 ～ 80 卷 [M]．北京：科学出版社．

WU Z Y, PETER H. RAVEN, 2013. Flora of china(Vol. 1 ～ 25)[M]. Beijing: Science Press, St. Louis: Missouri Botanical Garden Press.

中文名索引

拉丁学名索引